四川省临床重点专科建设项目

肿瘤患者静脉血栓栓塞防治问答

主　编　易　群　贺光明

副主编　刘　鑫　耿晓霞　张　萱

编　委（以姓氏笔画为序）

王朝虎（四川省肿瘤医院）
伍家利（四川省肿瘤医院）
向明芳（四川省肿瘤医院）
刘　鑫（四川省肿瘤医院）
李　娇（四川省肿瘤医院）
李成成（四川省肿瘤医院）
杨驾煌（四川省肿瘤医院）
张　萱（四川省肿瘤医院）
张雪露（四川省肿瘤医院）
易　群（四川省肿瘤医院）
贺光明（四川省肿瘤医院）
袁晓丽（四川省肿瘤医院）
耿晓霞（四川省人民医院）
贾　政（四川省肿瘤医院）
徐珊玲（四川省肿瘤医院）
郭　玲（四川省肿瘤医院）
唐建华（四川省肿瘤医院）
曹忠俊（四川省肿瘤医院）
梁　旭（四川省肿瘤医院）
彭　影（四川省肿瘤医院）
董　伟（四川省肿瘤医院）
董　航（四川省肿瘤医院）
缪　莎（四川省肿瘤医院）
滕　爽（四川省肿瘤医院）

人民卫生出版社

·北　京·

图书在版编目（CIP）数据

肿瘤患者静脉血栓栓塞防治问答 / 易群，贺光明主编. -- 北京 ：人民卫生出版社，2024. 9. -- ISBN 978-7-117-36860-5

Ⅰ. R73；R543. 6

中国国家版本馆 CIP 数据核字第 2024YP4600 号

人卫智网	www.ipmph.com	医学教育、学术、考试、健康，购书智慧智能综合服务平台
人卫官网	www.pmph.com	人卫官方资讯发布平台

肿瘤患者静脉血栓栓塞防治问答
Zhongliu Huanzhe Jingmai Xueshuan Shuanse Fangzhi Wenda

主　　编：易　群　贺光明
出版发行：人民卫生出版社（中继线 010-59780011）
地　　址：北京市朝阳区潘家园南里 19 号
邮　　编：100021
E - mail：pmph @ pmph.com
购书热线：010-59787592　010-59787584　010-65264830
印　　刷：北京顶佳世纪印刷有限公司
经　　销：新华书店
开　　本：889 × 1194　1/16　　印张：11　　插页：1
字　　数：332 千字
版　　次：2024 年 9 月第 1 版
印　　次：2024 年 9 月第 1 次印刷
标准书号：ISBN 978-7-117-36860-5
定　　价：59.00 元
打击盗版举报电话：010-59787491　E-mail：WQ @ pmph.com
质量问题联系电话：010-59787234　E-mail：zhiliang @ pmph.com
数字融合服务电话：4001118166　E-mail：zengzhi @ pmph.com

主编简介

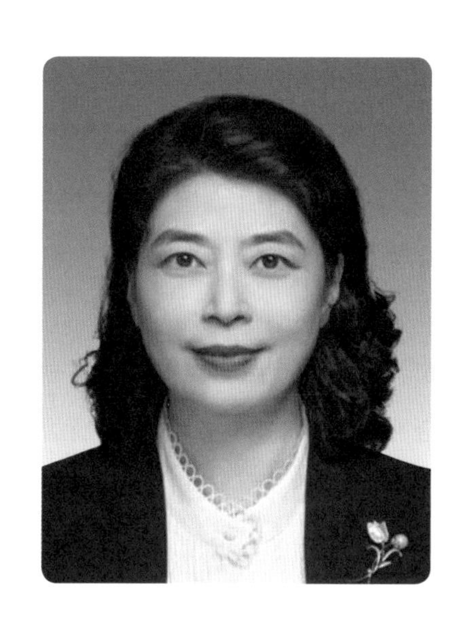

易群，女，博士研究生、博士研究生导师，主任医师，1970 年生于四川绵竹。享受国务院政府特殊津贴，是四川省学术技术带头人、四川省卫生健康委学术技术带头人、四川省卫生健康领军人才，曾获全国巾帼建功标兵、四川省五一劳动奖章等荣誉。现任四川省肿瘤医院党委书记，担任中华医学会呼吸病学分会肺栓塞与肺血管病学组委员、四川省抗癌协会肿瘤相关血栓疾病专委会主任委员、四川省医师协会呼吸专委会常务委员等职务。

从事教学工作近 30 年，先后荣获四川大学“青年骨干教师”“优秀教师”“课堂教学质量优秀奖”等。主持国家重点研发计划、国家自然科学基金等课题 9 项，研究成果获国家教育部自然科学奖二等奖。发表研究论文近 60 篇，其中 SCI 论文近 30 篇，主编专著 3 本，参与编写指南 4 部。长期聚焦院内静脉血栓防治的研究工作，创新性建立了“院内静脉血栓防治体系建设”、以“医护一体”和“无栓医院”的华西模式在全国成功推广；成功建立了四川省首个长期随访的肺栓塞患者队列，对静脉血栓风险评估工具的系列研究奠定了在我国使用 Caprini 量表评估 VTE 风险的基础；建成了西部地区首个慢阻肺急性加重注册登记网络平台，成功纳入 15 000 例多中心 AECOPD 住院患者数据的数据库，为制定我国慢阻肺的防控政策提供循证依据。

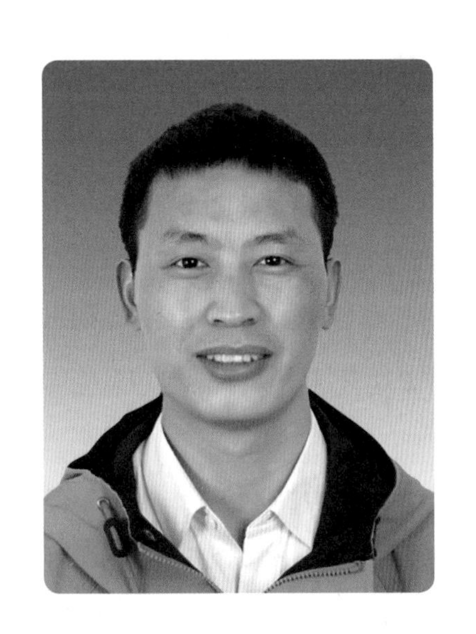

贺光明，男，博士研究生，副主任医师，1983 年 10 月生于四川资中。四川省抗癌协会肿瘤相关血栓疾病专业委员会委员、四川省医学会体医融合和非医疗健康干预专业委员会委员、四川省医师协会睡眠医学医师分会委员、四川省预防医学会呼吸道介入与精准防治分会委员、成都市医师协会呼吸专业委员会青年委员。

从事肿瘤患者危急重症临床及教学工作十余年，重点关注领域为肿瘤相关血栓疾病的全程管理、肿瘤合并重症肺部感染的救治、肿瘤治疗相关肺部并发症的防治等。主编《肿瘤患者合并病毒感染的医疗救治》，参编《整合肿瘤学》，累计发表科学引文索引等数据库收录的学术论文十余篇；并作为主要研究者参与国家重点研发计划子项目、国家自然科学基金项目以及四川省科技厅项目、四川省卫生健康委员会科技项目等多项省、部级课题。

副主编简介

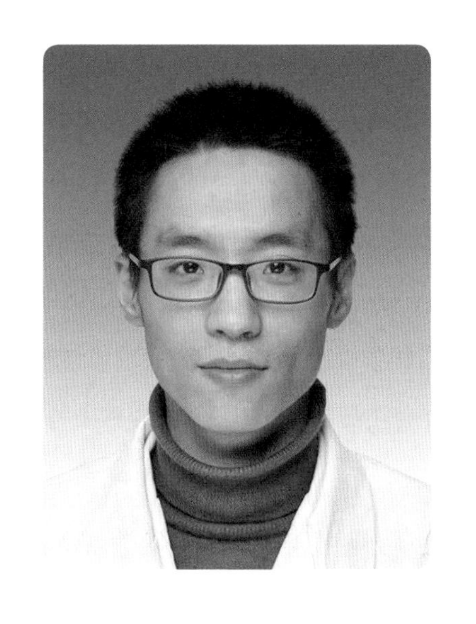

刘鑫，男，硕士研究生，主管护师，1988 年生于四川威远。现任四川省肿瘤医院重症医学科护士长，电子科技大学医学院教师，中华护理学会医院感染管理专业委员会青年委员，中国抗癌协会肿瘤重症整合护理专业委员会委员，四川省护理学会重症监护护理专业委员会常务委员，四川省护理学会男护士工作委员会常务委员，成都市护理学会重症监护护理专业委员会委员，成都市护理学会灾害护理专业委员会委员，成都市护理学会男护士工作委员会委员。

从事护理教学工作 12 年；发表论文 10 余篇，主编专著 1 部、参编 5 部，主研课题 1 项、参研 4 项，获批专利 1 项，参与 3 项。曾获中国抗癌协会肿瘤重症专委会科普大赛全国第一名，四川省护理学会重症监护护理专科护士基地教师讲课比赛第三名，湖北、新疆、四川及成都各级抗疫先进等荣誉称号。

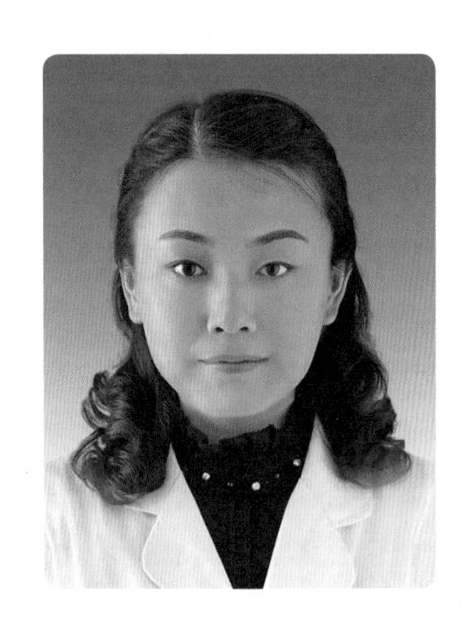

耿晓霞，女，硕士研究生，硕士研究生导师，副主任医师，1979 年生于贵州都匀。现任四川省医学科学院·四川省人民医院老年感染科负责人，电子科技大学医学院、川北医学院硕士研究生导师。中国医师协会感染科医师分会青年委员、中国医药教育协会感染疾病专业委员会青年委员、四川省老年医学学会感染性疾病专委会副主任委员、四川省医学会结核病学专委会常委、四川省医学会感染病学专委会委员、四川省医学会细菌感染与耐药防治专委会委员、四川省医师协会感染科医师分会委员。

从事教学工作 10 余年，作为项目负责人承担国家级及省级课题共 7 项，近年来在 SCI 及核心期刊发表论著 30 余篇，其中第一作者 20 余篇。参研课题《中药复方制剂治疗慢性乙肝、肝纤维化的基础及临床研究》获中华中医药学会科学技术奖二等奖，授权国家发明专利三项、实用新型专利两项。

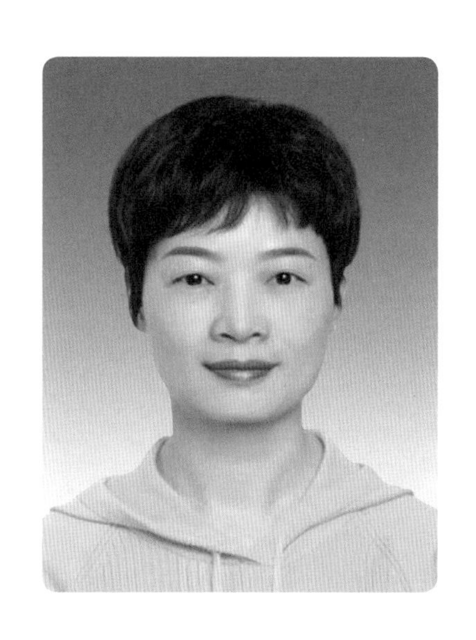

张萱，女，本科，副主任护师，1976 年生于四川泸州。现任四川省肿瘤医院整形外科护士长，中国抗癌协会乳房再造整合护理专委会常务委员，四川省护理学会整形护理专委会常务委员。四川省护理学会重症监护护理专业委员会第三届常务委员，中国抗癌协会肿瘤重症专业委员会第一届护理学组委员。

从事临床护理 29 年，其中重症护理 21 年，重症专科护士，二级公共营养师，发表论文 20 余篇，获四川省医学科技奖（青年奖）三等奖 1 项，主编专著 1 部、参编 4 部，主研课题 1 项、参研 4 项，获批专利 2 项，参与 12 项。

前　言

静脉血栓栓塞（venous thrombus embolism，VTE）现已成为肿瘤患者死亡的第二大原因。肿瘤使 VTE 的风险增加了 9 倍，20%~30% VTE 的发生都和肿瘤有关。肿瘤患者 VTE 的发生率是非肿瘤患者的 4~7 倍，并且其发生率仍在逐年上升。血栓一旦形成，将严重影响肿瘤患者的生存质量和远期预后，增加死亡风险，加重患者经济负担。“VTE 早期预防、及时治疗”是降低肿瘤患者死亡风险的重要举措。目前肿瘤患者的 VTE 防治在广大基层医院中受到越来越多的关注，尚缺乏针对基层医院临床实际应用的 VTE 防治指导资料，在此背景下我们编写了本书。

四川省肿瘤医院（研究所）·四川省癌症防治中心·电子科技大学附属肿瘤医院始建于 1979 年，是西南地区最大的集肿瘤预防、治疗、康复、科研、教学为一体的大型三级甲等肿瘤专科医院，设有外科、放疗科、肿瘤内科等 40 个临床科室（病区）、9 个医技科室、2 个肿瘤研究部。年门诊 65 万余人次，住院 6.9 万余人次，手术 1.7 万余人次。我院在最新复旦医院排行榜中，肿瘤学位列全国肿瘤专科医院声誉榜第 9 位，保持西南区肿瘤专科医院第 1 位。作为西南地区最大的三级甲等肿瘤专科医院，我们对于肿瘤患者的静脉血栓栓塞防治积累了一定的临床经验和心得体会。

本书中我们重点围绕着肿瘤患者静脉血栓栓塞的风险评估、预防、诊断与治疗等系列临床问题，查阅大量国内外指南、共识、专著、文献等资料，同时结合肿瘤 VTE 防治专家临床经验，采用“一问一答、图文并茂”的形式呈现给读者，内容通俗易懂，适合基层医院的医务工作者阅读。其次，本书对肿瘤相关 VTE 疾病知识的科普介绍，也同样适合肿瘤患者朋友阅读。

鉴于肿瘤及静脉血栓防治方面的迅猛发展，以及我们理论与实践的局限性，书中难免存在不足甚至不当之处，恳请各位同道及读者指正。

易　群　贺光明
2024 年 9 月

目 录

第一章

静脉血栓栓塞相关基础知识

第一节　基本概念

1. 什么是血栓?

血栓是指在一定条件下,血液有形成分在血管内(多数为小血管)异常凝结形成的栓子(图 1-1),可造成血管部分或完全堵塞、相应部位血供或血液回流障碍,引发相应病理生理改变。根据血栓组成成分可分为血小板血栓、红细胞血栓、纤维蛋白血栓、混合血栓等。按发生血栓形成的血管类型可分为动脉血栓、静脉血栓及微血管血栓,临床常见的血栓相关疾病包括急性心肌梗死、缺血性脑卒中、深静脉血栓形成、肺栓塞、弥散性血管内凝血和血栓性血小板减少性紫癜等。

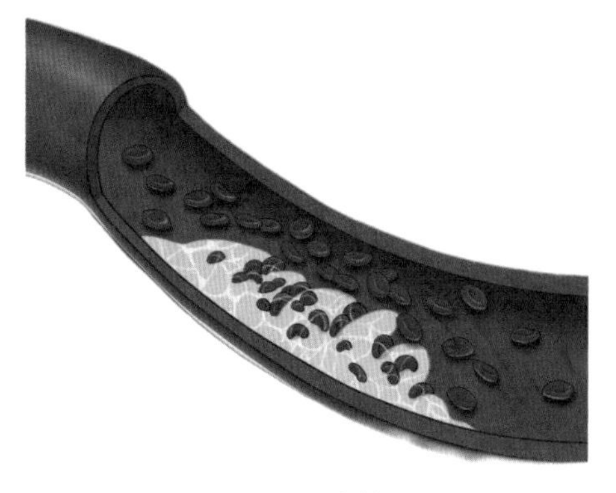

图 1-1　血栓

2. 什么是静脉血栓栓塞?

静脉血栓栓塞(venous thrombo embolism,VTE)是血液在静脉内不正常的凝结或由血栓或血栓的一部分脱落至静脉内引起的栓塞,导致血管完全或不完全阻塞,属于静脉回流障碍性疾病(图 1-2)。主要包括深静脉血栓形成(deep venous thrombosis,DVT)和肺血栓栓塞症(pulmonary thromboembolism,PTE)。VTE 是仅次于心肌梗死和脑卒中的第三大常见心血管疾病,也是住院患者医院内可预防的死亡原因之一。VTE 主要由血液淤滞、血液高凝和血管壁损伤的因素导致。

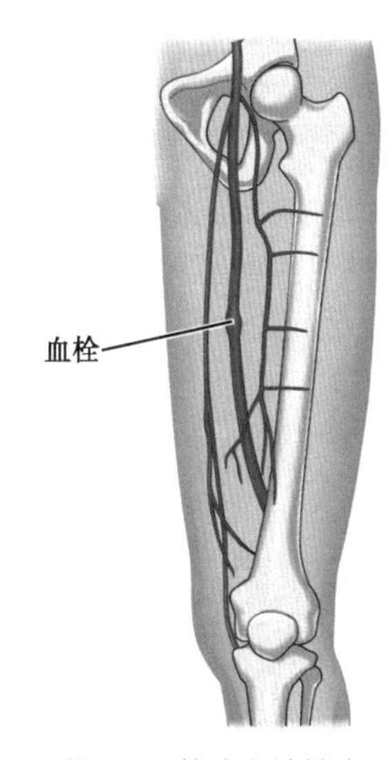

图 1-2　静脉血栓栓塞

3. 什么是深静脉血栓形成?

深静脉血栓形成是指血液在深静脉腔内出现异常凝结形成固体血凝块的过程和状态。导致静脉管腔阻塞,使静脉回流发生障碍,引起远端静脉压力增高、肢体肿胀、疼痛及浅静脉扩张等临床表现。深静脉血栓形成可发生于全身各部位的深静脉,尤以下肢深静脉为多见(文末彩图 1-3),下肢近端深静脉血栓(包括髂静脉、股静脉、腘静脉)是肺栓塞血栓栓子的主要来源。加压静脉超声(compression ultrasound,CUS)是诊断深静脉血栓形成的首选检查方法。

4. 什么是上肢深静脉血栓形成?

上肢深静脉血栓形成(upper extremity deep venous thrombosis,UEDVT)是指上肢深静脉、颈内静脉、无名静脉(又称头臂静脉)和上腔静脉的血栓形成,在深静脉血栓形成中所占比例 4%~10%。由于上肢、肩部侧支循环丰富和静脉内皮细胞纤溶活性高,因此上肢深静脉血栓形成的症状轻且血栓容易再通,发生肺动脉栓塞风险也比下肢深静脉血栓形成低,在治疗上往往会被轻视,但是上肢深静脉血栓形成复发和血栓后遗症发生率与下肢深静脉血栓形成无明显差异。上肢深静脉血栓形成分为原发性和继发性两类,原发性是由于上肢体位改变或强体力活动后血管受压,或是患者由于解剖异常导致的胸廓出口异常压迫症(文末彩图 1-4),也是我们传统所称的 Paget-Schroetter 综合征。血管内膜反复损伤后导致内膜增生,致使静脉出现狭窄,诱发腋静脉 - 锁骨下静脉血栓形成,临床常见症状为上肢肿胀和疼痛。继发性上肢深静脉血栓形成病因较多,常见的是血管内原因,如血管腔内治疗、深静脉置管、刺激性药物注入等,其中深静脉置管是最常见原因。

5. 什么是下肢深静脉血栓形成?

下肢深静脉血栓形成(lower extremity deep venous thrombosis,LEDVT)是指由于各种原因导致血液非正常的在深静脉管腔内凝结,阻塞下肢静脉血液回流,并引起静脉壁的炎性改变性疾病。下肢深静脉血栓形成无特异性,许多患者无症状体征,但当患者出现腿部肿胀、疼痛、皮温升高和红斑时,应怀疑深静脉血栓形成。下肢深静脉血栓形成主要分为周围型、中央型和混合型。周围型下肢深静脉血栓形成局限于腘静脉(不含)远侧区域,包括小腿深静脉和小腿肌肉静脉丛,也称远端 DVT。局限在小腿深静脉的血栓形成,临床上主要表现为小腿无明显原因疼痛,常伴有肿胀,下床行走时上述症状加重。中央型下肢深静脉血栓形成也称近端 DVT,为髂 - 股静脉血栓形成,起病急,下肢肿胀明显,患者常感觉患侧髂窝、股三角区有疼痛和压痛,浅静脉扩张,左侧发病多于右侧。混合型下肢深静脉血栓形成即全下肢深静脉血栓形成,主要临床表现为整个肢体的肿胀、疼痛,严重时可出现"股青肿"(下肢深静脉严重淤血)(文末彩图 1-5)或"股白肿"(伴有下肢动脉持续痉挛)。

6. 什么是下肢浅静脉血栓形成?

下肢浅静脉血栓形成(lower extremity superficial vein thrombosis,LESVT)是指大隐静脉 / 小隐静脉的血栓,常见于大隐静脉(图 1-6)。下肢浅静脉血栓形成是比较常见的静脉疾病,临床上主要表现为静脉炎和 / 或伴血栓,如病变静脉出现红肿、压痛,形成血栓时可触及包块,但也可能发生深静脉血栓形成的相关症状和体征。临床中下肢浅静脉血栓形成合并肺栓塞较少见。下肢浅静脉血栓形成最常见诱因为静脉壁损伤,如静脉穿刺、留置导管、输注抗肿瘤药物等，手术、外伤、牵拉伤等也可造成静脉壁损伤，从而导致血栓形成。下肢静脉曲张患者，静脉迂曲扩张导致血液运行缓慢，形成涡流，也容易诱发下肢浅静脉血栓形成。

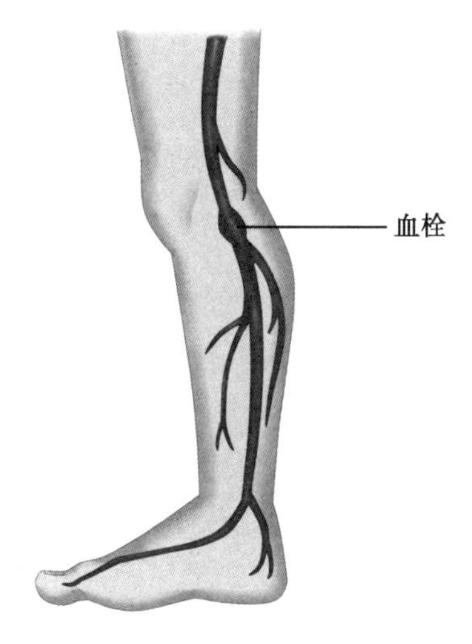

图 1-6 下肢浅静脉血栓

7. 什么是小腿肌间静脉血栓形成?

下肢远端的小腿肌间静脉丛由于分支多、管径细、管壁薄、静脉瓣数量较少和血流速度缓慢，以及周围无深筋膜等坚硬组织，因而更容易形成血栓。小腿肌间静脉血栓形成(calf muscular vein thrombosis，CMVT)(图 1-7)是指原发于比目鱼肌或腓肠肌静脉丛的血栓，与小腿深静脉血栓统称为孤立性远端深静脉血栓，其形成后可能会向下肢深静脉延续和发展，造成近端深静脉血栓，进而诱发肺栓塞。小腿肌间静脉血栓形成发生率高，有研究显示在可疑深静脉血栓形成的患者中有 23%~41% 存在小腿肌间静脉血栓形成，在确诊深静脉血栓形成的患者中，存在小腿肌间静脉血栓的比例高达 47%~79%。

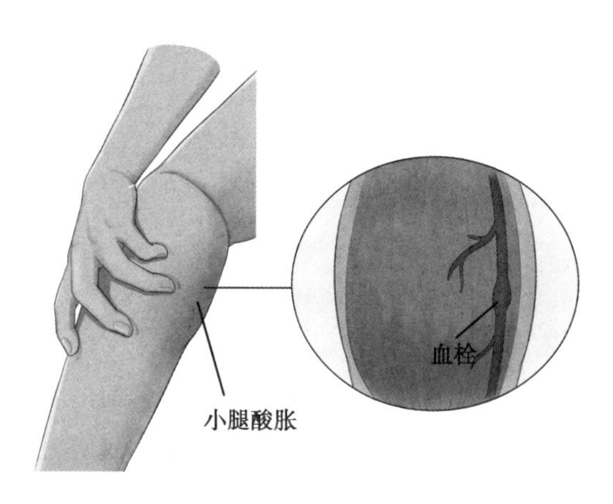

图 1-7 小腿肌间静脉血栓

8. 什么是肺栓塞?

肺栓塞(pulmonary embolism，PE)是指各种内源性或外源性栓子阻塞肺动脉或其分支引起肺循环障碍的一组疾病或临床综合征的总称，包括肺血栓栓塞症(pulmonary thromboembolism，PTE)、脂肪栓塞、羊水栓塞、空气栓塞以及肿瘤栓塞等(文末彩图 1-8)。其中肺血栓栓塞是最常见的肺栓塞类型，占肺栓塞的 90% 以上，因此国内外相关指南中多使用肺栓塞一词特指肺血栓栓塞症。肺血栓栓塞和深静脉血栓形成合称为静脉血栓栓塞，两者具有相同易患因素，是静脉血栓栓塞在不同部位、不同阶段的两种临床表现形式。肺血栓栓塞症的致死率和致残率都很高，严重影响患者预后，尤其是肿瘤患者。研究发现，肿瘤患者合并肺栓塞的全因死亡率较非肿瘤患者增加约 90%，住院时间更长，住院花费更大，且出院后需要更多的家庭健康照护。此外，血栓栓塞肺动脉后，血栓不溶、血栓机化、肺血管重构致血管狭窄或闭塞，导致肺血管阻力增加，肺动脉压力进行性增高，最终可引起右心室肥厚和右心衰竭，称为慢性血栓栓塞性肺动脉高压（chronic thromboembolic pulmonary hypertension，CTEPH）。

肺栓塞起病特征多种多样，轻则无症状，重则休克或猝死。肺栓塞最常见的主诉症状包括呼吸困难、胸痛、咳嗽、咯血、心悸；重度肺栓塞患者可出现休克、心律失常或晕厥，但并非所有的肺栓塞都存在上述典型症状。CT 肺动脉造影（computed tomography pulmonary angiography，CTPA）是肺栓塞诊断的首选检查方法。

9. 什么是肺梗死？

肺梗死是由于多种原因引起肺动脉血管的栓塞，导致肺部的血液减少或中断，进而引起肺组织的出血和坏死，最常见于急性肺栓塞，肺动脉末梢堵塞时，易引起肺梗死。典型表现为呼吸困难、胸膜炎性胸痛、咳嗽和咯血等。急性肺梗死的严重程度取决于堵塞肺动脉的范围，堵塞血管床的范围愈大，病情愈重。另外，恶性肿瘤也可能引起肺梗死，肿瘤压迫或侵犯大血管导致血管闭塞，肿瘤破坏凝血系统和纤维蛋白溶解系统（简称“纤溶系统”）导致血液呈高凝状态，放化疗、抗血管生成药物等可能会损伤血管内皮细胞引起血栓形成，最终导致肺梗死的发生。

10. 什么是肺栓塞后综合征？

肺栓塞后综合征（post-pulmonary embolism syndrome）是急性肺栓塞发生后，经过至少 3 个月的充分抗凝治疗，仍存在呼吸困难、运动不耐受和 / 或功能或精神状态受损，不能用其他原因（包括血栓复发、基础疾病、合并症等）解释。肺栓塞后综合征主要表现为静息或运动状态下，患者出现肺动脉血流动力学异常、肺气体交换功能下降，同时伴有无法解释的呼吸困难，活动耐力下降或生活质量下降。通过心肺运动试验与运动负荷右心导管检查可以识别导致症状发生的心血管、肺和骨骼肌系统的改变，有助于判断肺栓塞后综合征。

11. 什么是肿瘤相关静脉血栓栓塞？

肿瘤相关静脉血栓栓塞（tumor-associated venous thromboembolism，TAVTE）指恶性肿瘤患者发生的静脉血栓栓塞，也称癌症 / 恶性肿瘤相关性静脉血栓栓塞（cancer-associated venous thromboembolism，CAT）。包括深静脉血栓形成、肺栓塞和浅表性血栓静脉炎，可发生于肿瘤进展的任何阶段，是肿瘤患者常见的并发症和死亡原因。恶性肿瘤是引发静脉血栓栓塞最重要的危险因素，恶性肿瘤患者往往处于血液高凝状态，加之恶性肿瘤住院患者常同时合并其他的 VTE 风险因素，如高龄、制动、深静脉置管、化疗、高风险手术等，其 VTE 风险会进一步增高。据统计，肿瘤患者 VTE 的发生率是非肿瘤患者的 4~7 倍，并且其发生率仍在逐年上升。CAT 早期预防、及时治疗是降低肿瘤患者死亡风险的重要举措之一。

12. 什么是医院获得性静脉血栓栓塞？

医院获得性静脉血栓栓塞（hospital-acquired venous thromboembolism，HA-VTE）是指在住院期间或出院后 3 个月内发生而入院时不存在的静脉血栓栓塞，包括深静脉血栓形成和肺栓塞。国外 HA-VTE 患病率为（6~87）/10 万，我国 HA-VTE 患病率为 17.5/10 万，病死率为 2.1%。HA-VTE 不仅会延长患者的住院时间、增加住院费用、影响生活质量，还会威胁患者的生命安全，已成为全球卫生系统的沉重负担。

13. 什么是内脏静脉血栓形成？

内脏静脉血栓形成（splanchnic vein thrombosis，SVT）是一组罕见的一条或多条内脏静脉（如门静脉、脾静脉、肠系膜静脉、肝静脉等）的血栓栓塞。内脏静脉血栓形成一般包括布-加综合征（Budd-Chiari syndrome，BCS）、门静脉血栓形成（portal vein thrombosis，PVT）、肠系膜静脉血栓形成（mesenteric vein thrombosis，MVT）和脾静脉血栓形成（splenic vein thrombosis，SPVT）。临床上，根据是否合并肝硬化可将其分为肝硬化并发内脏静脉血栓（主要是门静脉血栓）和非肝硬化相关的内脏静脉血栓。内脏静脉血栓形成是一种潜在的致命性疾病，临床表现为广泛的血栓形成和胃肠道出血，常见症状包括门静脉高压、腹痛、肠梗阻、消化道出血、腹水等。

脾静脉血栓（文末彩图 1-9）的形成可为门静脉血栓向脾静脉延伸所致，也可为单独发生并局限在脾静脉内。脾蒂附近的肿瘤、炎症和其他器质性病变压迫脾静脉或侵袭脾静脉管壁而形成脾静脉血栓。脾静脉血栓形成的原发病包括慢性胰腺炎、胰腺肿瘤、胰腺假性囊肿、急性胰腺炎，其中慢性胰腺炎和胰腺假性囊肿压迫是最主要的原因。在此基础上形成的脾静脉血栓可进展至门静脉，导致门静脉血栓形成。长期脾静脉合并门静脉血栓导致血流受阻，可引起胰源性门静脉高压，临床表现为食管、胃静脉曲张，严重时可导致静脉曲张破裂出血。

14. 什么是易栓症？

易栓症是指由抗凝蛋白、凝血因子、纤溶解蛋白等遗传性因素，以及获得性缺陷或获得性危险因素引发的血栓栓塞疾病或高血栓栓塞倾向状态。易栓症的主要临床表现为静脉血栓栓塞：如深静脉血栓形成、肺栓塞、颅内静脉血栓形成、门静脉血栓形成、肠系膜静脉血栓形成等；某些易栓症可发生动脉血栓事件：如年轻早发的急性冠脉综合征、缺血性卒中等。易栓症的发生原因可分为遗传性因素和获得性因素，遗传性因素包括凝血因子 V *Leiden*、凝血酶原基因突变以及天然存在的血液稀释因子（抗凝血酶、蛋白 C 和蛋白 S）缺乏等，获得性因素包括自身免疫性疾病、肿瘤或制动等。

15. 血凝块与血栓有什么区别？

血栓与血凝块的主要区别是它们所在的部位、物质成分不一样。血栓主要是在血管内形成的，是由于血管内膜损伤等一些原因造成了血管内的血液凝固，可以造成栓塞等。而血凝块主要是由于血管损伤破裂，血液外渗所造成的，血液凝固以后，在早期形成血凝块。两者的组成成分也不同，血栓的主要成分是不溶性的纤维蛋白、血小板、白细胞、红细胞，血凝块主要是血液中的红细胞在生物、化学、温度等作用下聚合形成的块状物。

第二节 静脉血栓栓塞的病因和发病机制

16. 血栓是怎么形成的？

在活体的心脏和血管内，血液有形成分析出凝集或血液发生凝固成固体质块（血栓）的过程，称为血栓形成。当血管内皮细胞损伤时，内皮下的组织暴露，内皮下的组织因子也一同暴露，启动外源性凝血途径，是血栓形成的重要原因。正常情况下，红细胞和白细胞在血流的中轴（轴流），其外是血小板，最外一层是血浆（边流），当血管内皮细胞受损，启动外源性凝血途径，起初血流加快，后逐渐减慢，最后轴流中断。血小板积聚黏附于暴露的胶原纤维，再由活化的纤维蛋白固定血小板堆积成白色血栓（头部），血栓的隆起阻碍使其下游血流形成涡流，致新的血小板堆形成，如此反复形成血小板小梁。血液在流经血小板小梁时易形成涡流，白细胞和红细胞积聚于血小板小梁上，形成灰黄色和暗红色相间的混合血栓（体部）。混合血栓增大阻塞血管腔后，其下游的血液凝固形成红色血栓（尾部）（图 1-10）。

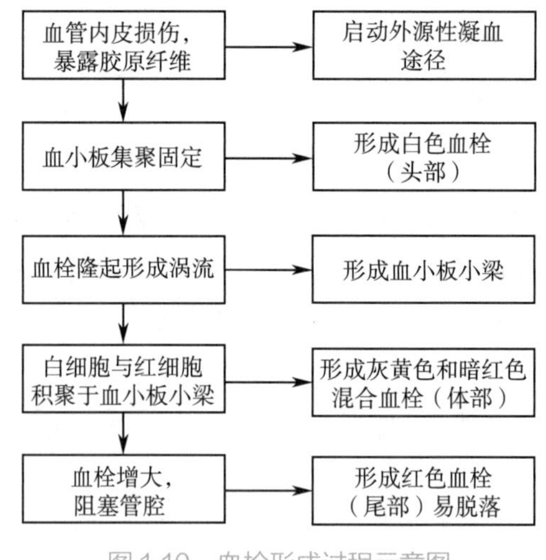

图 1-10 血栓形成过程示意图

17. 血栓形成的条件是什么？

阐述静脉血栓栓塞发病机制的主要理论通常称作 Virchow 三要素，该理论提出 VTE 的发生是由于：血流改变（即血流淤滞）、血管内皮损伤、血液成分改变（即遗传性或获得性高凝状态）。

（1）血管内皮损伤：内皮细胞损伤后暴露皮下的胶原，激活血小板和凝血因子Ⅻ，启动内源性凝血过程。同时，损伤的内皮细胞释放组织因子，激活凝血因子Ⅶ，启动外源性凝血过程，促进血栓形成。常见的血管内皮损伤的因素有：①物理因素：如高血压、放射线、外伤等；②化学因素：如一氧化碳中毒、血乳酸增高、血糖增高、儿茶酚胺增高等；③生物因素：如细菌、病毒、内毒素、凝血酶、肿瘤坏死因子等；④免疫因素：如免疫复合物、补体激活的产物、白介素等。

（2）血流改变（即血流淤滞）：主要有血流减慢和产生涡流等改变。当血流减慢或产生旋涡时，血小板可进入边流，增加与内膜的接触机会和黏附的可能性，同时被激活的凝血因子和凝血酶在局部易达到凝血所需的浓度，增加血栓形成机会。常见因素有：长期卧床、外伤或骨折、大手术、妊娠、分娩、长途乘车或乘飞机、久坐不动等。

（3）血液成分改变（遗传性或获得性高凝状态）：血液中白细胞、红细胞、血小板和凝血因子增多，或抗凝物质减少，以及红细胞的可变形性等因素均可影响血液的黏滞度，导致血液出现高凝状态，使血液系统易于形成血栓。

18. 易栓症的发生原因是什么？

易栓症发生原因可分为遗传性因素和获得性因素。研究表明，个体对 VTE 易感性的差异约 60% 归结于遗传因素。遗传性易栓症常见于生理性抗凝蛋白，如抗凝血酶（antithrombin，AT）、蛋白 C（protein C，PC）、蛋白 S（protein S，PS）等基因突变导致蛋白抗凝血功能缺失，或促凝蛋白，如凝血因子 V *Leiden* 突变、凝血酶原 *G20210A* 基因突变等导致蛋白促凝功能增强，最终引起血栓栓塞。获得性易栓症主要由于一些获得性疾病或具有获得性危险因素导致促凝蛋白水平升高、抗凝蛋白水平下降、炎症 / 自身免疫机制改变等导致血栓栓塞风险增加。遗传性和获得性易栓因素存在相互作用，当两者同时存在时，患者血栓栓塞性疾病的发生率更高。

19. 易栓症的发病机制是什么?

易栓症的发病机制可分为以下几个方面:

(1)遗传性易栓症:由于人体抵抗凝血的物质因先天原因出现了抗凝障碍,导致人体非常容易发生血栓栓塞。遗传性(原发性)高凝状态的最常见原因为因子 V. *Leiden* 突变和凝血酶原基因 *G20210A* 突变,共占 50%~60% 的病例。其余大部分病例为蛋白 S、蛋白 C 和抗凝血酶缺陷。

(2)获得性高凝状态:血栓形成的获得性危险因素或易感因素包括既往血栓事件、近期大手术(尤其是骨科手术)史、有中心静脉置管、创伤、制动、恶性肿瘤、妊娠、使用口服避孕药或肝素、骨髓增生性疾病、抗磷脂综合征(antiphospholipid syndrome,APS)、肥胖、年龄较大(≥ 65 岁)、激素补充疗法、长期卧床,尤其是产后前 6 周以及其他一些重大疾病,如:先天性心脏病、心力衰竭、炎症性肠病、骨髓增生性肿瘤、肾病综合征、阵发性睡眠性血红蛋白尿症、严重肝病等。

(3)高同型半胱氨酸(homocysteine,Hcy):Hcy 是甲硫氨酸的代谢产物,大量研究证实高 Hcy 是动、静脉血栓形成的独立危险因素。现如今认为高 Hcy 的致栓作用主要与 Hcy 损伤血管内皮细胞、活化血小板、激活凝血因子和抑制纤溶系统等密切相关。

无论是遗传性易栓症还是获得性高凝状态,最主要的临床特点是血栓易发倾向,多以静脉血栓栓塞性疾病形式出现,有些疾病动脉血栓的发生率也有升高。易栓症的具体病因及发病机制可能因个体差异而有所不同,具体情况应结合病史、临床表现和相关检查进行综合分析。

20. 深静脉血栓形成、肺栓塞与静脉血栓栓塞三者之间的关系是什么?

静脉血栓栓塞包括两种类型:深静脉血栓形成和肺栓塞,这两种类型是 VTE 在不同部位和不同阶段的两种临床表现形式,深静脉血栓形成可发生于全身各部位静脉,尤以下肢深静脉为多。下肢近端(腘静脉、股静脉、髂静脉等)深静脉血栓是肺栓塞血栓栓子的主要来源。肺栓塞包括肺血栓栓塞、脂肪栓塞、羊水栓塞、空气栓塞以及肿瘤栓塞等。

21. 在生理状态下怎么保持血流通畅?

血液有凝血系统和抗凝血系统(纤维蛋白溶解系统)。在生理状态下,血液中的凝血因子不断而少量地被激活,产生凝血酶,形成微量的纤维蛋白,沉降于心血管内膜上,但又不断地被激活的纤维蛋白溶解系统所溶解,被激活的凝血因子又不断地被单核巨噬细胞吞噬。上述凝血系统和抗凝血系统的动态平衡,既能保证血液的可凝固性,又保证了血液的流体状态,使血液在生理状态下保持血流通畅。

22. 静脉血栓栓塞会遗传吗?

静脉血栓栓塞由血液高凝状态、血管内皮损伤和血流淤滞所致,其中血液高凝状态主要是由遗传因素引起。由于种族差异的存在,遗传因素也存在多样性。西方人群主要由 *Leiden V*(*FV R506Q*)基因多态性和凝血酶原 *G20210A* 点突变引起,而亚洲人群最常见的遗传因素是抗凝血酶(AT)、蛋白 C、蛋白 S 这三个抗凝蛋白的基因缺陷引起,其中影响最大的是抗凝血酶基因缺陷。

遗传性抗凝血酶缺陷症是由于编码 AT 的基因(*SERPINC1*)突变所引起的一种常染色体显性遗传病,是 VTE 的主要遗传性危险因素之一,可使静脉血栓栓塞发生的危险性增加 20 倍。

遗传性抗凝蛋白 C 缺陷症由编码蛋白 C 的基因突变引起的常染色体显性遗传病，可使静脉血栓栓塞发生的风险增加 7 倍，与遗传性易栓症也密切相关。遗传性抗凝蛋白 C 缺陷症的发病机制多是由于基因突变引起蛋白 C 的胞内降解导致胞内外低水平，从而致病。

遗传性抗凝蛋白 S 缺陷症是由 *PROS1* 基因突变引起的一种常染色体显性遗传病，具有不完全外显性。纯合型蛋白 S 缺陷症胎儿一般会导致流产或产后发生暴发性紫癜，极少数纯合型患者可以存活。在白种人群中，杂合型抗凝蛋白 S 缺陷症的发生率为 0.03%~0.13%，在血栓患者中为 2%~8%，东南亚地区的发生率为 0.06%~1.12%；抗凝蛋白 S 缺陷症患者每年发生血栓的概率是 0.5%~1.65%，抗凝蛋白 S 缺陷症可使血栓发生的危险性增加 2.5~11 倍。

凝血因子 V *Leiden*（*FV R506Q*）和凝血酶原 *G20210A* 点突变是西方人群静脉血栓栓塞的主要遗传因素。这两种突变在高加索人群中发生率很高，在意大利人群中的发生率分别为 3% 和 4%，但在亚洲、非洲和美国人中的发生率却很低。凝血酶原基因位于 11 号染色体 p11~12，有 14 个外显子和 13 个内含子，基因全长 27314bp。凝血酶原 *G20210A* 点突变发生在 3' 端不翻译区，是鸟嘌呤被腺嘌呤取代后引起的突变，该突变在静脉栓塞中的发生率是 1%~6%，杂合等位基因携带者发生静脉血栓栓塞的风险比正常人增加 2.8 倍，该突变不引起肺栓塞的发生。

第三节　静脉血栓栓塞的风险评估

23. 所有患者都需要进行静脉血栓风险评估吗?

静脉血栓栓塞是住院患者常见的并发症之一，也是导致患者非预期死亡的重要原因。流行病学调查发现每年成年人的发病率在 1/1 000 左右。VTE 的发生对患者健康及医疗系统均会造成巨大负担，不仅危害患者健康、增加住院费用、延长住院时间、打乱治疗计划，而且也是导致院内非预期死亡、引起医疗纠纷的常见原因。由于 VTE 发病较隐匿，患者早期可无明显症状，只有当形成的血栓体积过大严重堵塞血管使得侧支循环无法代偿时，才会引发炎症继而出现红、肿、热、痛等症状。而且这些临床表现往往缺乏特异性，并非 VTE 所独有，不易被发现，所以 VTE 也被誉为“沉默的杀手”。鉴于 VTE 一旦发生，后果严重且早期不易被发现诊治，而 VTE 又是一种可以预防的疾病，所以及早对具有 VTE 危险因素的患者进行评估和干预显得尤为重要。

血栓风险评估是一种预测个体血栓风险的工具，通过合适的评估工具对患者进行血栓风险分层、识别和筛查高风险人群。基于血栓风险分层制定相应的预防措施和诊疗策略是患者 VTE 防治的首要重点。例如对于高风险患者，可采取积极有效的预防措施，如使用抗凝药物预防等；对于中风险和低风险患者，可以采取诸如改善生活方式、避免长时间久坐等降低风险措施，从而预防 VTE 的发生。因此，所有患者都需要进行血栓风险的评估。

24. 住院患者血栓风险评估是何时?

住院患者住院期间的血栓风险是不断变化的。手术、麻醉、中心静脉置管等有创操作、病情加重均会增加血栓风险，而病情缓解也可能会使血栓风险降低。肿瘤患者住院期间需对其血栓风险进行动态、适时地评估，通常评估时机即指关键动态时点。具体如下。

（1）入院后24h内：需要完成血栓风险评估。

（2）病情或治疗变化时：如进行手术或介入操作（术前24h内、术中、术后24h内）、转科（转科后24h内）、护理级别发生变化、报/停病危等特殊情况，如病情加重、卧床时间增加、中心静脉置管、激素治疗或妊娠状态等改变时，应及时进行评估。

（3）出院前24h内：应再次进行血栓风险评估。护士进行风险评估后应将评估分数及时记录于评估栏内，填写日期、时间并签名。

25. 血栓风险评估病史包括哪些内容？

任何能够引起血液淤滞、血液高凝和血管壁损伤的因素都可以增加VTE发生的风险。一般情况下，血栓风险评估病史主要包括个人因素、疾病因素、治疗因素以及特殊情况四个方面内容。

（1）个人因素：包括患者的年龄、性别、身高、体重、体重指数（body mass index，BMI）、家族病史等。

1）年龄：是血栓风险的一个重要因素。随着年龄的增长，血管壁的弹性逐渐变差，血液循环也变得不够顺畅，从而增加了血栓形成的风险。

2）性别：女性在某些情况下比男性更容易患上血栓相关疾病。例如，女性在妊娠和服用避孕药期间，由于激素的改变，可能会增加血栓形成的风险。

3）家族病史：个体的家族病史也是影响血栓风险的一个重要因素。如果个体的近亲有过血栓相关疾病，那么个体本身的风险也会增加。

4）原发性病变：包括V因子突变、蛋白C缺乏、蛋白S缺乏及抗凝血酶缺乏等。

（2）疾病因素：包括高血压、高脂血症、糖尿病、肝病、肾病、器官移植；有无炎症和自身免疫性疾病；感染；充血性心力衰竭或呼吸衰竭；有无静脉曲张或者慢性静脉功能不全病史，是否在3个月内因急性心脏病而住院治疗；既往有无静脉血栓栓塞病史；有无抗磷脂综合征；是否有偏瘫或脑卒中伴遗留偏瘫；是否曾患新型冠状病毒感染（Corona Vivus Disease 2019，COVID-19）等。目前发现，COVID-19是一个新的血栓中高危风险因素。

（3）治疗因素：包括近期是否有重大手术，如普通外科手术、骨科手术、腹腔镜手术、心脏手术、膝关节关节镜下手术、牙科手术；活动性癌症的化疗；中心静脉置管；体外受精以及机械通气等；药物因素：包括使用口服避孕药、激素替代疗法、抗凝药物、抗感染药物等。

（4）特殊情况：包括是否处于妊娠期、分娩、卧床时间是否大于3d或久坐（如旅行）、肥胖和吸烟等不健康的生活习惯等。

对肿瘤患者而言，肿瘤细胞及产物与宿主相互作用促使机体处于高凝状态，手术、化疗、抗血管生成治疗、表皮生长因子受体酪氨酸激酶抑制剂治疗、激素治疗、肿瘤压迫血管、外周静脉置管、长期卧床等均是其发生VTE的风险因素。

26. 血栓评估查体重点包括哪些内容？

血栓评估查体重点包括患者身高、体重、体重指数，观察患者的生命体征、神志、语言、精神状态，四肢的活动和感觉情况，以及患侧肢体相关的生理和病理反射。例如，检查四肢是否存在浅表静脉曲张、不对称性肿胀、疼痛、麻木感及沉重感，并监测腿围和/或臂围，检查四肢皮肤的温度及颜色有无发红、发紫、皮肤苍白等，并要触摸四肢浅表动脉有无搏动，观察患者是否存在面部、颈部或锁骨上区肿胀，是否有呼吸急促、心动过速、发绀、情绪不安和晕厥，是否存在中心静脉置管，如中心静脉导管（central venous catheter，CVC）、经外周静脉穿刺的中心静脉导管（peripherally inserted central catheter，PICC）、完全植入式静脉输液港（totally implantable venous-access port，TIVAP）等。

27. 血栓临床表现评估包括哪些内容？

血栓临床表现评估包括以下三个内容。

（1）患侧肢体肿胀、沉重感和疼痛，这是 VTE 最常见的临床表现，如进一步发展可能会出现肢体皮肤颜色和温度改变，严重时可能会发生“股青肿”。若血栓较小，仅仅局限于小腿腓肠肌静脉丛或者局部侧支循环已建立，部分患者临床表现并不明显。

（2）患者出现 PICC 相关血栓，可能存在双上肢臂围不等，患侧肢体肿胀、肿痛或肢体运动障碍、肢体红斑或麻木感等临床表现。

（3）患者出现呼吸困难、胸痛、咳嗽和 / 或咯血、口唇发绀、烦躁不安等，听诊肺部闻及哮鸣音、细湿啰音或血管杂音等临床表现，应警惕肺栓塞发生。

28. 血栓评估的辅助检查包括哪些项目？

血栓评估的辅助检查包括影像学评估和检验评估。

（1）影像学评估

1）彩色多普勒超声检查：是对疑似深静脉血栓形成患者进行初步诊断的首选影像学方法。该项检查方法无创伤且简易，敏感性及准确性均较高，在临床上运用广泛。但特别需要注意的是，由于肠内气体干扰等影响因素，彩色多普勒超声检查对近端髂静脉的评估并不敏感和准确。如果初次彩色多普勒超声检查结果阴性或不确定，但临床上仍怀疑深静脉血栓形成或患者症状不稳定，要及时向医生汇报。

2）螺旋 CT 静脉成像：具有较高的准确性，可用于诊断下肢主干静脉或下腔静脉血栓。

3）必要时还可采取其他成像方法，例如磁共振静脉成像：能准确显示髂、股、腘静脉血栓，并且患者无需使用造影剂，但不能较准确地显示小腿静脉血栓。

4）静脉造影：准确性高，不仅可以有效判断有无血栓、血栓部位、范围、形成时间和侧支循环情况，而且常被用来鉴定其他方法的诊断价值，被称为 DVT 诊断的“金标准”。但此法虽最为可靠，当患者病情太重时，不必强求完成此项检查，并须考虑到造影本身亦有可能加重病变。

5）CT 肺动脉造影：是诊断肺栓塞的“金标准”，是目前首选检查方法，对 PTE 的诊断特异性 >95%，阴性预测值很高，建议在患者症状出现后 24h 内完成。

6）肺血管造影：也被认为是诊断 PTE 的“金标准”，但属于侵入性检查，目前已被 CTPA 等无创性检查方法所替代。然而，对于临床高度疑诊的巨大 PTE，且溶栓药物或抗凝药物禁忌的患者，建议直接进行肺动脉造影，并应做好干预准备，这将大大减少检查所需的时间和费用。

7）肺通气 / 灌注显像：曾一度被作为 PTE 首选的检查方法，但因其诊断特异性和敏感性相对于 CTPA 低，目前临床并不常用，仅对妊娠、对比剂过敏或肾衰竭患者，可作为 CTPA 的替代检查。

8）超声心动图：可以通过评估有无右心室扩大、右心室游离壁运动降低、流出道梗阻等征象，提示 PTE 诊断和排除其他心血管疾病。通常用于不宜搬动生命体征不平稳的高危患者，有助于对急性 PTE 的危险分层和预后进行判断。

（2）检验评估

1）血浆 D- 二聚体（D-dimer）：是反映凝血激活及继发性纤溶的特异性分子标志物，可用于筛查急性 VTE，但在肿瘤、手术、创伤和妊娠等状态下，D- 二聚体水平也会升高，因 D- 二聚体敏感性较高，但特异性不强，所以不能用于确诊。

2）蛋白C/S活性测定：蛋白C和蛋白S是血液中的两种蛋白，有助于调节血凝块的形成，如果没有足够的蛋白C或蛋白S或者它们不能发挥正常的功能，血栓形成将不受抑制，这就可能会导致过度凝血障碍的形成；这两种独立的蛋白检测往往同时进行以作为调查可能存在的过度凝血障碍的一部分。

3）心肌损伤标记物：包括血浆肌钙蛋白（cTNI和cTNT）、脑钠肽（brain natriuretic peptide，BNP）和N-末端脑钠肽前体（N-terminal pro brain natriuretic peptide，NT-proBNP），是评价心肌是否损伤的标记物，其水平升高提示心肌损伤严重，对临床诊断肺栓塞有一定参考价值。

4）其他检查：如血浆组织型纤溶酶原激活物测定、纤溶酶原活性测定、血栓弹力图、凝血功能检查、血小板测定，以及全血黏度测定等血液流变学检测，均有助于诊断血栓性疾病。

29. 什么是D-二聚体？D-二聚体对静脉血栓栓塞的诊断意义？

D-二聚体是纤维蛋白单体在经过活化因子XIII交联和纤溶酶水解后产生的一种特殊降解产物，它来源于纤溶酶溶解的交联纤维蛋白凝块。可在全血或血浆中测得，仅发生于凝血之后，其含量增高反映了继发性纤溶活性增强和凝血酶激活，是一项提示体内高凝状态、血栓形成的特异性分子标志物，也是一项鉴别原发性纤溶和继发性纤溶以及判断溶栓是否有价值的重要指标。正常范围为定性：阴性；定量：<500μg/L。

D-二聚体主要反映纤维蛋白溶解功能，在VTE事件中，D-二聚体水平会异常升高，通过测定D-二聚体水平可辅助排除VTE。D-二聚体诊断VTE的灵敏度较高（>99%），但特异性较差。当D-二聚体>500μg/L（ELISA法）时，具有重要参考价值，但单独依据D-二聚体升高并不能诊断VTE。对于临床上怀疑存在VTE的患者，结合临床VTE可能性评估量表（常用的是Wells评分量表）可以提高诊断效率，同时能够避免不必要的临床检查与抗凝治疗。

一般情况下，当患者临床上发生DVT可能性较低时（Wells-DVT评分≤1分），若此时患者D-二聚体水平正常（<500μg/L），则可明确排除DVT，无需进行更多的超声或者其他影像学检查。当患者临床考虑发生PTE的可能性低时（Wells评分≤4分或者采用简化Wells评分量表评分≤1分），通常D-二聚体<500μg/L可基本排除PTE，可作为非手术患者急性PTE的排除标准。然而，由于D-二聚体会受到肿瘤进展和手术操作的影响，在临床实践中，D-二聚体检测不推荐用于肿瘤患者急性PTE的诊断；建议连续监测D-二聚体以评估VTE风险。

30. D-二聚体升高是否就能确诊静脉血栓栓塞？

D-二聚体升高提示内源性凝血机制的激活，凝血酶生成、纤维蛋白沉积和降解加速。然而，肿瘤、感染、自身免疫性疾病、弥散性血管内凝血、烧伤、创伤、心脑血管疾病（心肌梗死、主动脉夹层、心房颤动、缺血性脑卒中）、溶血、输血反应、溶栓治疗等情况下均可导致D-二聚体升高。由于D-二聚体具有较高敏感性，但特异性不强，因此不能用于确诊VTE。但若患者D-二聚体进行性升高，则高度怀疑VTE，应进一步进行影像学检查；若患者无VTE相应表现，D-二聚体检测呈阴性，则可排除不稳定或活动期VTE。

31. 什么是静脉血栓栓塞风险评估模型？

VTE风险评估模型（risk assessment model，RAM）是有效甄别VTE高危人群的重要工具，通过分析各种因素对VTE发生的相关性和权重，形成通过计算权重累加得分，最终为患者VTE风险划分危险层次的量表。这些量表为选择适当的预防措施提供了依据，这也是目前预防VTE的主要策略。

目前，VTE风险评估主要包括团体评估和个体评估。团体评估是指对人群进行VTE的风险评估，将危险因素进行分组和分级，主要适用于外科住院患者。该方法简单易行，但忽略了患者的个体差异，并不能为临床提供较好的参考价值。个体评估则针对患者的遗传因素、疾病因素和治疗相关因素等进行个性化评估，并根据每个危险因素与 VTE 的关联程度进行量化评分，更加重视个体差异。

总之，VTE 风险评估模型是一种有效的工具，能够帮助识别 VTE 高危人群。团体评估和个体评估是目前常用的评估方法，各有优缺点，但都有助于选择适当的预防措施。

32. 血栓风险评估表有哪些？

恶性肿瘤患者发生 VTE 的风险很高，但是这些风险在不同患者中存在显著差异，受种族、生活方式、疾病的影响，不同的国家和地区有适合自己的 VTE 风险评估工具及诊疗指南。因此，根据各项影响因素风险程度的大小，对患者整体情况进行评分，区分 VTE 风险的低危和高危患者从而预测患者发生 VTE 的风险对于优化血栓预防的风险 - 受益比率至关重要，有利于 VTE 的早期预防。目前文献检索可发现有 20 多种 VTE 相关的风险评估表，临床上常用的较为成熟的血栓风险评估工具主要包括：Caprini 风险评估量表、Khorana 评估量表、Autar 评估量表、Padua 评估量表、Wells 评估量表、Rogers 评估量表、Geneva 评估量表等，不同评估量表应用范围各有侧重，也各有限制，国内较为常用的血栓风险评估表均由上述国外评估表翻译或改良而来。针对不同患者，运用对应的血栓评估工具对其进行血栓风险分层，并采取相应的预防措施，有效预防 VTE 的发生。

33. 什么是 Caprini 评分量表，其血栓风险如何分级？

Caprini 评分量表是一种经济实用、简单有效的 VTE 风险预测评估工具，能有效的鉴别 VTE 高危患者，辅助选择预防方案，从而降低 VTE 发生率，改善患者的预后和生活质量，减少住院费用。Caprini 评分量表适用范围广，目前美国胸科医师协会（American College of Chest Physicians，ACCP）指南和中国临床肿瘤学会肿瘤与血栓专家共识委员会指南推荐使用 Caprini 风险评分量表评估肿瘤患者和非骨科的外科住院患者 VTE 发生风险。根据医院临床评估便捷和应用需求的不同，也可所有住院患者均采用 Caprini 评分量表进行血栓风险评估（表 1-1）。

表 1-1　Caprini 血栓风险评分量表（2010 版）

1分	2分	3分	5分
年龄 40~59 岁	年龄 60~74 岁	年龄 ≥ 75 岁	脑卒中（1 个月内）
计划小手术	大手术（<60min）*	大手术持续 2~3h*	急性脊髓损伤（瘫痪）（1 个月内）
近期大手术	腹腔镜手术（>60min）*	肥胖（BMI>$50kg/m^2$）	选择性下肢关节置换术
肥胖（BMI>$30kg/m^2$）	关节镜手术（>60min）*	浅静脉、深静脉血栓或肺栓塞病史	髋关节、骨盆或下肢骨折
卧床的内科患者	既往恶性肿瘤	血栓家族史	多发性创伤（1 个月内）
炎症性肠病史	肥胖（BMI>$40kg/m^2$）	现患恶性肿瘤或化疗	大手术（超过 3h）*
下肢水肿		肝素引起的血小板减少	
静脉曲张		未列出的先天或后天血栓形成	

续表

1分	2分	3分	5分
严重的肺部疾病,含肺炎(1个月内)		抗心磷脂抗体阳性	
肺功能异常(慢性阻塞性肺疾病)		凝血酶原 *G20210A* 阳性	
急性心肌梗死(1个月内)		因子 V *Leiden* 阳性	
充血性心力衰竭(1个月内)		狼疮抗凝物阳性	
败血症(1个月内)		血清同型半胱氨酸酶升高	
输血(1个月内)			
下肢石膏或肢具固定			
中心静脉置管			
其他危险因素			
以下仅针对于女性			
口服避孕药或激素替代治疗			
妊娠期或产后(1个月)			
原因不明的死胎史,复发性自然流产(≥3次),由于毒血症或发育受限原因早产			

注:* 只能选择1个手术因素。A. 危险因素总分为各分层分值总和。B. 每个危险因素的权重取决于引起血栓事件的可能性。如现患癌症的评分是3分,卧床的评分是1分,前者比后者更易引起血栓。

评分后血栓风险分级及预防:

a. 0~1分:低危,建议指导患者早期活动。

b. 2分:中危,建议给予药物预防或机械预防。

c. 3~4分:高危,建议给予药物预防和/或机械预防。

d. ≥5分:极高危,建议给予药物预防和机械预防。

Caprini评分量表包含了约40个不同的血栓危险因素,包括患者的年龄、BMI、现病史、手术史、实验室检查等。每个危险因素根据危险程度的不同赋予1~5分,根据评分将患者VTE发生风险分为低危(0~1分)、中危(2分)、高危(3~4分)、极高危(≥5分)4个等级,并推荐相应预防措施及持续时间。各危险因素分值之和即为病人的Caprini风险评估表得分。得分越高说明发生VTE的风险越大。例如患者年龄越大、手术时间越长,则评分越高,发生VTE的危险越高。

34. 什么是Khorana评分量表?

78%的肿瘤患者相关VTE在门诊诊断,提示门诊肿瘤患者应高度重视VTE高危人群的筛查和预防。目前,VTE风险评估工具已广泛用于肿瘤患者VTE的风险筛查,其中Khorana评分量表使用较为广泛。Khorana评分量表最初由美国罗切斯特大学Alok Khorana博士根据肿瘤化疗患者的特点于2008年发展而来,倾向适用于内科和肿瘤门诊化疗预后预测,被纳入美国临床肿瘤学会VTE指南,但该量表灵敏度、特异性均较低,对肿瘤患者血栓预测价值有限。Khorana评分量表包括5个变量,即肿瘤的具体类型、患者的血小板计数、白细胞计数、血红蛋白、体重指数。在临床中用于评估肿瘤患者的高凝状态、血栓风险及指导抗凝治疗,并在一定程度上支持抗癌治疗的临床决策过程。Khorana 评分量表根据危险程度每个因素赋值 1~2 分,危险分级分为高危、中危和低危。总评分为 7 分,危险分级为:低危(0 分)、中危(1~2 分)和高危(≥3 分)。建议有条件的情况下可同时评估 Caprini 和 Khorana 量表风险等级,以风险高者为预防参考依据对于评估结果,有利于医护和患者对 VTE 积极干预措施(表 1-2)。

表 1-2　Khorana 血栓风险评分量表

危险因素	评分 / 分
极高危的原发癌症类型:胃癌、胰腺癌、脑癌	2
高危的原发癌症类型:肺癌、淋巴瘤、妇科肿瘤、膀胱癌、睾丸癌、肾癌	1
治疗前血小板计数 ≥ 350×10^9/L	1
血红蛋白水平 <100g/L 或者正在采用一种红细胞生长因子治疗	1
治疗前白细胞计数 > 11×10^9/L	1
体重指数 ≥ 35kg/m^2	1

35. 什么是 Vienna-CATS 评分量表?

血栓风险应该是全病程实时评估,Khorana 风险评估模型适应性不强,多名学者在 Khorana 风险评估模型基础上进行改良,建立了 Vienna-CATS 评分,旨在进一步提高化疗患者 CAT 风险识别能力(表 1-3)。

表 1-3　Vienna-CATS 血栓风险评分量表

危险因素	评分 / 分
极高危的原发癌症类型:胃癌、胰腺癌、脑癌	2
高危的原发癌症类型:肺癌、淋巴瘤、妇科肿瘤、膀胱癌、睾丸癌、肾癌	1
治疗前血小板计数 ≥ 350×10^9/L	1
血红蛋白水平 <100g/L 或者正在采用一种红细胞生长因子治疗	1
治疗前白细胞计数 > 11×10^9/L	1
体重指数 ≥ 35kg/m^2	1
D- 二聚体 >1.44μg/L	1
可溶性 P 选择 >53.1ng/L	1

36. 什么是 Rogers 评分量表?

Rogers 评分量表在 2007 年由外科医生 Rogers 等发表,主要用于外科住院患者,ACCP 同样推荐该评分量表用于非骨科手术患者风险评估,重点关注与手术有关的因素。Rogers 评分量表将身体功能分级等 7 个风险因素、4 个术前检验结果和 4 个手术特征等,按危险程度赋予 0~9 分,按积分将 VTE 风险分级为非常低危、低危、中危和高危。危险分级为:非常低危(<7 分)、低危(7~10 分)、中危(>10 分)(表 1-4)。

表 1-4 Rogers 血栓风险评分量表

危险因素	得分	危险因素	得分
除外内分泌手术外的手术类型		女性	1
呼吸系统及血液系统	9	男性	0
胸腹动脉瘤、栓子清除术 / 血栓切除术、静脉重建及血管内修复	7	癌症广泛转移	2
动脉瘤	4	围手术期 30d 内接受化疗	2
口腔、上颚手术	4	术前血钠>145mmol/L	2
胃肠	4	术前 72h 内输注红细胞悬液>4U	2
体表手术	3	机械通气	2
疝	2	切口分级(清洁 / 污染)	1
美国麻醉医师协会健康状况分级		术前血细胞比容≤38%	1
3、4、5	2	术前胆红素>10mg/L	1
2	1	呼吸困难	1
1	0	白蛋白水平≤35mg/L	1
工作 RVU(相对价值单位)		急诊	1
>17	3		
10~17	2		
<10	0		

注:RVU 表示相对价值单位。

37. 什么是 COMPASS-CAT 评分量表?

COMPASS-CAT 血栓风险评估量表(表 1-5)是一个广泛运用于临床的肿瘤相关的血栓形成的预测评分,由法国学者 Gerotziafas 及其团队于 2017 年创建,以提高对肿瘤患者相关血栓风险评估的认知。此模型是适用于肺癌、卵巢癌、结直肠癌和乳腺癌等常见实体肿瘤内科治疗患者较理想的 VTE 血栓风险评估预测模型。对全部患者进行评分分组,0~6 分为中低危组,≥7 分为高危组。

表 1-5 COMPASS-CAT 血栓风险评分量表

危险因素	评分
肿瘤相关危险因素	
乳腺癌激素受体阳性接受抗激素治疗	6
接受蒽环类药物治疗	6
VTE 发生时间距肿瘤确诊时间<6 个月	4
中心静脉置管	3
肿瘤晚期	2

续表

危险因素	评分
患者相关因素	
心血管危险因素 ≥ 2 个	5
近期因急症住院治疗	5
既往 VTE	1
实验室指标	
血小板计数 ≥ 350×10^9/L	2

注：心血管危险因素包括高血压病、冠心病、糖尿病、脑血管病、高脂血症、BMI ≥ 30kg/m^2。

38. 哪些患者适合 Padua 评分量表，危险分级?

Padua 评分量表于 2010 年由意大利帕多瓦大学专家 Barbar 等设计研发的血栓评估工具，主要用于评估内科住院患者（非手术患者）VTE 的发生风险。Padua 评分量表一共包含 11 个危险因素，其中包括活动性肿瘤、既往 VTE、休息与制动、血栓倾向、年龄等，每项危险因素被赋予 1~3 分不等，总分 20 分，评分<4 分为血栓低危，评分 ≥ 4 分为血栓高危（表 1-6）。

表 1-6 Padua 评分量表

危险因素	评分 / 分
活动性恶性肿瘤，患者先前有局部或远端转移和 / 或 6 个月内接受过化疗和放疗	3
既往 VTE	3
制动，患者身体原因或遵医嘱需卧床休息至少 3d	3
已有血栓形成倾向，抗凝血酶缺陷症，蛋白 C 或 S 缺乏，凝血因子 V 及凝血酶原 *G20210A* 突变，抗磷脂抗体综合征	3
近期（≤ 1 个月）创伤或外科手术	2
年龄 ≥ 70 岁	1
心力衰竭和 / 或呼吸衰竭	1
急性心肌梗死和 / 或缺血性脑卒中	1
急性感染和 / 或风湿性疾病	1
肥胖（体重指数 ≥ 30kg/m^2）	1
正在进行激素治疗	1

39. 哪些患者适合 Autar 评分量表，危险分级?

Autar 评分量表由英国德蒙福特大学护理专家 Autar 研发，主要用于评估手术患者 VTE 的发生风险，该量表共 7 个维度，包含患者年龄、BMI、运动功能、特殊药物的服用、创伤风险的类型、外科手术情况及合并高危疾病。Autar 评分<6 分是无风险的，7~10 分是血栓低危，11~14 分为血栓中危，≥ 15 分为血栓高危。对于

高风险的患者要给予预防措施，同时要给予抗凝治疗，对于中风险采取基础预防加机械预防，而对于低风险主要以基础预防为主，基础预防措施包括抬高患肢、关节活动以及促进下肢肌肉收缩、深呼吸等，同时戒烟戒酒（表 1-7）。

表 1-7 Autar 评分量表

评估项目与分值									
年龄	10~30 岁	0 分	体重指数 /（kg/m²）	低体重<18.5		0 分	运动能力	自由运动	0 分
	31~40 岁	1 分		平均体重 28.5~2.9		1 分		运动受限（需辅助工具）	1 分
	41~50 岁	2 分		超重 23.0~24.9		2 分		运动严重受限（需他人帮助）	2 分
	51~60 岁	3 分		肥胖 25.0~29.9		3 分		使用轮椅	3 分
	61~70 岁	4 分		过度肥胖 ≥ 30		4 分		绝对卧床	4 分
	70 岁以上	5 分							
创伤风险	头部受伤	1 分	特殊风险	口服避孕药	20~35 岁	1 分	评估时机		
	胸部受伤	1 分			35 岁以上	2 分	①高风险人群入院 24h 内，手术患者即刻完成； ②≥15 分者根据活动内容的改变及时评估（至少 3 次 /d）； ③<14 分者每周评估一次。		
	脊柱受伤	2 分		激素治疗		2 分			
	骨盆受伤	3 分		妊娠 / 产褥期		3 分			
	下肢受伤	4 分		血栓形成		4 分			
高危疾病	溃疡性结肠炎	1 分	外科手术（只选一个）	小手术 ≤ 30min		1 分			
	红细胞增多症	2 分		择期大手术		2 分	评估指引		
	静脉曲张	3 分		急诊大手术		3 分	分值范围	危险等级	
	慢性心脏病	3 分		胸部手术		3 分	≤ 10 分	低风险	
	急性心肌梗死	4 分		腹部手术		3 分	10~14 分	中风险	
	恶性肿瘤	5 分		泌尿系统手术		3 分	≥ 15 分	高风险	
	脑血管疾病	6 分		神经系统手术		3 分	总分		
	静脉栓塞病史	7 分		妇科手术		3 分	评估人		
				骨科（腹部以下）手术		4 分	评估日期		

40. 什么是 Wells 深静脉血栓评分量表？

Wells 深静脉血栓（Wells-DVT）评分量表是 DVT 的临床可能性评分，主要用来预测 DVT 发生的可能性。Wells-DVT 评分主要适用于有以下临床表现的可疑 DVT 患者，如单侧肢体肿胀，单侧肢体疼痛、沉重感，原因不明的持续腿抽筋，面部、颈部、锁骨上区肿胀，导管功能障碍（放置导管者），胸部 X 线片发现无症患者。总分<2 分为 DVT 低危，不太可能发生 DVT；总分 ≥ 2 分为 DVT 高危，很有可能发生 DVT。Wells-DVT 评分联合 D- 二聚体能更精确的诊断 DVT，Wells 评分<2 分且 D- 二聚体阴性可排除 DVT，Wells 评分 ≥ 2 分且 D- 二聚体阳性可诊断为 DVT（表 1-8）。

表 1-8　Wells-DVT 评分量表

临床特征	分值
癌症活动期(近 6 个月内接受治疗或当前姑息治疗)	1
偏瘫,轻瘫或最近下肢石膏固定	1
近期卧床 ≥ 3d 或近 12 周内行大手术(全麻或局麻)	1
沿深静脉走行有局限性压痛	1
整个下肢肿胀	1
肿胀小腿周径至少大于无症状侧 3cm(胫骨粗隆下 10cm 测量)	1
凹陷性水肿(仅症状腿)	1
浅静脉侧支(非静脉曲张)	1
既往 DVT 史	1
至少可能和 DVT 相当的其他病因诊断*	–2

注:*其他病因诊断包括:肌肉损伤、慢性水肿、浅静脉炎、血栓后综合征、关节炎、慢性静脉功能不全、蜂窝组织炎、腘窝囊肿、骨盆肿瘤、术后肿胀、多种混杂因素。

41. 什么是 Wells 肺栓塞评分量表?

Wells 肺栓塞(Wells-PE)评分量表是肺栓塞的临床可能性评分,主要用来预测肺栓塞发生的可能性。Wells-PE 主要适用于有以下临床表现的可疑肺栓塞患者,如不明原因的呼吸急促、血氧饱和度下降、胸痛、心动过速、情绪不安、晕厥及血流动力学障碍的表现:出现低血压或休克的临床情况,即体循环动脉收缩压<90mmHg,或较基础值下降幅度 ≥ 40mmHg,持续 15min 以上(表 1-9)。

表 1-9　Wells-PE 评分量表　　单位:分

临床特征	原始版	简化版
DVT 的临床症状和体征	3	1
PTE 为主要诊断或极有可能	3	1
心率> 100 次 /min	1.5	1
制动至少 3d 或过去 4 周内行手术	1.5	1
曾经客观诊断为 PTE 或 DVT	1.5	1
咯血	1	1
6 个月内针对恶性肿瘤进行治疗或姑息治疗	1	1
发生 PTE 的风险分度	**原始版**	**简化版**
三分类法		
低度可能性	0~1	不适用
中度可能性	2~6	不适用
高度可能性	≥ 7	不适用
二分类法		
不太可能	0~4	0~1
很可能	≥ 5	≥ 2

42. 目前哪些血栓风险评估量表适用于肿瘤患者?

恶性肿瘤并发血栓的概率比普通患者高6倍,恶性肿瘤本身即为VTE发生的重要危险因素,因此指南建议对所有住院和门诊的恶性肿瘤患者均需要进行VTE风险评估,推荐评估工具包括Khorana评分、Caprini风险评估量表、Padua评分量表、Vienna评分、Autar评分量表、PRO-TECHT评分量表、Ottawa评分量表和COMPASS评分量表等,以前两种量表应用最为广泛。Khorana评分量表是2008年Khorana教授开发的一个用于评估门诊和内科住院患者VTE风险的评估模型,现已广泛用于门诊和内科住院患者VTE的风险评估,国内指南也推荐肿瘤内科住院患者采用Khorana评分量表对进行VTE的风险评估。Caprini风险评估量表是一个综合性的血栓预测模型,目标人群是内科和外科住院患者,但更侧重外科住院患者。Caprini风险评估量表目前被广泛用于外科手术患者VTE风险的评估,国内指南也推荐用于肿瘤术后VTE的风险评估。有条件的情况下,可以同时给患者采用Khorana和Caprini风险评估量表评分,以风险分层高者为指导后续处置措施依据。

第四节 静脉血栓栓塞高危患者管理

43. 当肿瘤患者评估为血栓高危患者时,医生应该如何应对?

对血栓高危的肿瘤患者及时进行静脉血栓预防,可明显降低VTE的发生率。除加强健康教育、注意活动、避免脱水等基本预防外,医生应注意评估患者是否存在出血风险和VTE药物预防的禁忌:如不存在高出血风险及药物预防禁忌,建议应用药物预防或药物联合机械预防;如患者存在出血并发症或有较高出血风险,推荐应用机械预防,待出血风险降低后,改用药物预防或与机械预防联用。

44. 当肿瘤患者评估为血栓高危患者时,护理人员应该如何应对?

(1)标识清楚:对于评估结果,护士应在床头悬挂危险红、黄、绿颜色标志牌,分别代表高、中、低/极低危险,有利于医护人员和患者对VTE积极干预。

(2)密切观察:患者的症状和体征,如发现患者有单侧肢体肿胀、疼痛、呼吸困难、咳嗽、咯血等症状,应及时报告医生。

(3)预防措施及护理,包括基础预防、机械预防和药物预防。

1)基础预防

a. 早期活动:护士鼓励卧床患者早期活动和腿部锻炼,指导踝泵运动以促进静脉回流。患者卧床活动期间,护士应注意床栏的使用,防止坠床。护士应根据患者恢复情况,指导患者尽早下床活动,PICC带管患者置管侧上肢可行握拳、松拳运动。

b. 避免脱水:在患者病情允许下,指导患者适度补液,保证患者足够的水化,避免血液浓缩,建议患者饮水1 500~2 500ml/d。

c. 其他措施:做好患者的健康宣教,向患者讲解血栓预防相关知识,指导患者养成科学合理的饮食习惯,建议患者改善生活方式,如戒烟、限酒、控制血糖及血脂等。

2）机械预防

a. 机械预防措施：临床中常见的机械预防措施有抗血栓袜、间隙充气加压装置、足底静脉泵，护士遵医嘱指导患者进行机械预防，协助患者正确使用设备并做好健康宣教。

b. 针对机械预防的健康教育：医护人员应告知患者、家属及长期主要照顾者 VTE 的发生风险、后果及采取机械预防措施的必要性，指导正确应用机械预防措施，告知使用方法、持续时间、应用期间注意事项、可能出现的不良反应和应对方案。

3）药物预防

a. 用药评估：患者出血风险降低而血栓风险持续存在时，建议采用药物预防替代机械预防。用药前，护士应评估患者是否存在与药物预防相关的潜在禁忌，并协助医生对患者进行肾功能、凝血酶原时间和活化部分凝血活酶时间的基线评估。

b. 注意事项：用药期间，护士应动态观察用药效果和实验室检查，注意评估有无发生出血不良反应，一旦出现立即汇报医生并在护理病历中记录。

c. 针对药物预防的健康教育：护士应告知患者、家属及长期主要照顾者遵医嘱按时服药，不随意调整药物剂量或停药，及时复查相关实验室检查结果，按要求（门诊）随访；指导观察有无局部或全身出血倾向，清楚讲解潜在药物不良反应、与其他药物和食物之间的相互作用；嘱患者避免磕碰，刷牙宜使用软毛牙刷；若因其他疾病就医时，需要主动告知医护人员正在服用的抗凝药物。

(4) VTE 相关护理文书书写

1）护士应及时、准确的书写护理文书，护理文书记录应反映 VTE 预防内容，包括 VTE 风险因素（可通过血栓风险评估表体现）及采取的预防措施。

2）机械或药物预防期间出现的不良反应及采取措施。

3）机械预防措施的应用和停止时间。

4）实施机械预防时患者皮肤评估结果。

5）药物预防管理：如药物名称、剂量、时间、途径、并发症等。

6）与 VTE 预防规范有任何差异的原因（如患者应采用机械 / 药物预防但实际未应用等情况），对患者实施健康教育的内容等。

(5) 动态评估：护士在血栓高危患者预防期间还需动态评估 VTE 风险，根据危险评分的变化，结合临床经验实施。

45. 当肿瘤患者评估为血栓高危患者时，患者及家属应该如何应对？

(1) 患者及家属应了解血栓形成的原因和风险，认识到预防和治疗的重要性。

(2) 遵循医生的建议，积极配合治疗和护理，包括药物治疗、饮食调整、运动锻炼等方面。

(3) 卧床患者应在护士的指导和家属协助下早期活动和踝泵运动以促进静脉回流。

(4) 患者卧床活动期间，应在护士的指导下和家属的协助下尽早下床活动，PICC 置管患者的置管侧可行握拳、松拳运动。

(5) 患者应遵医嘱按时服药，不随意调整药物剂量或停药，及时复查相关实验室检查结果，按要求（门诊）随访。

(6) 患者应避免磕碰，刷牙宜使用软毛牙刷。

(7) 若因其他疾病就医时，需要主动告知医护人员正在服用的抗凝药物。

(8) 保持心情愉悦，减轻焦虑和恐惧情绪，增强治疗信心和依从性。

(9) 建立健康的生活方式，包括合理饮食、适量运动、戒烟限酒等方面，以降低血栓形成的风险。

第五节 出血风险评估

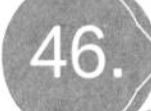

46. 肿瘤血栓高危患者为什么要进行出血风险评估?

肿瘤血栓高危患者预防VTE形成的手段除基础预防外主要包括药物预防和机械预防,其中药物预防是无抗凝治疗禁忌条件下的首选。抗凝药物可通过干扰外源性凝血途径和内源性凝血途径减少血栓形成。虽然药物抗凝可以有效防止血栓形成和复发,但也降低了血小板黏附聚集能力、削弱了机体凝血功能,增加了出血风险,同时肿瘤患者一些血栓高危因素本身就是其出血的危险因素,再加上肿瘤本身的复杂性及肿瘤治疗相关的血小板减少症会进一步增加出血风险;而抗凝药物使用过程中的异常出血将显著影响患者的治疗效果与生存率。因此,VTE高风险的肿瘤患者应在使用抗凝药物前通过出血风险评分评估其出血风险,确定患者出血风险的高低,努力做到预防血栓与减少出血之间的平衡,选择合适的预防方案,以降低出血事件的发生率,确保患者安全。

47. 血栓高危的肿瘤外科患者出血风险评估表内容有哪些?

肿瘤外科患者出血风险评估表内容见表1-10。

表1-10 外科住院患者的出血风险评估

出血风险类型	手术类型
非常高	神经外科手术(颅内或脊柱) 泌尿外科手术 心脏手术
高	起搏器或自动植入式心律转复除颤器放置 重大肿瘤手术 主要血管手术(腹主动脉瘤修复,外周动脉搭桥术) 重建整形手术 肾或肝活检 肠息肉切除术(如果是结肠镜检查的一部分) 主要骨科手术 头颈部手术 主要的腹腔内手术 主要的胸腔内手术

续表

出血风险类型	手术类型
低	腹腔镜胆囊切除术或疝修补术 冠状动脉造影 关节镜检查 活组织检查(前列腺、膀胱、甲状腺、淋巴结) 支气管镜检查+活组织检查 中心静脉导管拔除 胃肠镜检查和活组织检查
非常低	皮肤肿物(基底和鳞状细胞癌,光化学角化病、恶性或恶化前痣)切除手术 白内障摘除 电惊厥疗法 关节穿刺术 关节或软组织注射 胃肠镜检查,无需活组织检查

48. 血栓高危的肿瘤内科患者出血风险评估表内容有哪些?

在《内科住院患者静脉血栓栓塞症预防的中国专家建议(2015)》中推荐了一种出血的评估方法(表 1-11),该评分是根据患者发生出血风险的比值比(odds ratio,OR)进行评价的,如果存在 1 项出血 OR>3 的因素或存在 3 项及 3 项以上出血 OR<3 的因素,即为出血的高危人群,此时应该权衡血栓和出血的风险,决定采用机械性预防还是药物预防措施。

表 1-11 内科住院患者的出血风险评估

危险因素	OR	95%CI	评估
活动性胃肠道溃疡	4.15	2.21~7.77	此 3 项中具有 1 项即为出血高危
入院前 3 个月内有出血事件	3.64	2.21~5.99	
血小板计数<50×10^9/L	3.37	1.84~6.18	
年龄≥ 85 岁	2.96	1.43~6.15	此 8 项中具有 3 项及 3 项以上即为出血高危
肝功能不全(INR>1.5)	2.18	1.10~4.33	
严重肾功能不全[肾小球滤过率< 30ml/(min·m^2)]	2.14	1.44~3.20	
入住 ICU 或 CCU	2.10	1.42~3.10	
中心静脉导管	1.85	1.18~2.90	
风湿性疾病	1.78	1.09~2.89	
现患恶性肿瘤	1.78	1.20~2.63	
男性	1.48	1.10~1.99	

注:INR 表示国际标准化比值(international normalized ratio);CI 表示置信区间(confidence interval)。

参考文献

[1] 张锐, 袁双虎, 赵芬. 肿瘤患者肺梗死的诊断与鉴别诊断 [J]. 中华肿瘤防治杂志, 2022, 29 (8): 537-543.

[2] 翟振国, 刘鹏. 静脉血栓栓塞症标准数据集 [M]. 北京: 人民卫生出版社, 2023.

[3] 殷雯雯. GENEVA 评分联合心超对肺栓塞后综合征的预测价值的研究 [D]. 青岛: 青岛大学, 2019.

[4] 彭德清, 司菲, 吕梅叶, 等. 防治医院获得性静脉血栓栓塞症信息化系统的建立与实践 [J]. 中华护理杂志, 2023, 58 (14): 1719-1725.

[5] 王惠芳, 连天宇, 荆志成. 先天性易栓症与慢性血栓栓塞性肺高血压的关系 [J]. 血栓与止血学, 2023, 29 (2): 67-71.

[6] 闫华, 王增艳, 冯富忠, 等. 肿瘤相关性静脉血栓栓塞症研究进展 [J]. 菏泽医学专科学校学报, 2020, 32 (1): 88-90.

[7] 方碧晴, 张纪蔚. 遗传性静脉血栓栓塞症的研究进展 [J]. 中国血管外科杂志 (电子版), 2014,(1): 12-15.

[8] 刘加美, 刘红. 恶性肿瘤相关静脉血栓形成因素及预防研究 [J]. 肿瘤预防与治疗, 2010, 23 (4): 350-352.

[9] 中华医学会血液学分会血栓与止血学组. 易栓症诊断与防治中国指南 (2021 年版)[J]. 中华血液学杂志, 2021, 42 (11): 881-888.

[10] 季顺东. 血栓形成机制及抗凝药物的药理特点 [J]. 中国计划生育和妇产科, 2021, 13 (3): 25-28.

[11] 高小雁, 高远, 秦柳花. 医院内骨科静脉血栓栓塞症护理与管理 [M]. 北京: 北京大学医学出版社, 2020.

[12] 中国胸外科静脉血栓栓塞症研究协作组, 李辉, 姜格宁. 胸部恶性肿瘤围术期静脉血栓栓塞症预防中国专家共识 (2018 版)[J]. 中国肺癌杂志, 2018, 21 (10): 739-752.

[13] 中国临床肿瘤学会指南工作委员会. 肿瘤患者静脉血栓防治指南 2020 [M]. 北京: 人民卫生出版社, 2020.

[14] 李冬霖, 庄彬娥, 陈卢峰, 等. 上肢深静脉血栓中肺动脉栓塞的相关分析 [J]. 中国卫生标准管理, 2021, 12 (5): 90-92.

[15] 侯玉芬, 刘政. 下肢深静脉血栓形成诊断及疗效标准 (2015 年修订稿)[J]. 中国中西医结合外科杂志, 2016, 22 (5): 520-521.

[16] 刘彬, 冯文浩, 吴定泉. 急性重症胰腺炎继发门静脉及脾静脉血栓病因分析及治疗研究 [J]. 现代医药卫生, 2019, 35 (20): 3221-3224.

[17] 任建国, 孙玉景, 陈照家, 等. 严格控制饮食中维生素 K 摄入量对应用华法林治疗急性肺栓塞患者的疗效 [J]. 中国老年学杂志, 2019, 39 (24): 5976-5978.

[18] 吴洲鹏, 赵纪春, 马玉奎.《欧洲血管外科学会 2021 年静脉血栓形成指南》解读 [J]. 中国普外科基础与临床杂志, 2021, 28 (2): 1-7.

[19] GOIS G S S, MONTALVÃO S A L, ANHAIA T R A, et al. Association of fibrinolytic potential and risk of mortality in cancer patients [J]. Cancers (Basel), 2023, 15 (17): 4408.

[20] SHARMA B K, FLICK M J, PALUMBO J S. Cancer-associated thrombosis: a two-way street [J]. Semin Thromb Hemost, 2019, 45 (6): 559-568.

[21] GIUSTOZZI M, CONNORS J M, RUPEREZ B LANCO A B, et al. Clinical characteristics and outcomes of incidental venous thromboembolism in cancer patients: insights from the caravaggio study [J]. J Thromb Haemost, 2021, 19 (11): 2751-2759.

[22] 中国血栓性疾病防治指南专家委员会. 中国血栓性疾病防治指南 [J]. 中华医学杂志, 2018, 98 (36): 2861-2888.

[23] 褚彦香, 周雁荣, 胡凯利, 等. Caprini 风险评估模型在静脉血栓栓塞症护理中的研究进展 [J]. 护理学杂志, 2023, 38 (15): 126-129.

[24] 中国临床肿瘤学会肿瘤与血栓专家委员会. 肿瘤相关静脉血栓栓塞症预防与治疗指南 (2019 版)[J]. 中国肿瘤临床, 2019, 46 (13): 653-660.

[25] KUDERER N M, ORTEL T L, FRANCIS C W. Impact of venous thromboembolism and anticoagulationon cancer and cancer survival [J]. J Clin Oncol, 2009, 27 (29): 4902-4911.

[26] CONNOLLY G C, KHORANA A A. Emerging risk stratification approaches to cancer-associated thrombosis: risk factors, biomarkers and a risk score [J]. Thromb Res, 2010, 125 Suppl 2: S1-7.

[27] VERSO M, AGNELLI G. Venous thromboembolism associated with long-term use of central venous catheters in cancer patients [J]. J Clin Oncol, 2003, 21 (19): 3665-3675.

[28] 黄云霞, 康雅静, 林慧娟, 等. 肿瘤相关静脉血栓栓塞症的风险评估及预防策略——基于放疗科“无栓病房”的临床

实践 [J]. 中国临床新医学, 2022, 15 (4): 298-303.

[29] MAHAJAN A, BRUNSON A, ADESINA O, et al. The incidence of cancer-associated thrombosis is increasing over time [J]. Blood Adv, 2022, 6 (1): 307-320.

[30] RASKOB G E, ANGCHAISUKSIRI P, BLANCO A N, et al; ISTH Steering Committee for World Thrombosis Day. Thrombosis: a major contributor to global disease burden [J]. Thromb Haemost, 2014, 112 (5): 843-852.

[31] 全国肺栓塞和深静脉血栓形成防治能力建设项目专家委员会《医院内静脉血栓栓塞症防治质量评价与管理指南(2022 版)》编写专家组. 医院内静脉血栓栓塞症防治质量评价与管理指南 (2022 版)[J]. 中华医学杂志, 2022, 102 (42): 3338-3348.

[32] 何嘉豪, 江倩, 刘春丽. 静脉血栓栓塞风险评估模型的应用进展 [J]. 广东医学, 2022, 43 (3): 289-295.

[33] LI H, JIANG G N. China national research collaborative group on venous thromboembolism in thoracic surgery. perioperative venous thromboembolism (VTE) prophylaxis in thoracic cancer patients: Chinese experts consensus [J]. Zhongguo Fei Ai Za Zhi, 2018, 21 (10): 739-752.

[34] DIRIX L Y, SALGADO R, WEYTJENS R, et al. Plasma fibrin D-dimer levels correlate with tumour volume, progression rate and survival in patients with metastatic breast cancer [J]. Br J Cancer, 2002, 86 (3): 389-395.

[35] 陈青山, 章智荣, 董红红, 等.《胸部恶性肿瘤围术期静脉血栓栓塞症预防中国专家共识 (2018 版)》解读之 D- 二聚体篇 [J]. 中国肺癌杂志, 2019, 22 (12): 761-766.

[36] KONSTANTINIDES S V, TORBICKI A, AGNELLI G, et al. 2014 ESC guidelines on the diagnosis and management of acute pulmonary embolism [J]. Eur Heart J, 2014, 35 (43): 3033-3069, 3069a-3069k.

[37] BRILL-EDWARDS P, LEE A. D-dimer testing in the diagnosis of acute venous thromboembolism [J]. Thromb Haemost, 1999, 82 (2): 688-694.

[38] 马玉芬, 邓海波, 王晓杰, 等. 成人新型冠状病毒肺炎患者静脉血栓栓塞症防控护理专家共识 [J]. 中华护理杂志, 2020, 55 (5): 666-670.

[39] 陆清声, 张伟, 王筱慧, 等. 上海长海医院院内静脉血栓栓塞症预防指南 [J]. 解放军医院管理杂志, 2018, 25 (11): 1032-1037.

[40] DI NISIO M J, SQUIZZATO A, RUTJES A W, et al. Diagnostic accuracy of D-dimer test for exclusion of venous thromboembolism: a systematic review [J]. J Thromb Haemost, 2007, s (2): 296-304.

[41] STEIN P D, HULL R D, PATEL K C, et al. D-dimer for the exclusion of acute venous thrombosis and pulmonary embolism: a systematic review [J]. Ann Intern Med, 2004, 140 (8): 589-602.

[42] FREYBURGER G, TRILLAUD H, LABROUCHE S, et al. D-dimer strategy in thrombosis exclusion-a gold standard study in 100 patients suspected of deep venous thrombosis or pulmonary embolism: 8 DD methods compared [J]. Thromb Haemost, 1998, 79 (1): 32-37.

[43] 王婧, 赵磊, 车娟娟, 等. Khorana 评分在Ⅳ期胰腺癌患者中预测血栓风险的回顾性研究 [J]. 临床和实验医学杂志, 2018, 17 (12): 1308-1311.

[44] 国际血管联盟中国分部护理专业委员会. 住院患者静脉血栓栓塞症预防护理与管理专家共识 [J]. 解放军护理杂志, 2021, 38 (6): 17-21.

[45] FARGE D, FRERE C, CONNORS J M, et al. 2019 International clinical practice guidelines for the treatment and prophylaxisof venous thromboembolism in patients with cancer [J]. Lancet Oncol, 2019, 20 (10): e566-e581.

[46] 徐姝娟. 深静脉血栓风险评估与预防护理研究进展 [J]. 护理学杂志, 2017, 32 (7): 110-112.

[47] HACHEY K J, HEWES P D, PORTER L P, et al. Caprini venous thromboembolism risk assessment permits selection for postdischarge prophylactic anticoagulation in patients with resectable lung cancer [J]. J Thorac Cardiovasc Surg, 2016, 151 (1): 37-44.

[48] 尹琪楠, 韩丽珠, 边原, 等. 2021ESC 共识文件《急性深静脉血栓的诊断和管理》解读 [J]. 医药导报, 2022, 41 (2): 143-149.

[49] 戴婷婷, 尹桃, 黄琪, 等. NCCN 癌症相关性静脉血栓栓塞症防治指南 (2020 版) 解读 [J]. 中国普通外科杂志, 2021, 30 (12): 1387-1394.

[50]《内科住院患者静脉血栓栓塞症预防的中国专家建议》写作组, 中华医学会老年医学分会, 中华医学会呼吸病学分会,《中华老年医学杂志》编辑委员会,《中华结核和呼吸杂志》编辑委员会. 内科住院患者静脉血栓栓塞症预防的中国专家建议 [J]. 中华老年医学杂志, 2009, 28 (1): 1-7.

[51] 代俊利, 李金玲, 孙同友. 四种不同量表对住院肿瘤患者深静脉血栓形成的价值预测 [J]. 河北医学, 2020, 26 (5): 845-850.
[52] 王延风, 马飞, 刘斌亮, 等. 基于 COMPASS-CAT 风险评估模型的非小细胞肺癌患者静脉血栓栓塞症风险预测 [J]. 中华肿瘤杂志, 2020, 42 (4): 340-345.
[53] 陈亚萍, 张慧, 王婷婷, 等. 不同风险评估量表预测静脉血栓栓塞症风险的效果研究 [J]. 护理研究, 2017, 31 (34): 4404-4407.
[54] 郭丹杰, 陈红, 吴淳, 等. 欧洲心脏病学会急性肺动脉栓塞诊断和治疗指南 [J]. 中国医药导刊, 2001, 3 (1): 26-44.

第二章

肿瘤相关静脉血栓栓塞及预防

第一节　肿瘤相关静脉血栓栓塞的流行病学及危险因素

49. 肿瘤相关静脉血栓栓塞的流行病学特点？

肿瘤相关静脉血栓栓塞是肿瘤患者常见的并发症，据统计，肿瘤患者中静脉血栓栓塞（VTE）的发生率为4%~20%，是非肿瘤患者的4~7倍，并且其发生率仍在逐年上升，而首次发生VTE的病例中，20%~30%与肿瘤相关。CAT可发生于肿瘤进展的任何阶段，在特定人群中，如初次诊断的恶性肿瘤、大手术、化疗、深静脉置管、高龄、制动等，其风险会进一步增高。研究显示，大多数肿瘤患者在诊断后的最初3个月内发生VTE，6个月时达到累计发生率的高峰。手术后患者往往伴有血管内皮损伤和凝血-纤溶系统应激性激活，导致凝血功能异常，使得恶性肿瘤患者发生VTE的风险升高2~3倍。化疗药物是一种具有细胞毒性的治疗药物，对血管具有较强的刺激作用，化疗次数越多，血管内皮的损伤程度越大，进而导致血栓的发生概率越大。据报道，每年与化疗相关VTE的发病率大约为11%，且发病率随着不同的化疗药物的使用可上升至20%。此外，不同类型肿瘤发生VTE的风险不同，高发肿瘤为胰腺癌、肺癌、胃肠道肿瘤、卵巢癌；而对罹患相同病理类型的肿瘤患者而言，分期越晚，VTE发生风险也越高。

恶性肿瘤患者发生VTE后，常使疾病恶化，且可能扰乱患者正常的肿瘤治疗计划，导致预后不良，据统计，CAT已成为除肿瘤疾病本身外导致肿瘤患者死亡的首要原因。对此，合理预防与早期诊治尤为重要。

50. 静脉血栓形成对肿瘤患者的影响？

恶性肿瘤患者较一般人群更易发生静脉血栓。VTE会导致一系列的不良临床结局，如加速病情恶化，延长住院时间，增加住院费用，增加出血风险，影响或阻碍抗肿瘤的正常诊疗计划实施，导致肿瘤患者的生存质量及远期预后差，最终缩短预期生存时间，增加痛苦心理。研究显示，肿瘤合并VTE在6个月的死亡风险为94%，而非肿瘤性疾病合并VTE在6个月的死亡风险是29%，其死亡风险增加约3倍。尤其是围手术期肿瘤患者，致死性肺栓塞、症状性肺栓塞以及无症状性静脉血栓栓塞等相关VTE事件在术后30d内均高发，且是接受手术治疗的肿瘤患者术后30d内最常见的死亡原因。国内外多项研究已证实肿瘤相关静脉血栓栓塞已成为肿瘤患者死亡的独立预后因素，50%的肿瘤患者在死亡后被证实存在肿瘤相关静脉血栓栓塞。血栓一旦形成，将导致血管阻塞、栓塞、心瓣膜变形甚至广泛性出血等，肿瘤患者的死亡风险会进一步升高，严重威胁患者的生命健康。在CAT患者中，复发和抗凝后出血的风险明显高于非肿瘤患者，VTE复发风险约为非肿瘤人群的3倍，严重出血是非肿瘤人群的2~6倍。

鉴于CAT可导致的严重后果及该疾病本身可防可治，合理预防与及时诊治对降低VTE对患者的影响、改善预后至关重要。

51. 肿瘤患者为什么容易发生静脉血栓?

Virchow血栓形成的三要素包括血管内膜损伤、静脉血流滞缓和血液高凝状态，肿瘤患者极易因为个人因素、肿瘤本身及治疗等相关因素导致上述异常情况单独或同时发生，从而导致静脉血栓高发。

（1）血管内皮损伤：手术、化疗、放疗等，损伤血管内皮细胞、激活凝血系统，促进血栓形成。

1）化学性损伤：静脉内注射各种刺激性溶液和高渗溶液，化学药物使用会使恶性肿瘤患者的血管内皮细胞受到损伤，从而激活体内的凝血反应。目前靶向药物，比如：贝伐珠单抗、雷莫芦单抗、卡博替尼、瑞戈非尼、仑伐替尼、阿帕替尼等本身有血栓形成的风险。

2）机械性损伤：静脉局部挫伤、撕裂伤或骨折碎片创伤，如妇科的骨盆骨折致髂总静脉及其分支损伤时，可使髂总静脉、髂内静脉、髂外静脉及股静脉形成血栓。中心静脉置管也增加了患者血栓发生风险，与穿刺部位、穿刺手法技巧和导管材料的不同有关。

3）感染性损伤：手术后的机体创面修复、渗出液吸收使机体呈感染状态，导致机体血液系统呈现高凝状态。

（2）血流状态异常：患者卧床、手术麻醉、活动减少、术中使用止血带等导致静脉血流滞缓。增大的肿瘤和/或肿大的淋巴结对周围血管形成压迫，亦会导致静脉管腔狭窄、回流淤滞，血管内血流速度下降、血流通畅度下降等，均可促进血栓形成。

（3）血液高凝状态：恶性肿瘤诱导的机体高凝状态，涉及肿瘤细胞与宿主血液学多种成分之间复杂的反应，如凝血和纤溶系统、血管内皮、白细胞以及血小板等。肿瘤细胞能直接活化凝血系统产生凝血酶，或者通过激活单核细胞制造和表达促凝物质间接地活化凝血系统。如肿瘤患者由于体内原癌基因*KRAS*突变、抑癌基因*PTEN*、*P53*丢失等使肿瘤细胞分泌许多相关组织因子（tissue factor，TF）。作为一种跨膜糖蛋白，组织因子通过与因子Ⅶa结合形成复合物，激活因子Ⅹ，从而激发凝血级联反应，使凝血酶、裂解纤维蛋白原转变为纤维蛋白，最终交联为血栓（即外源性凝血途径）。另有研究显示，肺部恶性肿瘤、乳腺恶性肿瘤等患者中能够提取获得一种促凝物质称为癌促凝物质，该物质存在于恶性肿瘤的提取液中，而正常组织中则不存在该物质。作为一种半胱氨酸蛋白酶，癌促凝物质可识别因子Ⅹ重链之中的酪-脯-赖-色氨酸残基，导致连接第21位酪氨酸和第22位天冬氨酸之间的肽键被切断，从而在没有因子Ⅶ参与的情况下直接激活因子Ⅹ，使患者处于高凝状态。同时，肿瘤细胞还可产生黏液进入血液，黏液蛋白所含的唾液酸分子能通过非酶性作用激活因子Ⅹ，启动凝血。肿瘤细胞还可通过T淋巴细胞的介导激活单核细胞，合成和表达各种促凝物质，包括TF和因子Ⅹa，从而间接激活凝血系统。此外，乳腺、胃等多种肿瘤细胞，可通过上调TF表达而刺激血管区域外血栓形成。

52. 肿瘤相关静脉血栓形成的危险因素有哪些?

肿瘤相关静脉血栓的潜在病因是多方面的，恶性肿瘤细胞及其产物与宿主相互作用产生高凝状态，化疗引起血管内皮细胞的毒性反应及损伤，患者活动能力下降，下肢静脉血液回流差，这些情况都会增加血栓形成的概率。具体可分为患者相关、癌症相关和治疗相关的三大因素。患者相关因素主要包括：高龄（>65岁）、肥胖（BMI>$30kg/m^2$）、静脉血栓家族史、长期卧床、肿瘤压迫血管等。癌症相关因素主要与恶性肿瘤的分型与发展阶段有关，如胰腺癌、脑肿瘤、胃癌和肾癌等较其他类型癌症发生VTE的风险较高；另外，晚期癌症患者 VTE 发生风险较其他时期也更高。治疗相关因素主要包括：手术、中心静脉通路装置（central venous access device，CVAD）和全身治疗等；其中，全身治疗主要指一些药物治疗，如化疗、免疫治疗、靶向治疗、激素治疗等。对单个癌症患者来说，以上三类 VTE 风险因素可能同时存在，对这些危险因素准确识别对于预防潜在致命并发症非常重要。其他危险因素还包括：贫血、感染及血小板增多等。

53. 肿瘤患者静脉血栓发生与个人相关的因素有哪些？

肿瘤相关血栓的发生与自身生理病理情况息息相关。凡是患者自身因素导致的血管内皮损伤、血流状态改变和血液成分变化，都会增加 VTE 的发生率，这些影响因素可大体分为两类：遗传性和获得性，具体患者相关性危险因素如表 2-1 所示。

表 2-1　患者相关的静脉血栓形成危险因素

遗传性危险因素	获得性危险因素		
	血液高凝状态	血管内皮损伤	静脉血流淤滞
抗凝血酶缺乏	高龄	吸烟	瘫痪
蛋白 S 缺乏	恶性肿瘤	高同型半胱氨酸血症	长途航空或乘车旅行
蛋白 C 缺乏	抗磷脂抗体综合征		动脉血栓栓塞
Ⅴ因子突变	妊娠 / 产褥期		既往血栓史
凝血酶原 *G20210A* 基因变异（罕见）	静脉血栓个人史 / 家族史		
Ⅻ因子缺乏	肥胖		
纤溶酶原缺乏	炎症性肠病		
纤维蛋白溶解机制受损	肾病综合征		
血栓调节蛋白异常	真性红细胞增多症		
非“O”型血	巨球蛋白血症		
	感染		
	肺部疾病		
	充血性心力衰竭		

（1）长期卧床患者：机体缺乏锻炼，血液流速明显减慢，大大增加了血液中的某些促凝物质与血管内皮细胞接触的可能性，因此长期卧床患者容易发生血栓。

（2）肥胖患者：据中国体重指数标准，BMI ≥ 28kg/m² 为肥胖（世界卫生组织界定标准为 BMI ≥ 30kg/m²）。作为一种促炎性疾病，并通过对静脉血流动力学的影响，肥胖与 Virchow 三要素均有关。因此，肥胖是静脉血栓栓塞症的重要危险因素之一。研究发现，肥胖患者首次无诱因 VTE 发生率是正常体重人群的 2 倍。在 BMI＞30kg/m² 的人群中，VTE 复发率也显著高于 BMI 正常的人群。若肥胖者体重进一步增加，VTE 风险则急剧增加。在 BMI＞30kg/m² 的人群中，体重增加＞7.5kg，VTE 风险会增加 3.8 倍。所以预防 VTE 发生，控制体重是重要预防措施。

（3）吸烟者：烟草燃烧后产生的气体混合物称为烟草烟雾，烟草烟雾的化学成分复杂，现今已发现的就有 7 000 余种，其中有数百种成分可对健康造成危害。有害物质中至少有 69 种为已知的致癌物（如苯并芘、N-亚硝基胺类、芳香胺类、甲醛等）。这些物质进入人体，将损伤血管内皮细胞，内皮细胞损伤后暴露出内皮下的胶原，激活血小板和凝血因子Ⅻ，启动了内源性凝血过程。同时，损伤的内皮细胞释放组织因子，激活凝血因子Ⅶ,启动外源性凝血过程。内源性与外源性凝血机制都被启动,所以吸烟人群较不吸烟人群更容易发生血栓。

(4)老年人:随着年龄的增长,血管内皮细胞产生越来越多的促凝血剂(如血管假性血友病因子和纤溶酶原激活物抑制剂-1)导致血液处于高凝状态;由于老年人普遍存在"三高问题"(高血压、高血糖和高脂血症),会增加血液的黏稠度,进一步增加VTE发生的可能性。患者年龄增大,血管壁硬化,静脉血流缓慢,血液处于高凝状态,加上年龄越大,活动量减小,血流速度减缓,血液黏稠度增高,也促进血栓形成。有研究表明,在40岁以后,每增长10岁,VTE发生率增加2倍,当年龄超过80岁后,发生率增加更明显。多项研究结果显示,住院患者年龄越大,深静脉血栓形成的患病率越高,年龄是住院手术患者VTE发生的独立危险因素,当患者年龄≥75岁后,每增加1岁,VTE患病风险增加1.03倍。

(5)静脉曲张合并肿瘤患者:静脉曲张部位往往存在血流状态异常(血流减慢和血流产生旋涡等改变),使血栓形成风险增加。其次,由于肿瘤细胞在生长过程中本身就会释放组织因子、5-羟色胺等促凝因子,使血液处于高凝状态。所以肿瘤患者合并静脉曲张更加容易发生血栓。

(6)血型与血栓关系:ABO血型是临床最常用的一种血型分类,按照红细胞所含抗原不同可分为A型、B型、AB型和O型。不同血型之间最根本的区别在于其红细胞表面的血型抗原糖链末端不同。与O型血相比,非O型血(即A型血、B型血和AB型血)的血型抗原更加突出于细胞表面,这种突出可能成为某些微生物或信号分子的结合位点,正是由于这种结构,导致非O型血人群有更高的动脉或静脉血栓发生风险,因此O型血是VTE的保护因素。

54. 肿瘤患者静脉血栓发生与肿瘤相关的危险因素有哪些?

肿瘤患者较非肿瘤患者VTE的风险大大升高,这是由于肿瘤患者在疾病发生发展过程中存在不同程度的凝血、抗凝与纤溶系统异常,使机体处于高凝状态并促进血栓前状态的形成,肿瘤直接浸润、肿瘤及癌栓压迫血管腔,肿瘤压迫所致疼痛而活动受限等,导致血管受损,血液淤滞,肿瘤是VTE的一个重要风险因素。肿瘤部位、病理类型、是否为转移性肿瘤、是否合并内脏转移与CAT发生风险密切相关,恶性肿瘤(4.8%)较良性肿瘤(0.95%)出现VTE的风险更高,转移性肿瘤是术后出现VTE的独立因素。不同类型肿瘤发生VTE的风险各不相同,胰腺癌和脑肿瘤与VTE的高发生率密切相关,胃癌、肾癌、子宫癌、肺癌、卵巢癌、膀胱癌、结肠癌和睾丸癌患者VTE的患病风险较高;另外,在某些血液恶性肿瘤中(如:淋巴瘤、急性白血病和多发性骨髓瘤),发生VTE的风险也较一般人群更高。此外,癌症晚期以及远处转移也增加了VTE的风险。

55. 肿瘤患者静脉血栓发生与治疗相关的危险因素有哪些?

恶性肿瘤治疗过程也增加了CAT的发生率,其中以大手术、中心静脉通路装置(central venous access device,CVAD)和全身治疗为最主要因素。与未住院或未接受全身治疗的患者相比,近期手术患者发生VTE的风险增加约22倍;更重要的是,肿瘤外科患者约34%的VTE是在出院后诊断的,所以针对这一群体,扩大VTE预防就显得尤为重要。CVAD已被公认为上肢深静脉血栓形成的危险因素,可能是由于静脉淤滞、血管损伤或感染所致。癌症治疗中使用的许多药物也会增加VTE的发生风险,尤其是全身治疗(如化疗、蛋白激酶抑制剂、免疫治疗)、雌激素化合物激素治疗和抗血管生成药物。在接受化疗的癌症患者中,化疗前血小板增多、白细胞增多和血红蛋白水平低于100g/L也是VTE风险增高的重要因素。外源性激素化合物,比如某些选择性雌激素受体调节剂(如他莫昔芬、雷洛昔芬)治疗乳腺癌会增加VTE风险;同理,某些避孕药物的长期使用也会增加VTE的发生概率;己烯雌酚磷酸酯联合阿霉素治疗激素难治性前列腺癌,相比单独使用阿霉素来说,也会增加VTE风险。抗血管生成特性的免疫调节剂(如沙利度胺与阿霉素和/或地塞米松联用、来那度胺与地塞米松联用）与 VTE 发病率增加紧密相关。

（1）化疗药物：患者化疗后 VTE 发生率可从 1% 增加至 8.5%。化疗药物一般具有细胞毒性，所以往往会导致血管内皮细胞的损伤，激活内源性凝血机制，从而导致患者发生 VTE 的风险进一步升高。现阶段可以确定导致 VTE 的化疗用药见表 2-2，其他可能导致 VTE 的化疗药物现阶段还未有充分证据证明，故暂未纳入表格。

表 2-2　易引发 VTE 的化疗药物

化疗药物	用途	引发 VTE 机制
左旋门冬酰胺酶	诱导化疗	消耗门冬酰胺，干扰凝血酶原和凝血因子的合成
顺铂	化疗	损伤血管内皮，暴露组织因子，启动内源性凝血系统

（2）免疫药物：关于免疫调节药物促使肿瘤患者形成血栓的具体机制尚不清楚，但有关免疫调节药物与某些药物联用会导致 VTE 风险大大增加已得到了广泛证实。现阶段可以确定增加 VTE 风险的免疫药物种类见表 2-3，其他可能导致 VTE 的免疫药物现阶段还未有充分证据证明，故暂未纳入表格。

表 2-3　易引发 VTE 的免疫药物种类

药物	联用药物	可能引发 VTE 的机制
沙利度胺	蒽环类（多柔比星等）	增加内皮细胞表达蛋白激酶受体
	大剂量地塞米松	增加与凝血酶原结合机会
来那度胺	糖皮质激素 + 烷化剂	不存在凝血因子 V *Leiden* 突变伴活化蛋白 C
泊马度胺	糖皮质激素 + 蒽环类	活化蛋白 C 抵抗会增加 VTE 发生风险

（3）靶向药物：靶向药物作为一种较新的治疗恶性肿瘤的有效手段，对恶性肿瘤的疗效已经得到了广泛的证实。但是某些常用靶向药物的副作用也不可忽视，尤其是对于 VTE 发病率的影响。这些副作用将影响所有癌症类型的生存，增加了医疗费用，同时影响患者的生活质量。有研究显示，VTE 组使用靶向药物治疗比例为 75%，非 VTE 组为 55%，显示靶向治疗是肺腺癌患者 VTE 发生的独立危险因素。现阶段可以确定增加 VTE 风险的靶向药物种类见表 2-4，其他可能导致 VTE 的靶向药物现阶段还未有充分证据证明，故暂未纳入表格。

表 2-4　易引发 VTE 的靶向药物种类

药物分类	药物名称	引发 VTE 发生机制
抗 VEGF 单克隆抗体	贝伐珠单抗	抑制肿瘤血管形成，影响正常血管内皮细胞再生，破坏内皮细胞完整性，增加 VTE 发生率
TKIs	泊那替尼 舒尼替尼 索非替尼	阻断新生血管生成，由于脱靶反应，导致 VTE 等多发
EGFR	西妥昔单抗 帕尼单抗	影响机制暂不清楚，但对 VTE 发生影响有限
周期素依赖性激酶抑制剂	周期性依赖性激酶 4 和 6	

注：VEGF 表示血管内皮生长因子；TKIs 表示酪氨酸激酶抑制剂；EGFR 表示表皮生长因子受体。

（4）激素治疗：对于长期服用雌激素的人群，相比其他未长期服用的人群，患静脉 VTE 的风险增加了 2~6 倍。这是因为长期服用雌激素可以激活凝血系统，增加凝血酶产物的数量和活性，减少凝血酶产物抑制剂的水平和活性；另外，雌激素通过降低纤维酶原激活物抑制剂 -1 的水平和活性来增加纤溶系统的活性。

增加的血凝标记物和Ⅶ因子水平、C活化蛋白抵抗和抗凝血酶水平的下降等因素共同作用，导致VTE风险的显著增加。所以长期服用雌激素的人群发生VTE的概率要大于一般人群。

（5）手术治疗：手术是VTE发生的危险因素，手术所造成的组织破坏会引起血小板黏附聚集能力增强，激活凝血因子并释放凝血酶，启动外源性凝血途径导致高凝状态，促进VTE的发生。术后VTE发生率约为1/3，肿瘤体积较大或需要切除后重建，术前较低的血红蛋白水平、术后伤口并发症会增加VTE的风险，手术患者（尤其是盆腔及腹部手术）由于应激状态和制动更容易生成静脉血栓；另外，由于手术或疾病进展导致卧床时间延长，血流缓慢进一步增加了血栓形成的风险，术后VTE风险增加2倍，肿瘤肺栓塞相关死亡风险增加4倍。

（6）放射治疗：多项研究表明，放疗是肿瘤患者发生血栓的独立危险因素，约2%的患者在治疗后6个月左右发生血栓。目前已有较多学者对放疗导致VTE发生的机制进行了探索，但其具体机制尚不明确。放疗产生的电离辐射，可能会导致血管内皮细胞释放促凝剂，并通过影响蛋白C的激活及其与血栓调节蛋白的相互作用，进而使抗凝系统异常，导致血栓形成。

（7）中心静脉通路装置：肿瘤患者是一个特殊的群体，反复化疗、输血、营养治疗、输液等是其诊治历程中极其重要的部分。中心静脉置管术由于具有避免反复穿刺给患者带来心理、生理上的痛苦，方便医护工作者施治，便于从医院过渡到中间护理环境和家庭进行间歇性化疗等诸多优点，在肿瘤患者诊治过程中被广泛应用。包括经外周静脉穿刺的中心静脉导管（peripherally inserted central catheter，PICC）、中心静脉导管（CVC）、完全植入式输液港（totally implantable accessport，TIAP）。

在中心静脉置管过程中，以下因素会导致置管相关血栓形成：

1）置管过程中穿刺对局部血管造成机械性的损伤，留置的导管引起的刺激会导致血流流速滞缓，血管内皮受损会促使血栓形成。

2）患者自身合并有凝血机制障碍。

3）静脉化疗药物导致血管内抗凝物质减少，强烈的化学刺激对血管内皮细胞产生损伤，促使血栓形成。

4）患者长期卧床处于静止状态，导致身体受到压迫，静脉血流处于淤滞状态，凝血因子堆积促使血栓形成。

血栓是中心静脉通路置入后最常见、最严重的并发症之一。有研究表明恶性肿瘤患者的导管相关性血栓发生率高达51.4%。

56. 肿瘤相关静脉血栓形成的其他危险因素有哪些？

（1）贫血：肿瘤相关性贫血（cancer related anemia，CRA）是指肿瘤患者在其疾病的发展过程中以及治疗过程中发生的贫血。其特征主要为外周血中单位容积内红细胞数减少、血红蛋白浓度降低或血细胞比容降低至正常水平以下。现阶段临床治疗CRA的方法主要有输血、使用红细胞生成刺激剂（erythropoiesis-stimulating agent，ESA）、补充铁剂和更改化疗方案等。其中使用ESA治疗具有较高的VTE风险，这是由ESA改善贫血的机制所决定的。ESA治疗贫血机制主要是通过促进造血，升高红细胞数量，提升血红蛋白含量。这样势必会导致血液变得黏稠，减慢了血流速度，增加了血液中凝血因子与血管内皮接触的机会，提升了血栓凝结的可能性，从而增加了VTE的发生机会。所以临床使用ESA治疗癌性贫血应更加谨慎。

（2）感染：严重急性感染会促使血液中白细胞计数增加，可达到$(15\sim20)\times10^9/L$；若达到$(40\sim100)\times10^9/L$，则称为类白血病反应。白细胞计数增加主要是由于白细胞介素和肿瘤坏死因子促进了白细胞从骨髓储存库释放，因此相对不成熟的杆状核中性粒细胞占比增加。若感染时间较久，还会导致集落刺激因子增加，引起骨髓造血前体细胞的增殖，更多的不成熟的中性粒细胞进入血液。另外，感染还致使患者的中性粒细胞增加等，增加了血液的黏稠度，导致血流速度减慢，增加了红细胞与内皮细胞之间的摩擦，增加血栓形成的可能性，所以感染可增加VTE的发生率。

（3）血小板增多：血小板增多是指患者血小板计数增加至$>450\times10^9/L$。血小板增多可由反应性过程引起，也可能是自发过程，其中自发性血小板增多更易引起血栓形成。有许多研究证明，血小板增多会导致患者血液呈高凝状态，会增加发生 VTE 的风险。这是由于血小板增多，增加了血细胞之间的摩擦，更易激活血管内的促凝因子，启动内源性凝血机制。所以血小板增多会增加血栓风险。

57. 与肿瘤相关静脉血栓复发 / 进展有关的风险因素，还有哪些？

肿瘤患者在治疗过程中往往存在许多与 CAT 复发和进展有关的风险因素，这些因素对患者生存率和远期生存质量有较大影响。常见的风险因素主要有：治疗后仍旧存在明显血栓症状；存在多个血栓和 / 或与导管无关的血栓；初始治疗（抗凝、拔管）期间进展或未解决的血栓；晚期癌症阶段；对癌症进行积极治疗，尤其是在治疗与 VTE 风险增加的因素。

第二节　肿瘤相关静脉血栓栓塞的预防

58. 是否只有肿瘤住院患者才需要预防静脉血栓？

恶性肿瘤患者往往处于血液高凝状态，加之恶性肿瘤住院患者常同时合并其他的 VTE 危险因素，极易发生静脉血栓，且可发生于肿瘤进展的任何阶段。一项肿瘤相关静脉血栓栓塞的回顾性研究发现，74% 肿瘤患者的 VTE 是在门诊诊断的，其中很大一部分在之前的 3 个月内接受过手术（23%）或住院（37%）。可见，VTE 并非仅发生于住院肿瘤患者，该类患者出院后仍有较高 VTE 发生风险。美国国家综合癌症网络（National Comprehensive Cancer Network，NCCN）指南将 VTE 的风险患者确定为所有诊断为癌症的成年内科或外科患者，住院期间接受 VTE 预防的患者，准备出院的癌症住院患者，以及基于 VTE 风险评估的任何高危的门诊患者；并建议尽早识别可能受益于门诊血栓预防的癌症患者，对内科门诊患者基于 Khorana 评分进行 VTE 风险评估以决定是否使用抗凝药物预防；对于高危腹部或盆腔手术术后的肿瘤外科患者，则建议出院后继续药物预防 VTE 至术后 4 周。

59. 肿瘤住院患者静脉血栓栓塞的预防方法有哪些？

肿瘤住院患者 VTE 的预防方法与非肿瘤患者一样，包括基础预防、药物预防和机械预防。预防方案的选择主要基于 VTE 发生的危险度和出血风险等因素综合判断。目前国内外指南均建议对所有诊断为活动性肿瘤或临床怀疑患有肿瘤并且没有相关禁忌证的住院患者进行 VTE 预防，主要包括基础预防、药物预防和机械预防（表 2-5）。

表 2-5　静脉血栓栓塞预防方法和适应证

预防方法	适应证
基础预防	无基础预防措施（饮食、活动）相关禁忌证
药物预防	无药物抗凝禁忌
机械预防	存在药物抗凝禁忌，且无机械性预防禁忌证（如外周动脉疾病、开放性伤口、充血性心力衰竭、急性浅表静脉炎和深静脉血栓形成等）

60. 肿瘤患者的静脉血栓栓塞风险评估及预防流程是什么？

(1)肿瘤患者的静脉血栓风险评估流程见图 2-1。

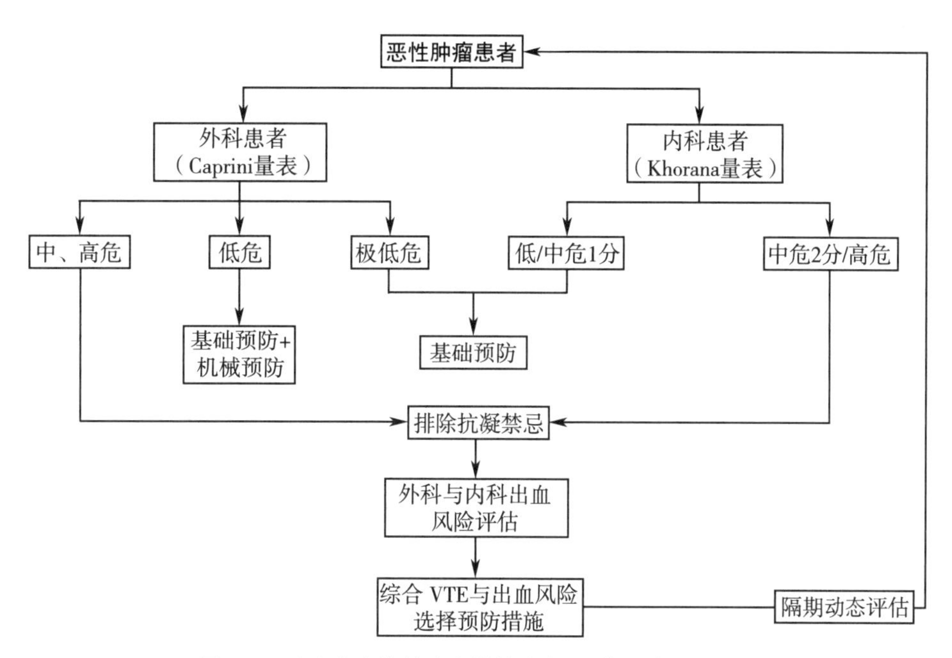

图 2-1 肿瘤患者的静脉血栓栓塞(VTE)风险评估流程

(2)肿瘤患者的静脉血栓预防流程包括出院 / 门诊肿瘤患者的静脉血栓栓塞预防流程见图 2-2，住院肿瘤患者的静脉血栓栓塞预防流程见图 2-3。

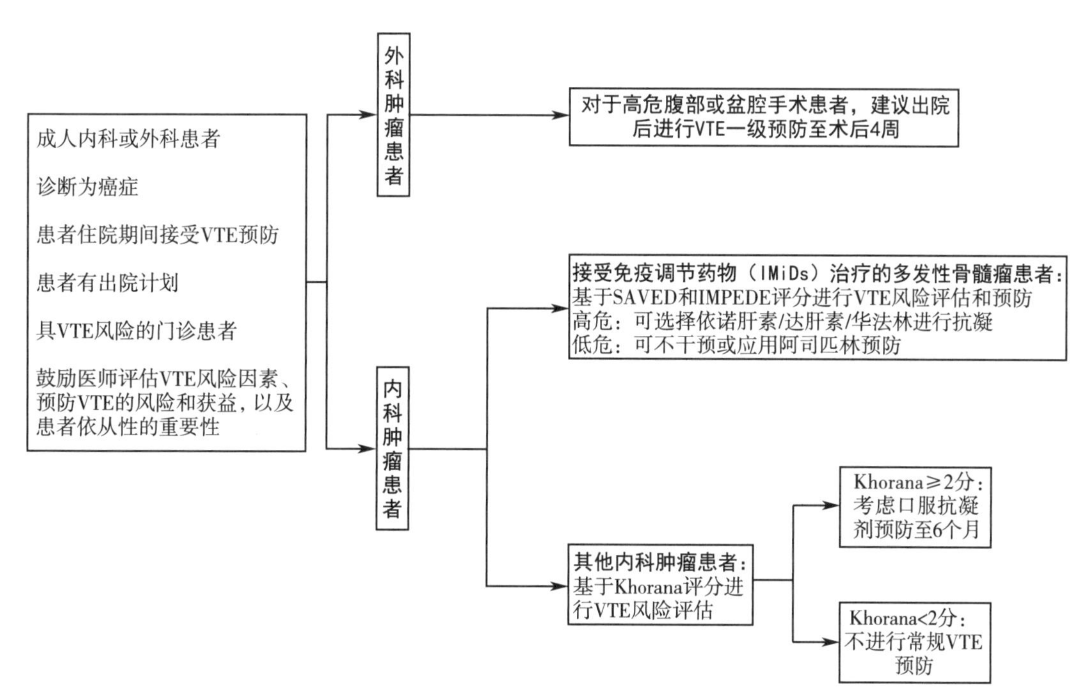

图 2-2 出院或门诊肿瘤患者的静脉血栓栓塞预防流程

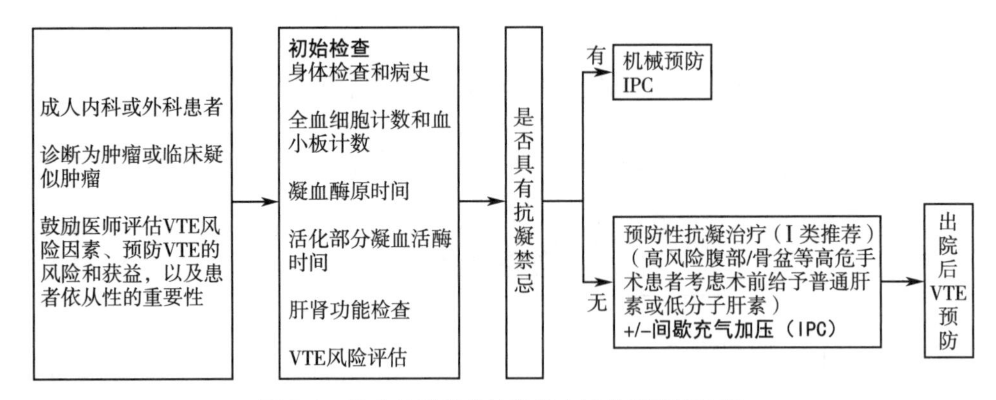

图 2-3 肿瘤住院患者的静脉血栓栓塞预防流程

61. 住院肿瘤患者的静脉血栓栓塞预防时间是多久?

(1)肿瘤外科住院患者 VTE 预防时长：对于 Caprini 评分 ≥5 分，可考虑预防 7~10d；对于 Caprini 评分>8 分，可考虑预防时间为 4 周；对于接受重大外科手术的围手术期恶性肿瘤的患者建议接受普通肝素(unfractionated heparin，UFH)或低分子肝素(low molecular weight heparin，LMWH)进行 VTE 预防，一般预防时间为 7~10d，伴行动不便、肥胖、VTE 病史或其他危险因素(包括行消化道恶性肿瘤手术、静脉血栓栓塞病史、麻醉时间超过 2h、卧床休息大于 4d、晚期疾病和年龄大于 60 岁)的患者，使用 LMWH 预防时间延长至 4 周。预防时间还需动态评估，根据危险评分的变化，结合临床经验实施。

(2)肿瘤内科住院患者 VTE 预防时长：对所有诊断为活动性肿瘤(尤其是化疗期间)患者，可考虑预防性抗凝治疗；对中、高危(Khorana 评分 ≥2)患者，建议贯穿住院期间药物预防和 / 或机械预防，评分越高，治疗强度越强；接受 / 开始肿瘤全身治疗的癌症患者(不包括多发性骨髓瘤、急性白血病、骨髓增生肿瘤和原发性 / 转移性脑瘤患者)，基于 Khorana 评分的 VTE 风险评估，如果风险持续存在，考虑抗凝预防长达 6 个月或更长时间；静脉血栓栓塞风险低(Khorana 评分<2 分)，不用常规静脉血栓栓塞预防。

62. 肿瘤患者术后如何预防静脉血栓栓塞?

(1)VTE 低度风险(Caprini 评分 1~2 分)者：建议应用机械预防，以间歇充气加压(intermittent pneumatic compression，IPC)为佳。

(2)VTE 中度风险(Caprini 评分 3~4 分)且无高出血风险者：建议应用低分子肝素、小剂量肝素或机械预防(IPC 为佳)。

(3)VTE 中度风险(Caprini 评分 3~4 分)者：若大出血风险较高或出血并发症的后果较严重，建议应用机械预防(IPC 为佳)。

(4)VTE 高度风险(Caprini 评分 ≥5 分)者：若大出血风险不高，推荐应用低分子肝素，并建议在药物预防的基础上同时加用机械预防，如抗血栓弹力袜或间歇充气加压。

(5)VTE 高度风险的腹盆腔肿瘤手术患者：推荐延长预防药物的应用时间至 4 周。

(6)VTE 高度风险的腹盆腔手术患者：如同时存在较高的大出血风险或出血可能引起严重后果，建议应用机械预防(IPC 为佳)，出血风险降低后，可开始应用药物预防。

63. 肿瘤患者实施静脉血栓栓塞预防后一定能避免静脉血栓栓塞的发生吗?

研究显示经血栓预防措施干预后患者的下肢 DVT 发生率为 2.50%,低于常规护理的 15.00%。Skervin 等人的指出,使用逐级加压袜组深静脉血栓发生率为 9%,未使用预防措施的对照组 DVT 发生率为 21%。罗凌等研究发现未使用药物预防的对照组 DVT 和 PE 发生率分别为 3.86% 和 1.23%,使用药物预防的干预组分别为 1.32% 和 0.26%。因此,采取预防措施后,能有效降低 VTE 发生率,但不能完全避免 VTE 的发生。

64. 药物和机械预防的联合方案是否可以实现“1+1>2”的效果?

在无禁忌情况下,所有住院患者均应采取 VTE 基础预防措施。此外,VTE 预防措施还包括机械预防、药物预防以及药物联合机械预防,均能有效减少 VTE 事件的发生率,其中预防性药物抗凝对于恶性肿瘤患者的 VTE 预防至关重要。但在使用药物预防前需评估出血风险,如存在高出血风险,应采取机械预防,血栓风险高危患者一旦出血风险降低或消失,立即加用药物预防。药物及机械联合预防措施对 VTE 预防最为有效。对于血栓形成风险较低的患者,机械联合药物预防与单纯机械预防相比,在任何症状性或无症状 PE 及 DVT 发生方面几乎没有差异;对于血栓高危患者,机械和药物联合预防与单独机械预防相比,可降低 PE 和 DVT。因此,低风险患者采用药物和机械预防联合方案并不能实现“1+1>2”的效果,高风险患者采用药物和机械预防联合方案可以使效果最大化。根据血栓风险采取个体化干预措施的建议:

(1)Caprini 血栓风险评估为低危(1~2 分)时:建议采取机械预防。

(2)评估为中危(3~4 分)时:建议采取药物预防和 / 或机械预防。

(3)评估为高危(≥ 5 分)时:建议采取药物预防联合机械预防。

65. 静脉血栓栓塞的预防和治疗相比,哪个更重要?为什么?

VTE 的预防和治疗都是非常重要的,但它们在不同阶段和情况下具有不同的重要性。

(1)预防的重要性:预防是关键,尤其是对于那些已知存在高危因素或评分高危的个体来说。预防措施旨在减少血栓形成的风险,防止血栓发生。通过采取适当的措施,如药物预防、使用弹力袜、促进活动等,可以有效地降低患者在高风险状态下发生 VTE 的可能性。预防措施的实施可以大大减少 VTE 的发生率,从而避免了潜在的严重并发症和风险。

(2)治疗的重要性:如果患者已经发生 VTE,及时的治疗也是至关重要的。治疗旨在阻止血栓的进一步扩大,预防血栓脱落成为肺栓塞等严重后果,并帮助溶解现有的血栓。治疗通常包括抗凝治疗,如肝素、华法林等药物,以及其他可能的干预措施。适当的治疗可以帮助恢复血液正常循环,减轻症状,降低并发症和死亡的风险。

综上所述,预防和治疗在 VTE 管理中都起着重要的作用。预防旨在降低患者发生 VTE 的风险,而治疗则是针对已经发生的血栓进行干预。两者的目标不同,但都是为了最大程度地保护患者的健康和生命安全。因此,在高危人群中,预防措施的重要性不可忽视;而对于已经确诊的 VTE 患者,及时的治疗也非常关键。最佳做法是在医生的指导下综合考虑预防和治疗策略,根据个体情况制定相应的计划。

66. 基础预防的措施有哪些?

VTE 基础预防是指患者通过个人行为预防血栓发生。主要包括以下内容。

(1)足踝主动 / 被动运动,被动挤压小腿肌群,促进血液循环。

(2)术后在医生的协助或指导下,尽早开始活动,可从床上活动逐渐过渡到下床活动,早期开始大腿和小腿及踝关节活动有助于预防 DVT 的发生。

(3)如需长期卧床,可在家属、医护人员的协助下,增加翻身、移动次数,同时进行踝关节、膝关节、髋关节等关节的抬高。

(4)戒烟戒酒。

(5)高血脂的患者应尽量选择低胆固醇、高蛋白、低脂、高纤维的饮食,每天应摄入足够的水分,因为肿瘤患者的血液普遍处于高凝状态,如果饮水不足,可能导致血液浓度增加,增加深静脉血栓风险。

(6)保持大便通畅,避免用力排便导致腹内压力增高,影响下肢静脉血回流。

67. 基础预防每天饮多少水合适?

在患者病情允许下,予以患者适度补液,保证患者足够的水化,具体饮水量没有严格要求,避免血液浓缩建议患者饮水 1 500~2 500ml/d,但心功能不全的患者需酌情调整饮水。

68. 基础预防在饮食方面有没有特别注意的呢?

保持良好的饮食习惯,维持健康的体魄是预防疾病发生的关键一环,因此预防血栓,对于肿瘤患者来说需要注意以下几项内容。

(1)多食用新鲜的蔬菜、水果,如胡萝卜、黑木耳、燕麦片、燕麦粉、大枣、西红柿等。蔬菜中的叶酸和维生素 B 族成分可有助于降低血同型半胱氨酸水平,改善内皮细胞功能,从而有助于预防血栓形成。

(2)大蒜、番茄、洋葱、韭菜、紫苏、土豆等食物在烹饪过程中可产生吡嗪类化合物,而吡嗪类物质可以通过扩张血管、改善微循环、减少血小板凝聚起到有效抗血栓的作用。此外,植物油类(如亚麻籽油、菜籽油、玉米油、葵花籽油、红花籽油、核桃油和橄榄油等)、坚果类(如核桃仁、葵花籽、松子、杏仁、桃仁等)富含亚油酸,而亚油酸可以降低血脂、改善血小板凝集状态和抗氧化作用,减少氧化应激对血管壁的损伤。为此,在无禁忌的情况下可适当增加此类食物摄入。

(3)长期大量摄入红肉(牛肉、羊肉、猪肉等)、加工肉(香肠、火腿、培根等)及富含反式脂肪酸的食物(奶油类、油炸类、膨化类食物等)可能增加血栓发生风险,建议对此类食物摄入进行适量控制。

(4)避免食用不利于健康的食物,减少糖分和高脂肪、油腻食品的摄入,还需要注意的是控制酒精的摄入量。

69. 什么是基础预防中的踝泵运动?

(1)踝泵运动概念:踝泵运动是指通过让患者进行踝关节的过屈、过伸等主动运动,促使其下肢血液循环和淋巴液回流的一种运动疗法。踝泵运动是一种简单而有效的肌肉收缩和放松动作,可帮助促进下肢血液循环。它的名称源于该动作类似于一个泵在踝关节周围工作的样子。

(2)踝泵运动具体做法:踝泵运动主要包括屈伸和环绕两组动作。进行踝泵运动的具体方法是:让患者取平卧位,让其通过踝关节发力缓慢地进行足背伸、内翻、外翻及跖屈等屈伸动作,在进行上述动作的同时,需带动其小腿三头肌和胫骨前肌的收缩或放松,再让其进行踝关节趾屈、内翻、背伸、外翻的组合环绕运动。

(3)踝泵运动预防 VTE 的作用机制:踝泵运动在预防 VTE 方面的作用机制:患者在进行踝泵运动时,其局部肌肉的收缩可促进其下肢血液和淋巴液的回流,防止血液淤滞在其静脉或静脉窦内形成血栓;其局部肌肉的放松可为其下肢静脉补充新鲜的血液，增加其股静脉血流的峰速。有研究表明，让患者进行踝泵运动，可通过做踝关节的伸屈和环绕运动促进其下肢的血液循环，减少其 VTE 的发生。

70. 基础预防中热水泡脚对预防血栓发生有什么好处？

足部是人体各器官中最为敏感的部位之一，据中医理论，足掌有 300 多个穴位，67 个反射区，热水泡脚时，水温对足底反射区的刺激可引起神经冲动，经过中枢神经处理，将信号发送至脏腑器官，以达到内调脏腑机能，外治经脉瘀滞之功。同时，水温的温热刺激可使皮肤温度升高，足部毛细血管扩张，皮肤微循环加快，促进血流加速及淋巴液的循环。因此热水泡脚可以达到作用主要包括以下几个方面。

(1)提高下肢血液流速，抑制血小板聚集。

(2)扩张血管、改善微循环，缓解下肢瘀血。

(3)促进下肢静脉血液、淋巴液回流和淋巴循环建立。

需要注意的是，当患者存在以下情况，应避免进行热水泡脚：

(1)合并凝血功能障碍者。

(2)3 个月内有过重度创伤性疾病或接受过大手术，如全髋、膝关节置换手术，胰、肝损伤，严重的消化道出血等。

(3)使用抗凝药物者。

(4)下肢皮肤破溃，有未愈合创面。

71. 肿瘤患者手术后进行下肢输液会不会增加血栓风险？

会增加血栓风险，因为：

(1)静脉内膜机械性损伤可产生微小静脉血栓，在回流过程中激活凝血系统，从而发生更大范围的深静脉血栓。

(2)各种刺激性药物及高渗药物，如抗生素、碱性麻醉药、高渗葡萄糖注射液等均能刺激下肢深静脉内膜，导致静脉血栓形成。

(3)下肢输液创伤易造成局部静脉炎，从而增加下肢静脉血栓形成的发生概率。

(4)椎管内麻醉导致下肢静脉扩张、术中麻醉致使下肢肌肉麻痹、术后卧床下肢肌肉处于松弛状态，卧床时间增加，下肢静脉血流滞缓，从而诱发下肢深静脉血栓形成。

(5)大型手术可引起患者血液高凝状态，血小板凝聚能力增强，进而增加下肢深静脉血栓形成。

72. 什么是机械预防？机械预防措施有哪些？

机械预防是采用各种辅助装置和器械，促进下肢的静脉血液回流，以减少静脉血栓发生的方法。

VTE 的机械预防主要包括以下几种：梯度压力袜（graduated compression stockings，GCS）、间歇充气加压装置（intermittent pneumatic compression devices，IPCD）、足底静脉泵（venous foot pump，VFP）以及经皮电刺激装置（transcutaneous electrical nerve stimulation，TENS）四种。这四种机械预防 VTE 的方法相对于抗凝药物，机械预防的出血风险较小而且操作简便，容易被患者及家属接受。而对于 VTE 中、高危的患者，如果存在药物预防的禁忌证，那么机械预防将会是医生及患者的首要选择；对于 VTE 低危的患者，机械预防也能有效降低 VTE 的发生。

73. 肿瘤患者静脉血栓栓塞的机械预防是否存在禁忌证?

同非肿瘤患者一样,肿瘤患者 VTE 的机械预防也存在禁忌证,具体如下:

(1)充血性心力衰竭、肺水肿。

(2)间歇充气加压和梯度压力袜不适用于下肢局部情况异常,如皮炎、感染、坏疽、近期接受皮肤移植手术等。

(3)新发深静脉血栓形成、血栓性静脉炎。

(4)下肢血管严重动脉硬化或其他缺血性血管病、下肢严重畸形等。

(5)下肢严重水肿慎用,应该查明病因后评估利弊后应用。

74. 机械预防需要患者或家属签署知情同意书吗?

在临床工作中,患者如果需要使用机械预防来预防 VTE 的发生均需要签署相关的知情同意书,同时知情同意书应该包含以下内容。

(1)VTE 的危害及风险,患者 VTE 风险分层情况以及进行预防的必要性。

(2)患者机械预防过程中的注意事项、不良反应的观察等。

(3)需要向患者及家属说明,尽管采取了预防措施,VTE 的风险会显著降低,但也不能完全避免。

75. 什么是梯度压力袜?

梯度压力袜是一种压力自下而上逐渐递减的医疗产品,能够有效促进身体血液回流,对下肢静脉血管疾病起到良好的预防、缓解及治疗作用,在国内医疗领域的应用十分普遍。工作原理:是通过从足踝向腿部施加梯度压力,促进血液从浅静脉通过穿支静脉流向深静脉,增加深静脉血流速度和血流量;适当逐级加压改善静脉瓣功能,增加骨骼肌静脉泵的作用(图 2-4)。

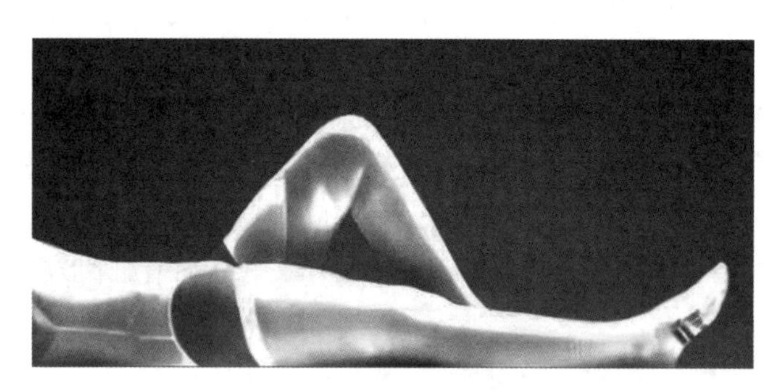

图 2-4 梯度压力袜

76. 梯度压力袜为什么能够预防血栓?

梯度压力袜的工作原理如下。

(1)分级压力:梯度压力袜的特点是其压力逐渐减少,即从足部到腿部逐渐增加压力。这种分级压力设计有助于推动血液从下肢向上输送,对应地改善静脉回流。较高的压力位于脚踝处,逐渐减轻至小腿和大腿。

(2)压力作用:通过施加压力,梯度压力袜可以促进静脉收缩,帮助血液在下肢静脉中保持良好的流动性。这种压力还可以减少静脉扩张、防止血液淤积和血栓形成的风险。

(3)配合肌肉泵:在运动时,下肢的肌肉会收缩,起到肌肉泵的作用,帮助推动血液向心脏方向流动。梯度压力袜与肌肉泵相结合可以协同工作,进一步促进血液循环。

综上所述,梯度压力袜通过提供逐渐减轻的压力,有助于改善下肢血液循环。它可以增加静脉回流、减少静脉扩张和血栓形成的风险,并在一定程度上缓解下肢疲劳和肿胀等不适症状。

77. 梯度压力袜的适应证及禁忌证?

(1)适应证

1)梯度压力袜可作为以下成人手术患者的机械预防方式:颅脑手术、头颈外科手术、心 / 胸外科手术、普通外科手术、妇科手术、泌尿外科手术、血管外科手术、减肥手术以及骨科的膝关节置换术、髋关节置换术、脊柱手术等。

2)血栓风险极低者(Caprini 评分为 0 分的普外、妇科、泌尿外科手术患者,或 Caprini 评分为 0~2 分的整形 / 重建手术患者,或接受全麻时间<90min 的手术患者),推荐早期活动而不是梯度压力袜作为预防措施。

(2)禁忌证

1)怀疑或证实外周血管疾病。

2)外周动脉旁路移植。

3)周围神经病变或其他原因引起的感觉障碍。

4)局部皮肤问题(如脆弱的组织皮肤、皮炎、坏疽、近期移植的皮肤)。

5)对梯度压力袜的材料过敏。

6)心力衰竭。

7)由充血性心力衰竭引起的腿部严重肿胀和肺水肿。

8)下肢畸形。

78. 什么时候需要使用梯度压力袜?

美国胸科医师学会、英国皇家医学会以及中华医学会外科学分会指出,基础预防、药物预防和机械预防是深静脉血栓预防的三大基石。其中,梯度压力袜是国际公认的一种有效的机械预防措施。梯度压力袜因其安全、有效、经济、操作简便等优点,广泛应用于围手术期的患者、重症患者、老年患者、肿瘤患者、孕产妇等的 VTE 预防。目前梯度压力袜通常在以下情况下使用。

(1)VTE 预防:梯度压力袜是 VTE 预防的重要组成部分,特别适用于那些处于高风险状态的患者。这包括长时间卧床或久坐不动的人、手术后恢复期的患者、孕妇和存在其他 VTE 危险因素的人群。

(2)深静脉血栓治疗:对已确诊患有深静脉血栓的患者,医生可能会建议佩戴梯度压力袜来帮助减少血栓扩大,并促进血液循环。

(3)静脉功能不全:对于存在静脉功能不全(如静脉曲张)的患者,梯度压力袜可以提供支持和缓解症状,例如减轻下肢肿胀、疼痛和疲劳。

(4)长时间旅行:在长时间乘坐飞机、火车或汽车等交通工具时,由于长时间静坐会导致血液淤积和血栓形成的风险增加,佩戴梯度压力袜有助于促进血液循环,减少下肢不适和血栓的发生。

79. 常见梯度压力袜有哪些类型?

梯度压力袜型号分类包括:膝长型、腿长型及连腰型 3 种。尚无足够高质量证据证明腿长型效果优于膝长型梯度压力袜，但膝长型的舒适度、依从性更好；不同长度梯度压力袜的选择应该基于患者穿戴能力的评估以及患者偏好。

80. 梯度压力袜压力如何进行选择？

目前梯度压力袜的压力是基于实验室研究与测量数据，由制造商结合其制造产业技术而共同决定的，根据其在脚踝处施加的压力程度将梯度压力袜进行了分级。目前，国际上尚未有统一的压力标准，其中最常用的分级方法通常将梯度压力袜的压力分为四级（表 2-6）。患者所受到的实际压力会受到梯度压力袜的长度、材料、弹性、刚度以及患者的穿法、腿型及活动等各种因素的影响，因此为患者量身制定合身的梯度压力袜是非常重要。英国皇家医学会关于减少住院患者深静脉血栓风险的指南中建议在脚踝部位的压力为 14~18mmHg，小腿部位的压力为 14~15mmHg，即推荐低压梯度压力袜。另外有一项 Meta 分析结果显示压力为 15~20mmHg 与压力>20mmHg 的梯度压力袜对水肿和改善腿部症状的作用效果无差别，且均优于压力<10mmHg 或没有压力的梯度压力袜作用效果。且相对而言，低压梯度压力袜的舒适度相对较高，更易被患者接受。目前各项研究结果发现，梯度压力袜压力的设置更倾向于使用低压梯度压力袜进行深静脉血栓的预防。

表 2-6 梯度压力袜的压力分级 （单位：mmHg）

项目	一级	二级	三级	四级
英国标准	14~17	18~24	25~30	N/A
德国标准	18~21	23~32	34~46	>49
法国标准	10~15	15~20	20~36	>36
欧洲标准（试行）	15~21	23~32	32~46	>49
美国标准	15~20	20~30	30~40	N/A

注：1mmHg=0.133kPa；N/A，不适用。

81. 怎样正确穿梯度压力袜？

（1）使用梯度压力袜之前，应按产品说明对患者腿部进行测量以选择合适的尺寸，并由专业人士向患者演示正确的梯度压力袜穿戴方法。

（2）梯度压力袜穿戴完毕后，应平整贴合皮肤，后跟位置正确，且不出现卷边。

（3）每天都应该脱下梯度压力袜进行腿部清洁以及皮肤问题的检查，时间不超过 30min，重点关注足跟和骨隆突处。

（4）如果出现皮肤水泡、变色，或患者感觉疼痛及不舒适，应该停止使用梯度压力袜。

82. 使用梯度压力袜的时机及每天穿戴时长？

（1）使用梯度压力袜时机

原则上，梯度压力袜应用时间越早，持续使用时间越长，则效果越好，但在临床实践中其具体使用时机与时长，目前国内外均尚未有统一的标准。我国早期主要以 DVT 风险评估节点为机械预防开始的时机，通常在术后 DVT 风险增加时，运用梯度压力袜预防静脉血栓；近年来，随着我国对深静脉血栓的深入研究，以及外科术后快速康复与临床实践效果的反馈，临床工作者逐渐把焦点转向术前和术中，采用超前预防策略，并将预防延续至术后，均取得较好的效果。目前国内外研究建议术前 1d 或者手术当天穿上梯度压力袜。

(2)梯度压力袜日常穿戴时长

梯度压力袜日常穿戴时长：梯度压力袜应在早晨起床前使用，若已起床应重新平卧位抬高下肢 3~5cm，使静脉血排空再穿。关于梯度压力袜使用时长和持续性目前国内外也无明确标准。英国国家卫生与临床优化研究所（National Institute for Health and Clinical Excellence，NICE）发布的相关指南中建议有 DVT 风险的患者全天穿戴，直到可以有明显的肢体活动、出院或者死亡。综合国内外研究，对于肿瘤患者建议术前 1d 或者手术当天开始穿着梯度压力袜直至患者能下床行走，每天至少脱下 2 次，休息时间 20~30min。

83. 穿梯度压力袜注意事项是什么？

(1)应用梯度压力袜时，应根据医生判断和患者偏好选择合适的长度（膝长型或腿长型），并按说明书测量腿围。

(2)腿长型梯度压力袜测量部位分别为踝部最小周长处、小腿最大周长处，膝长型梯度压力袜尺寸确定除需测量以上两个部位外，还应增加测量腹股沟中央部位向下 5cm 部位周长。

(3)使用前由经过培训的医护人员演示方法，并评估患者是否有穿脱的能力或是否有家属 / 长期主要照顾者帮助，确保患者或家属 / 长期主要照顾者已掌握正确穿脱步骤和清洗方法。

(4)在梯度压力袜使用期间，建议患者白天、晚间和夜间均穿着，直到患者活动量不再明显减少或恢复到疾病前活动水平，但应每天至少脱下一次以评估患者下肢皮温、皮肤颜色、足背动脉搏动情况以及肢体有无疼痛、麻木等。

(5)保持腿部清洁，确保梯度压力袜平整避免袜身下卷。

(6)若患者穿着后腿部肿胀，在排除 VTE 后，需重新测量腿部周长，以配置合适的尺寸。

84. 梯度压力袜该怎样脱？

脱掉梯度压力袜的一般步骤如下：

(1)找到袜子上的顶部标记：大多数梯度压力袜都有顶部标记，通常是一个彩色线或标签。找到这个标记，以便确定袜子的正确方向。

(2)慢慢滚下袜子：从顶部开始，轻轻地将袜子往下滚动至足部。确保在滚动时不要用力过度，避免损坏袜子或对皮肤造成不适。

(3)脱掉足部：当袜子滚到足部时，将手指放进袜子内，轻轻地抓住脚趾部分，然后逐渐将袜子从脚趾部分脱下。请注意，不要用力拉扯或突然脱掉袜子，以免对皮肤或袜子造成伤害。

(4)逐渐脱掉腿部：完成足部的脱下后，再次将手指放进袜子内，沿着腿部逐渐滑动袜子，直到完全脱掉。

需要注意的是，在脱掉梯度压力袜之前，应该确保双手和脚部干燥，以便更容易脱下袜子。此外，遵循制造商的说明和建议也是重要的，因为不同品牌和型号的梯度压力袜可能有略微不同的穿脱方法。

85. 梯度压力袜如何清洗？

清洗梯度压力袜时，遵循以下指导：

(1)查看清洗说明：首先，查看袜子上的清洗说明标签或随附的使用手册。这些指南通常提供了特定品牌和型号梯度压力袜的清洗建议。

(2)手洗或机洗：大多数梯度压力袜可以手洗或机洗，具体取决于制造商的建议。如果可以机洗，选择温和的洗衣模式，如轻柔或细致洗涤，并使用温水。

(3)温和洗涤剂：使用温和的洗涤剂来清洗梯度压力袜，避免使用含漂白剂或强烈化学物质的清洁产品。最好选择无香味和不含柔顺剂的洗涤剂。

(4)定期更换：根据制造商的建议，定期更换梯度压力袜，以保持其压力和性能。

86. 当皮肤出现损伤时是不是就不能穿梯度压力袜？

当患者皮肤出现损伤时，护理人员及时评估患者皮肤损伤部位以及严重程度，及时告知医生患者皮肤损伤情况，并做好护理记录，视患者皮肤损伤情况由医生决定是否停止使用梯度压力袜。

87. 正常人也需要穿梯度压力袜来预防下肢血栓吗？

梯度压力袜是一种压力自下而上逐渐递减的医疗产品，能够有效促进身体血液回流，对下肢静脉血管疾病起到良好的预防、缓解及治疗作用，除了下肢静脉曲张术前、术后以及下肢深静脉血栓形成患者慢性期的辅助治疗外，对于长时间站立或坐立的人群、孕妇、过度肥胖者、频繁需要乘坐飞机或其他交通工具长途旅行者以及有下肢静脉曲张家族史的人群，均可以使用梯度压力袜来预防下肢 DVT 的发生。

88. 穿梯度压力袜有哪些并发症？预防措施有哪些？

(1)梯度压力袜并发症

梯度压力袜并发症主要以皮肤相关反应为主，主要包括皮肤破损、溃烂、水泡、坏死等。梯度压力袜对患者的下肢持续施压，易使患者感到皮肤受压、闷热、潮湿、皮肤刺激、痒感、疼痛等不适，更有甚者出现皮肤炎症、破损、溃烂等并发症。对于颅脑肿瘤患者肢体活动受限相对较为严重，由于颅脑肿瘤患者下肢神经末梢敏感性下降，皮肤更易受损。

(2)预防措施

1)全面评估：护理人员应综合评估患者病情及皮肤状况，如果怀疑有动脉疾病，在穿梯度压力袜之前应先咨询专家；测量患者腿围，并根据腿围来为患者提供合适尺码的梯度压力袜。

2)正确操作：应该由经过培训的工作人员来指导患者正确的穿戴方法，做好健康教育。

3)加强病情与皮肤的观察：医务人员应监测患者使用梯度压力袜的情况，如果患者腿部出现水肿或者术后肿胀需要重新测量腿围和更换合适尺码的梯度压力袜；为了卫生起见，应每天更换梯度压力袜，检查皮肤情况；患者活动差，皮肤完整性受损或任何感觉丧失，应每天检查皮肤 2~3 次，特别是足跟和骨隆突处；如果患者皮肤出现斑纹、水泡或者患者皮肤颜色的改变，或者患者出现疼痛等不适，应停止使用梯度压力袜，同时护理人员随时关注患者皮肤情况的变化。

89. 什么是间歇充气加压装置？

间歇充气加压装置是一种循环充气和放气的气动压缩装置(图 2-5)，利用空气压缩泵，充气时压迫深静脉促使血液向近端静脉流动，放气时深静脉血液流向远端静脉，从而加强深静脉的血液流动，达到预防血栓的作用。

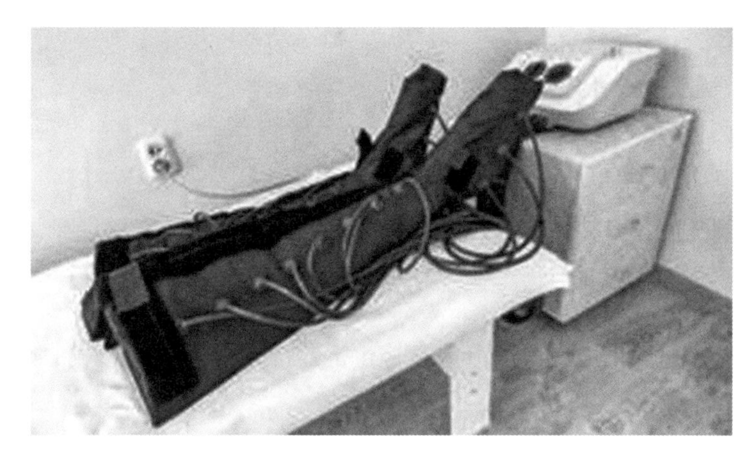

图 2-5 间歇充气加压装置

90. 间歇充气加压装置为什么能够预防血栓?

间歇充气加压装置降低下肢 DVT 的发生率可能和以下作用机制有关:

(1)这种装置在患者的下肢周围施加间歇性的气压,通过周期性地向下肢提供压力和释放压力,以模拟自然行走时肌肉的收缩和放松。

(2)通过流体力学作用,促进患者下肢血液的循环,以替代横卧位在手术过程中对肌肉泵的作用;

(3)通过间歇充气加压装置间歇的压力变化可以增强纤维蛋白溶解活性,起到降低患者下肢 DVT 的发生率。

91. 间歇充气加压装置适应证及禁忌证?

(1)适应证

1)内科住院患者:对抗凝药物有禁忌的患者,应使用机械手段,可考虑间歇充气加压装置预防 VTE,直至患者完全恢复活动能力。

2)外科手术患者:不同情况下的外科手术(如心脏、血管、胃肠道、泌尿、神经、骨折、关节置换及其他手术)患者一旦入院,评估 VTE 高危,即开始机械装置进行 VTE 预防,可考虑选间歇充气加压装置,直至患者完全恢复活动能力;在接受择期髋关节或膝关节置换术的患者中,应使用药物和间歇充气加压装置联合预防 VTE,如果有肝病或出血倾向,则推荐使用间歇充气加压装置预防 VTE,预防措施导致的不良事件风险低于 VTE 或手术本身所导致的出血风险;神经外科患者应常规使用间歇充气加压装置直至患者完全恢复活动能力。

3)脑卒中患者:急性脑卒中后 3d 内入院的普通患者应考虑使用间歇充气加压装置预防 VTE,如果能够耐受应在住院期间持续使用间歇充气加压装置。对缺血性脑卒中患者,VTE 预防可选间歇充气加压装置或皮下注射低分子肝素;对出血性脑卒中患者 VTE 预防推荐使用间歇充气加压装置。

4)妊娠及产褥期女性:妊娠或分娩 6 周内进行手术(包括剖宫产)的女性,可考虑应用间歇充气加压装置和 LMWH(或与 UFH 合用于严重肾功能损伤的患者)。剖宫产女性若未采取其他血栓预防措施,手术前即可使用间歇充气加压装置,手术中和术后最长 24h 内应考虑使用间歇充气加压装置。

5)其他患者人群:重大创伤、脊髓损伤患者入院即开始使用机械手段进行 VTE 预防,可选间歇充气加压装置。推荐创伤和骨科患者采用顺序加压的间歇充气加压装置进行 VTE 预防。癌症患者手术后出血风险升高时,应考虑使用间歇充气加压装置预防 VTE。

（2）禁忌证

1）怀疑或证实外周血管疾病者。

2）外周神经或其他原因所致感觉损伤。

3）任何局部因素（如皮炎、坏疽和近期皮肤移植）。

4）对间歇充气加压装置材料过敏。

5）心力衰竭、充血性心力衰竭导致的严重腿部水肿或肺水肿。

6）下肢畸形。

7）卧床超过72h后，再使用间歇充气加压装置应慎重，因有可能促进新形成的血栓脱落而导致PE的发生。

92. 间歇充气加压装置有哪些类型？

间歇充气加压装置主要有以下几种类型：

（1）便携式间歇充气加压装置：这种类型的间歇充气加压装置是小型轻便的，可以携带在身上，适用于需要移动的患者或需要经常换位置的患者。

（2）医院级间歇充气加压装置：医院级间歇充气加压装置是一种较大且功能更强大的设备，通常用于医疗机构或长期护理机构。它通常具有更多的设置选项和调节参数，以满足不同患者的需求。

（3）单腔间歇充气加压装置：这种类型的间歇充气加压装置只有一个气囊，并通过依次充气和放气来施加压力。它适用于单个肢体的治疗，如单腿或单臂。

（4）双腔间歇充气加压装置：双腔间歇充气加压装置有两个独立的气囊，可以同时或交替地充气和放气。这种设计可以提供更好的压力分布和血流促进效果，适用于双下肢或双上肢的治疗。

93. 间歇充气加压装置压力指标是不是一样的呢？

间歇充气加压装置用包绕腿部的气囊规律性地充气放气顺序压迫腿部，采用梯度压力分别对踝部、小腿和大腿产生45mmHg、30mmHg和20mmHg的压力，使下肢血流速度增加，把淋巴水肿以及一些引起疼痛、不舒服的代谢物质挤到主循环里进行清除，从而改善局部组织代谢的内环境，增加内源性纤维蛋白溶解活性，能有效减少下肢深静脉血栓形成的总体发病率。但是由于间歇充气加压装置厂家不同，间歇充气加压装置模式、压力等参数设置也会不同，比如模式包括：双足、双小腿以及小腿加大腿等模式，压力包括一档、二档、三档等，因此对于每一位患者我们需要根据患者的个体情况结合间歇充气加压装置说明说进行个体化的设置，找到适合患者预防血栓的模式。

94. 如何正确使用间歇充气加压装置？

正确使用间歇充气加压装置可以确保其有效且安全地发挥作用。以下是使用IPC的一般步骤：

（1）检查设备：确保间歇充气加压装置正常运行，并检查气囊和连接管是否完好无损。

（2）准备患者：将患者安置在适当位置，通常是平躺或半坐姿。确保患者的下肢清洁、干燥，并移除任何有可能干扰气囊贴合的遮盖物。

（3）调节设置：根据医生的建议或指示，调整间歇充气加压装置的设置。这包括设置气囊充气的压力水平和充气 / 放气的时间参数。

（4）安装气囊：将间歇充气加压装置提供的气囊套在患者的相应肢体上，通常是下肢。确保气囊与皮肤接触紧密而不过紧,避免出现过度压迫。

(5)启动设备:按下启动按钮或开关,间歇充气加压装置开始工作。根据设备的设置,气囊会周期性地充气和放气,施加压力和释放压力。

(6)监测使用过程:在使用间歇充气加压装置期间,定期监测患者的反应和舒适程度。如果出现任何不适或异常,立即停止使用并咨询医生。

(7)使用时间:间歇充气加压装置的使用时间会根据具体情况而有所不同,通常在每次使用期间持续30min 至 2h。遵循医生或制造商的建议来确定正确的使用时间。

(8)关闭设备:使用完毕后,按下关闭按钮或开关,将间歇充气加压装置设备停止工作,并小心地将气囊从患者的肢体上取下。

95. 使用间歇充气加压装置时机及时长?

(1)使用间歇充气加压装置时机

使用间歇充气加压装置的时机通常由医生根据患者的具体情况和需要来确定。以下是一些常见的使用时机。

1)预防血栓形成:间歇充气加压装置可以用于术后或长时间卧床不动的患者,以预防深静脉血栓形成。它可以帮助促进下肢血液循环,减少血栓的风险。

2)康复和运动训练:间歇充气加压装置也可以在康复过程中使用,例如在手术后帮助患者恢复运动功能。通过促进肌肉收缩和血液循环,间歇充气加压装置可以帮助改善肌肉力量和功能。

3)长时间坐姿活动:对于长时间坐姿活动的人群,如长途飞行、长时间乘车或长时间工作在办公桌前的人员,间歇充气加压装置可以帮助减少下肢静脉血液滞留和血栓形成的风险。

(2)间歇充气加压装置日常使用时长

间歇充气加压装置的日常使用时长可以根据患者的具体情况和医生的建议而有所不同。以下是一些常见的使用时长范围:

1)预防血栓形成:对于术后患者或长时间卧床不动的患者,通常建议每天使用间歇充气加压装置,时长至少 18h,取决于患者的需要和耐受性。

2)康复和运动训练:在康复过程中使用 IPC 时,使用时长可以根据患者的康复进展和目标来确定。起初可能较短,然后逐渐增加到适当的时间范围,以帮助改善肌肉力量和功能。

值得注意的是,以上时间范围仅供参考,实际的使用时长应由医生根据患者的病情、需求和反应来决定。医生会根据患者的具体情况进行评估,并提供个性化的建议和指导。始终遵循医生的指示和建议,不要自行调整使用时长或频率。

96. 间歇充气加压装置使用过程中注意事项?

(1)患者在无使用禁忌的情况下,建议所有术后外科患者即刻使用间歇充气加压装置。

(2)指南推荐便携式、可记录使用时间的间歇充气加压装置,并尽可能在双腿实施,主要以小腿为主。

(3)对于间歇充气加压装置腿套的选择,腿套长度选择大腿型或膝下型均可,充气压力维持在 35~40mmHg,每分钟持续约 10s。

(4)建议患者每天使用≥18h 间歇充气加压装置(除非因其他操作需移除),一旦患者可以下地活动即可停止。

(5)使用间歇充气加压装置时,应注意腿套上充气管保持在腿套外表面以避免器械相关性损伤,操作过程中注意患者保暖,防止患者体温过低。

(6)协助患者正确使用间歇充气加压装置并做好患者及家属的相关健康宣教工作。

(7)如果患者一侧的肢体存在伤口等情况不宜应用,可在患者对侧的肢体实施预防 VTE。

(8)若患者需要下床行走,告知患者及家属需提前告诉护士及时移除间歇充气加压,防止患者及家属绊倒或跌倒,防止不良事件的发生。

(9)当多个患者使用同一间歇充气加压装置时,必须采取适当的措施防止交叉感染。

97. 间歇充气加压装置使用后如何进行处理?

处理间歇充气加压装置的步骤可以包括以下几个方面:

(1)停止设备:在使用完间歇充气加压装置后,按下关闭按钮或开关,将设备停止工作。

(2)卸下气囊:小心地从患者的肢体上取下间歇充气加压装置气囊。确保轻柔地解开气囊,避免过度拉扯皮肤。

(3)清洁和消毒:根据制造商提供的指示,对间歇充气加压装置进行清洁和消毒。使用适当的清洁剂或消毒剂,并按照说明书上的建议进行操作。

(4)检查和维护:定期检查间歇充气加压装置的部件和连接管是否完好无损。如果发现任何损坏或异常,及时联系制造商或维修服务提供商进行修复或更换。

(5)存储设备:将间歇充气加压装置妥善存放在干燥、清洁的环境中,远离阳光直射和湿度。遵循制造商的建议,确保设备处于良好的状态。

(6)记录使用情况:根据医生或医疗专业人士的要求,记录和跟踪间歇充气加压装置的使用情况。这可能包括每次使用的时间和持续时间,以及患者的反应和进展。

以上步骤仅供参考,具体的处理方法可能会因间歇充气加压装置类型和制造商的建议而有所不同,始终遵循制造商提供的详细说明和指导。

98. 什么是足底静脉泵?

足底静脉泵是一种医疗设备,用于治疗下肢静脉循环问题和血栓形成的辅助工具(图 2-6)。它通过机械方式模拟脚底的收缩和放松运动,帮助促进下肢血液循环。足底静脉泵通常由以下几部分组成:

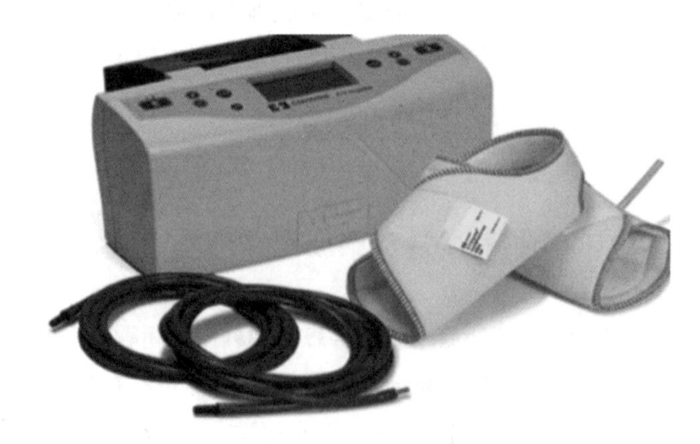

图 2-6 足底静脉泵

(1)足底压力板:位于设备底部的压力板,模拟足底的收缩运动。当压力板向上推动时,通过向下施加压力来促进血液在下肢的循环。

(2)控制单元:设备的控制单元负责控制压力板的运动。它可以根据需要调整压力强度和频率,并具有不同的设置选项。

(3)袜套:袜套被放置在患者的脚部上,并与设备的控制单元连接。气囊会依次充气和放气,以模拟足底的收缩和放松动作,从而促进血液循环。

99. 足底静脉泵为什么能够预防血栓?

足底静脉泵通过一系列机制来预防血栓的形成。以下是足底静脉泵预防血栓的主要机制:

(1)增加血流速度:足底静脉泵模拟足底的收缩和放松运动,通过施加压力和释放的循环动作,促进下肢的血液循环。这种刺激可以增加静脉血流的速度,防止血液在下肢静脉中滞留,从而减少血栓形成的风险。

(2)提高静脉回流:长时间久坐或卧床不动时,下肢静脉回流受到影响,容易导致静脉血液滞留和淤积。足底静脉泵通过模拟足底肌肉的收缩运动,帮助推动血液回流,促进静脉血液顺利返回至心脏,减少静脉血液滞留和血栓形成的风险。

(3)激活血管内皮细胞:足底静脉泵的机械刺激还可以激活血管内皮细胞,促进内皮功能的恢复和维持。血管内皮细胞的正常功能对于预防血栓形成至关重要,它们参与调节血液凝固和抗凝能力,保持血管壁的平滑和正常功能。

总体而言,足底静脉泵通过增加血流速度、提高静脉回流和激活血管内皮细胞等机制来预防血栓的形成。这种模拟足底肌肉收缩和放松运动的刺激可以促进下肢血液循环,减少静脉血液滞留和淤积,降低血栓风险。

100. 足底静脉泵的适应证及禁忌证?

(1)适应证

1)内科住院患者:对抗凝药物有禁忌的患者,应使用机械手段(可考虑足底静脉泵)预防 VTE,直至患者完全恢复活动能力。

2)外科手术患者:不同情况下的外科手术(如心脏、血管、胃肠道、泌尿、神经、骨折、关节置换及其他手术)患者一旦入院,评估 VTE 高危,即开始机械装置进行 VTE 预防,可考虑选足底静脉泵,直至患者完全恢复活动能力。

3)脑卒中患者:急性脑卒中后 3d 内入院的普通患者应考虑使用足底静脉泵预防 VTE,如果能够耐受应在住院期间持续使用足底静脉泵;对缺血性脑卒中患者,VTE 预防可选足底静脉泵或皮下注射低分子肝素;对出血性脑卒中患者 VTE 预防推荐使用足底静脉泵。

4)妊娠及产褥期女性:妊娠或分娩 6 周内进行手术(包括剖宫产)的女性,可考虑应用足底静脉泵和低分子肝素(或与普通肝素合用于严重肾功能损伤的患者)。剖宫产女性若未采取其他血栓预防措施,手术前即可使用低分子肝素,手术中和术后最长 24h 内应考虑使用间歇充气加压装置。

5)其他患者人群:重大创伤、脊髓损伤患者入院即开始使用机械手段进行 VTE 预防,可选足底静脉泵。推荐创伤和骨科患者采用顺序加压的足底静脉泵进行 VTE 预防。癌症患者手术后出血风险升高时,应考虑使用足底静脉泵预防 VTE。

(2)禁忌证

1)怀疑或证实外周血管疾病者。

2)外周神经或其他原因所致感觉损伤。

3)任何局部因素(如皮炎、坏疽和近期皮肤移植)。

4)对足底静脉泵材料过敏。

5)心力衰竭、充血性心力衰竭导致的严重腿部水肿或肺水肿。

6)下肢畸形。

7)卧床超过 72h 后,再使用足底静脉泵应慎重,因有可能促进新形成的血栓脱落而导致 PE 的发生。

101. 足底静脉泵压力指标是不是一样的呢?

足底静脉泵用包绕脚部的一种模仿“生理性足泵”、能够有效预防 DVT 的空气脉冲物理治疗仪,通过将脉冲气体在极短时间内快速冲击足底的方式,使患者下肢的血流速度加快,有效减少下肢深静脉血栓形成的总体发病率。但是由于足底静脉泵厂家不同,压力参数设置也会不同。我们在使用足底静脉泵时,一般压力设置为 130mmHg 左右,使用时间为 30~60min/ 次,2~3 次 /d,或根据医嘱执行,但每位患者应根据说明书设置不同的压力参数。

102. 何时使用足底静脉泵及使用多长时间?

(1)使用足底静脉泵时机?

使用足底静脉泵的时机通常由医生或医疗专业人士根据患者的具体情况和需求来确定。以下是一些常见的使用时机。

1)术后康复:在某些手术后,特别是需要长时间卧床不动的患者,使用足底静脉泵可以帮助促进下肢血液循环、预防深静脉血栓形成,并加速康复过程。

2)高血栓风险:对于存在高血栓风险的患者,如长时间久坐、静脉曲张、有深静脉血栓形成史等,使用足底静脉泵可以增加下肢血液流动性,减少血液滞留和血栓形成的风险。

3)长期卧床不动:对于长期卧床不动的患者,如重病患者或残疾人,使用足底静脉泵有助于提高下肢血液循环,预防深静脉血栓形成和其他循环相关问题。

4)旅行 / 长时间乘坐交通工具:长时间乘坐飞机、汽车或火车等交通工具,会导致下肢血液滞留和血液循环问题。在这种情况下,使用足底静脉泵可以帮助促进下肢血液流动,减少血栓形成的风险。

需要注意的是,足底静脉泵的使用时机应遵循医生或医疗专业人士的建议,并根据患者的具体情况进行个性化决定。

(2)足底静脉泵日常使用时长?

足底静脉泵的日常使用时长应根据患者的具体情况和医生的建议进行个性化确定。以下是一些常见的使用时长指导。

1)单次使用时长:每次使用足底静脉泵的时长通常在 15~60min。具体的时长可能会因患者的状况、目的和舒适度而有所变化。

2)使用频率:通常建议每天使用足底静脉泵 1~2 次,但也可以根据患者的需要和医生的指导进行调整。医生将根据患者的血栓风险、病史以及其他相关因素来确定最佳的使用频率。

3)持续时间:使用足底静脉泵的持续时间可以根据患者的情况而变化。对于术后康复或高血栓风险患者,可能需要在较长的时间范围内使用足底静脉泵,如数周或数月。而对于一般预防血栓的患者,可能只需要在特定的情况下进行短期使用。

重要的是,遵循医生或医疗专业人士的建议,并根据患者的具体情况进行个性化的使用时长设定。

103. 足底静脉泵使用过程中注意事项有哪些?

(1)患者在无使用禁忌的情况下,建议所有术后外科患者即刻使用足底静脉泵。

(2) 指南推荐使用便携式、可记录使用时间的足底静脉泵。

(3) 一般压力设置为 130mmHg 左右，使用时间 30~60min/ 次，2~3 次 /d。

(4) 使用足底静脉泵时，应注意双足上有无输液管道，避免器械相关性损伤，同时操作过程中注意患者保暖，防止患者足部体温过低。

(5) 协助患者正确使用足底静脉泵，并做好患者及家属的相关健康宣教工作。

(6) 如果患者一侧的足部存在伤口等情况不宜应用，可在患者对侧的肢体实施预防 VTE。

(7) 若患者需要下床行走，告知患者及家属需提前告诉护士，及时移除足底静脉泵，患者及家属绊倒或跌倒等不良事件的发生。

(8) 当多个患者使用足底静脉泵时，必须采取适当的措施防止交叉感染。

104. 足底静脉泵使用后如何进行处理?

在使用足底静脉泵后，以下是一些建议的处理方式：

(1) 清洁和消毒：在使用足底静脉泵之后，将其清洁并进行适当的消毒是非常重要的。根据制造商的指示，使用温水和温和的肥皂或专用清洁剂轻轻清洗足底静脉泵。确保彻底冲洗和去除所有的肥皂残留物，并在使用前完全干燥。

(2) 存储：存储足底静脉泵时，请按照制造商的建议进行操作。通常建议将其存放在干燥、清洁、避免阳光直射的地方，以防止任何污染或损坏。

(3) 检查及维护：定期检查足底静脉泵的外观和功能。确保没有明显的磨损、裂纹或其他损坏。如果发现问题，应及时联系医生或制造商进行修理或更换。

需要注意的是，处理和维护足底静脉泵的具体方法可能会因不同品牌和型号而有所不同。因此，临床医务人员应始终遵循制造商提供的指导，并咨询医生或医疗专业人士以获取准确的处理建议。正确的处理和维护可以延长足底静脉泵的使用寿命，并确保其安全有效地发挥作用。

105. 间歇充气加压装置和足底静脉泵作用是一样的吗?

间歇充气加压装置和足底静脉泵作用是不一样的，两种仪器工作原理不同，间歇充气加压装置利用间歇式机械充气的外力压迫下肢静脉，促进患者血液回流，从而起到预防 VTE 的作用；足底静脉泵通过脉冲气体在极短时间内快速冲击足底的方式，使肢体的静脉血获得类似行走状态下的脉冲性加速，从而大幅度提高血流速度。

106. 什么是经皮电刺激装置?

经皮电刺激装置是一种医疗设备(图 2-7)，由电脉冲发生器和控制器、电极、导线等构件组成。它通过放置在皮肤表面的电极，将外界电刺激以电脉冲的方式作用到身体的相关点上，诱发体内神经电化学信号，进而调节神经或肌肉活动，已被证实具有改善肌肉功能障碍、缓解疼痛、预防 VTE、促进伤口愈合及产后修复等作用。其作用方式主要包括经皮神经电刺激、神经肌肉电刺激、经皮穴位电刺激、神经电刺激等。

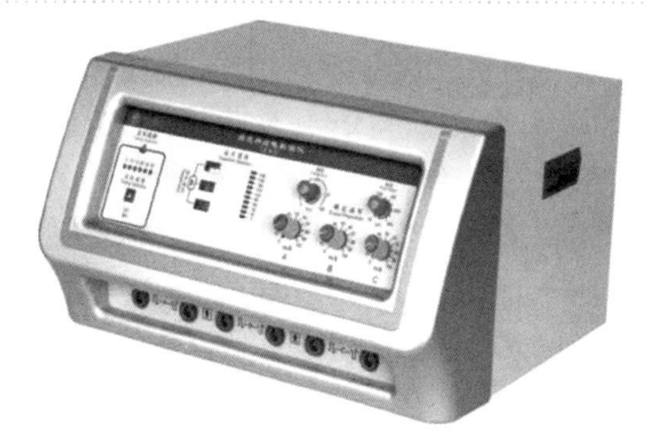

图 2-7　经皮电刺激装置

107. 经皮电刺激装置为什么能够预防血栓?

血流改变(即血流淤滞)、血管内皮损伤和血液成分改变(即高凝状态)是导致血栓形成的三大要素。经皮电刺激装置通过施放电脉冲刺激支配肌肉的神经,诱导肌肉收缩,压迫周围静脉,促进静脉排空,从而减少血流淤滞。此外,还可降低血液中部分高凝标志物,改善血液高凝状态。研究表明,电刺激能增加作用部位静脉的血流速度和血流量,增加外科术后患者纤维蛋白溶解,从而预防静脉血栓形成。

108. 经皮电刺激装置适应证及禁忌证是什么?

(1)适应证:适用于经临床医生判断具有高 VTE 风险但其他机械和药物预防不适用的人群,以及健康人群旅途中预防 DVT 和下肢水肿。

(2)禁忌证

1)不理解物理治疗师指导的患者或者不协作的患者。

2)孕妇的躯干,腹部或骨盆,经皮电刺激装置用于分娩痛除外。

3)戴起搏器的患者。

4)对电极、凝胶体或绑带有过敏反应的患者。

5)皮肤条件:比如皮炎、湿疹。

6)患者已有静脉血栓形成、局部皮肤破损、组织出血或有循环障碍等。

109. 什么是一体式和分体式经皮电刺激装置?

一体式经皮电刺激装置是指将电脉冲发生器和控制器集成于一次性可粘性电极片上的电刺激装置。此外,有学者从节约成本的角度考虑,将脉冲发生器和控制器独立于可黏性电极片进行设计,两者的连接方式可分为无线连接和有线连接,为分体式经皮电刺激装置。研究显示,一体式经皮电刺激装置比分体式经皮电刺激装置对患者行动能力的影响更小,有助于减少跌倒的发生风险。

110. 经皮电刺激装置使用流程是什么?

(1)准备设备:根据治疗需求选择合适的治疗方式,选择相应电刺激设备,将电刺激设备连接到电源,并确保设备处于关闭状态。

(2)清洁皮肤:使用温水和无刺激性皮肤清洁剂清洁治疗部位的皮肤,确保皮肤表面干燥。

(3)定位电极:根据治疗需要、设备说明书和医师指导,确定电极的位置,选择合理形状、大小和数量的电极,将电极粘贴在特定的部位上。根据。注意避开伤口、瘀血等敏感区域。

(4)连接电极和导线:将导线的连接插头与电刺激设备上的相应插孔连接。确保连接牢固,并确保导线不会被拉拽或绊倒。

(5)调整电刺激参数:根据治疗需要,调整电刺激设备上的参数,如电流强度、频率、脉冲宽度等。根据患者的舒适感和治疗效果,逐步调整参数至合适水平。

(6)开始治疗:按下电刺激设备的启动按钮,开始治疗。根据具体情况,治疗时间可以持续 10min 到数小时。

(7)监测治疗效果:在治疗过程中,密切观察患者的反应和治疗效果。根据患者的反馈,调整电刺激参数以达到最佳效果。

(8)结束治疗：治疗时间结束后，按下电刺激设备上的停止按钮，停止治疗。拔出连接插头，将电极从皮肤上取下。

111. 经皮电刺激装置使用注意事项？

在使用经皮电刺激装置时，需要注意以下事项：

(1)咨询医生：在开始使用经皮电刺激装置之前，最好先咨询医生或专业的医疗人员，以确保它适合您的特定情况。他们可以提供详细的指导，并确定是否存在任何禁忌证。

(2)遵循说明书：仔细阅读和理解经皮电刺激装置设备的使用说明书，按照说明书建议进行操作，包括正确的电极放置、参数设置和使用时间。

(3)电极放置：根据医生或医疗专业人士的指示，在正确的身体部位上正确放置电极。确保皮肤干净和无损伤，并确保电极与皮肤良好贴合，以获得最佳效果。

(4)参数设置：根据个人感受和医生的建议，调整经皮电刺激装置设备的参数，包括频率、脉冲宽度和强度。始终从较低的设置开始，并逐渐增加到舒适且有效的水平。

(5)避免敏感区域：避免将电极放置在敏感的区域，如眼睛、颈动脉、心脏区域以及创伤或破损的皮肤上。

(6)避免在潮湿环境下使用：避免在潮湿的条件下使用经皮电刺激装置设备，如洗澡时、在水中或有大量汗水时。确保设备和电极保持干燥，避免损坏。

(7)警觉异常反应：注意身体对经皮电刺激装置刺激的反应。如果出现过敏反应、皮肤刺激、剧痛或其他异常感觉，请立即停止使用并咨询医生。

(8)避免长时间使用：长时间不间断地使用经皮电刺激装置可能会导致皮肤刺激或适应性减弱。按照医生的建议和指示进行使用，并遵守推荐的使用时间。

(9)不要在特定情况下使用：避免在特定情况下使用经皮电刺激装置，如妊娠初期、心脏病、癫痫病史、恶性肿瘤等。在这种情况下，请与医生咨询以获取专业建议。

具体的使用注意事项可能因个人情况和医生的建议而有所不同，应始终遵循医生或医疗专业人士的指导。

112. 经皮电刺激装置使用后如何进行处理？

在使用经皮电刺激装置后，以下是一些建议的处理方式：

(1)清洁和消毒：使用经皮电刺激装置之后，首先将电极从皮肤上移除。然后用温水和温和的肥皂或专用清洁剂轻轻清洗电极，确保去除所有的污垢和残留物。彻底冲洗并使其完全干燥。

(2)存储：将经皮电刺激装置设备和电极存放在干燥、清洁的地方，远离阳光直射和潮湿环境。可以根据制造商的建议进行存储，以防止损坏和污染。

(3)检查和维护：定期检查经皮电刺激装置设备和电极的外观和功能状态。如果发现任何损坏、磨损或失效，应及时联系制造商或供应商进行维修或更换。

(4)电极粘性：如果电极的粘性降低，可以考虑更换电极贴片。遵循制造商的指导，确保电极与皮肤紧密贴合，并提供良好的电刺激效果。

需要注意的是，处理和维护经皮电刺激装置设备和电极的具体方法可能会因品牌和型号而有所不同，始终遵循制造商的指导和医生的建议，正确的处理和维护可以延长经皮电刺激装置设备的使用寿命，并确保其安全有效地发挥作用。

113. 什么是抗凝药物？抗凝药物预防血栓的原理是什么？

抗凝药物是指通过祛除或抑制血液中的某些凝血因子，从而阻止血液凝固的化学试剂或物质。临床上用于防治血管内栓塞或血栓形成的疾病，预防脑卒中或者其他血栓性疾病，如心房颤动、急性心肌梗死、外周静脉血栓、人工机械瓣膜置换术后、肺栓塞、弥散性血管内凝血、体外循环的抗凝等。

抗凝药物预防血栓的原理是：针对性调节内源性凝血过程或外源性凝血过程，抑制或去除血液中的某些凝血因子，干扰凝血过程，阻止血液凝固，从而抑制血栓形成。

114. 哪些情况下肿瘤患者的静脉血栓栓塞预防需要使用抗凝药物？

根据国内外指南意见，所有存在 VTE 高危且无高出血风险的肿瘤患者均应使用抗凝药物预防 VTE。包括但不仅限于：

(1)肿瘤外科大手术患者；

(2)接受全身抗肿瘤治疗且血栓高危(Khorana 评分 ≥ 2 分)的门诊肿瘤患者；

(3)因急性内科并发症而卧床的住院肿瘤患者；

(4)接受一线全身抗肿瘤治疗的非卧床的胰腺癌患者。

115. 肿瘤患者药物预防静脉血栓栓塞的一般禁忌证是什么？

肿瘤患者 VTE 药物预防的一般禁忌证包括：

(1)高出血风险：抗凝药物可以增加机体出血的风险，因此，在存在高出血风险的情况下需要谨慎使用或禁止使用，如溃疡性结肠炎、急性脑卒中、严重外伤、未控制的高血压、严重血小板减少(小于 25×10^9/L)、获得性噬血细胞综合征等。

(2)凝血功能异常：某些凝血功能异常的患者可能需要避免使用抗凝药物。例如血小板功能障碍、凝血因子缺乏或异常(如重度遗传性血友病)等。

(3)活动性出血(如胃肠道出血)。

(4)腰椎穿刺和脊髓 / 硬膜外麻醉：由于抗凝药物可能增加腰椎穿刺和脊髓 / 硬膜外麻醉出血的风险，一般在该穿刺 / 麻醉操作前 12h 及操作后 4h 内禁止使用抗凝药物。

(5)因其他原因接受抗凝治疗的。

116. 使用抗凝药物有何并发症及风险？

动脉血栓性疾病中，抗凝主要作为抗血小板聚集的辅助治疗预防纤维蛋白沉积；而在静脉血栓性疾病中，抗凝药物主要用于控制血栓进展和预防 PE 的发生。在发挥抗凝作用的同时，药物使用也会带来一些并发症及风险。

(1)出血：出血风险的增加是抗凝过程中最常见的并发症，出血的表现形式多样，主要表现为切口渗出增加和非切口部位出血，非切口部位出血主要发生在消化道、牙龈、泌尿系统、皮下组织、腹腔、颅内出血等，其中腹腔内出血和颅内出血最为凶险，死亡率较高。

(2)血小板减少：肝素对血小板的数量和功能都会有影响，血小板减少的发生率较高，严重者可发生肝素诱导的血小板减少症(heparin-induced thrombocytopenia,HIT),它是一种特异性自身免疫性疾病,是由于抗体对肝素 - 血小板因子 4 复合物的识别,损伤了血小板以及内皮细胞而导致,以血小板减少及血栓形成为主要表现。由于低分子肝素与普通肝素的结构不同,导致低分子肝素造成的 HIT 较普通肝素明显减少。使用过程中一旦怀疑发生 HIT,应立即停用一切类型的肝素制剂(包括低分子肝素),并开始替代抗凝治疗,重组水蛭素已被批准用于 HIT 的抗凝治疗。因作用机制的不同,还未见其他抗凝药引起血小板减少的报道。

(3) 皮肤坏死:皮肤坏死是抗凝药物使用中罕见且严重的并发症,主要发生于使用华法林的患者当中,也可发生在使用肝素的患者中。使用华法林导致皮肤坏死的发生率极低,研究报道,皮肤坏死的发生率为 0.01%~0.1%,而普通肝素和 LMWH 引起的皮肤坏死则更低。皮肤坏死多发生于用药 3~10d 内的女性患者,由皮下脂肪中的小静脉和毛细血管广泛的血栓形成引起,其机理及发生部位尚不明确,有研究指出此现象与蛋白 C 及蛋白 S 的缺乏有关。皮肤坏死可发生于静脉注射部位,也可发生于远离注射部位,如大腿、臀部和乳房,该三个部位占总数的 60% 左右。皮肤坏死也可表现为肢体的静脉性坏疽,以及各种组织和腺体的出血性坏死。

(4) 切口愈合不良:包括切口渗血时间延长、感染以及裂开,这些都是骨科大手术后常见的并发症,而抗凝剂的广泛使用,明显提高了切口愈合不良的发生率。一旦发生切口感染,应及时将分泌物送病原学检测,并判明是浅层感染还是深层感染,甚至是关节腔内感染,根据感染类型做出相应处理。

(5) 骨质疏松:国内外研究就报道了长期使用普通肝素可导致骨质疏松症的发生,其发生率为 2.2%~5% 之间。而后较多研究指出,肝素治疗引起骨质疏松最常见于治疗 25 周以上和每天给药 20 000U 以上的大剂量使用者,也可见于每天 10 000U 肝素治疗者。且肝素引起的骨质疏松与肝素剂量的关系比肝素疗程的关系更重要。肝素导致骨质疏松的机制尚不明确,可能的机制是:①甲状旁腺素的活性增加;②成骨细胞活性降低;③肝素相关的胶原酶活性增加致骨吸收加剧;④维生素 D 代谢异常。

(6) 其他并发症:肝素也可诱发秃头症,发生率极低,机制尚不明确,可能因肝素使头发的毛根部损伤有关。其他抗凝药物亦有罕见的并发症报道,如达比加群酯可引起皮疹,华法林可导致气管支气管和血管的钙化,也可引起白细胞分裂性脉管炎等。

117. 药物抗凝引起出血的高危因素有哪些?

根据文献统计,抗凝治疗时出血的高险因素包括:小手术、轻微创伤、非大出血相关的住院治疗、脑卒中、胃十二指肠疾病、贫血、凝血障碍等。此外,还与肿瘤类型有关,其中膀胱癌、中枢神经系统肿瘤、宫颈癌、肾癌、恶性黑色素瘤、前列腺癌、上消化道癌、转移癌出血风险较高。

118. 常用抗凝药物怎么分类?

(1) 常用抗凝药物按照作用机制不同可分为四大类。

1) 维生素 K 拮抗剂:如华法林。

2) 肝素及其衍生物:如肝素 / 普通肝素、低分子肝素。

3) 直接凝血酶抑制剂:如达比加群酯、比伐卢定、地西卢定、阿加曲班。

4) Xa 因子抑制剂:如磺达肝癸钠、利伐沙班、阿哌沙班、艾多沙班、依度沙班等。

(2) 按给药途径可分为两大类。

1) 胃肠外抗凝药物:普通肝素、低分子肝素、磺达肝癸钠、阿加曲班、比伐卢定等。

2) 口服抗凝药物:传统抗凝药物,如华法林和直接口服抗凝药(direct oral anticoagulants,DOACs),如利伐沙班、阿哌沙班、艾多沙班或达比加群酯等。

119. 常用抗凝药物的特殊禁忌证?

抗凝药物使用除一般禁忌证外,部分药物还存在一些特殊禁忌,这通常与该药物独特的药代动力学及药理作用相关,具体见表 2-7。

表 2-7 常用抗凝药物禁忌证

常用药物	禁忌证
华法林	尽量避开 CYP2C9、CYP1A2 或 CYP3A4 的抑制剂和诱导剂,饮食结构需要相对稳定
UFH	绝对禁忌证:近期急性 HIT;相对禁忌证:既往 HIT 史
依诺肝素钠	绝对禁忌证:近期急性 HIT;相对禁忌证:既往 HIT 史
达肝素	绝对禁忌证:近期急性 HIT;相对禁忌证:既往 HIT 史
磺达肝癸钠	Ccr<20ml/min 者禁用;Ccr 20~50ml/min、体质量<50kg 或年龄>75 岁的患者慎用
利伐沙班	Ccr<30ml/min;伴有凝血异常和临床相关出血风险的肝病患者; CYP3A4 和 P- 糖蛋白强抑剂或诱导剂
阿哌沙班	Ccr<30ml/min;伴有凝血异常和临床相关出血风险的肝病患者; CYP3A4 和 P- 糖蛋白强抑剂或诱导剂
艾多沙班	Ccr<30ml/min;P- 糖蛋白的诱导剂或抑制剂
达比加群酯	Ccr<30ml/min;ALT 或 AST>2 倍 ULN;P- 糖蛋白的诱导剂或抑制剂

注:CYP2C9 表示细胞色素 P4502C9;CYP3A4 表示细胞色素 P4503A4;CYP1A2 表示细胞色素 P4501A2;ULN 表示正常值上限。

120. 为什么每个人用的抗凝药物不一样?

每个人使用的抗凝药物可能不同,主要是因为以下几个因素。

(1)疾病类型和严重程度:不同的疾病可能需要使用不同类型的抗凝药物。例如,对于静脉血栓栓塞的预防和治疗,常见的抗凝药物包括肝素、华法林以及直接口服抗凝药物等。具体选择取决于疾病的类型、严重程度和患者的特定情况。

(2)患者特异性:每个人的生理情况和个体差异也会影响抗凝药物的选择。例如,年龄、性别、体重、肾功能、肝功能以及与其他药物的相互作用等因素都可能影响抗凝药物的安全性和有效性。

(3)风险评估:医生通常会根据患者的风险因素来评估血栓形成的风险,并基于该评估来选择合适的抗凝药物。一些常见的风险因素包括先前的血栓事件、家族史、手术操作、长期卧床等。

(4)不良反应和禁忌证:某些抗凝药物可能对某些患者存在不良反应或禁忌证。例如,华法林使用时需要监测凝血时间,并且与某些食物和其他药物之间可能存在相互作用。在这种情况下,医生可能会选择其他可替代的抗凝药物。

总之,每个人使用的抗凝药物的选择是根据疾病类型、患者特异性、风险评估以及不良反应和禁忌证等因素综合考虑的结果。医生会根据患者的具体情况进行综合评估,并制定最适合其需求和条件的个体化治疗方案。

121. 同一种抗凝药物,使用剂量都是相同的吗?

不同患者使用同一种抗凝药物的剂量可能会有所不同。剂量的确定是基于多个因素考虑的,包括但不限于以下几点。

（1）疾病类型和严重程度：不同的疾病可能需要不同的剂量来达到治疗效果。例如，对于静脉血栓栓塞的预防和治疗，剂量的选择可能取决于血栓的位置、大小、严重程度以及患者的整体健康状况。

（2）患者特异性：每个人的生理情况和个体差异都可能影响抗凝药物的剂量选择。因此，患者的年龄、体重、肾功能、肝功能、药物代谢能力、遗传变异等因素都会被考虑在内。

（3）遵循相关指南和标准：医生通常会参考相关的临床指南和标准来指导抗凝药物的剂量选择。这些指南基于大量的研究和临床实践，提供了剂量范围和调整建议，以确保安全有效的治疗。

（4）监测和个体化调整：一些抗凝药物需要进行监测，如华法林需要定期监测凝血时间。根据监测结果和患者的情况，医生可能会调整剂量以达到理想的治疗效果。

因此，尽管同一种抗凝药物可能具有推荐的起始剂量，但实际使用时剂量可能因个体差异和疾病特点而有所变化。确切的剂量应该由医生根据患者的具体情况进行评估，并在治疗过程中进行个体化的调整和监测。

122. 用抗凝药物是否都需要常规化验血液？

使用抗凝药物之前建议完善血常规、凝血功能、肝肾功能检查。对于血小板低下，凝血功能异常、肝肾功能异常患者，需根据患者病情，适当选择抗凝药物及其剂量。

123. 肾功能不全肿瘤患者预防静脉血栓栓塞抗凝药物如何调整？

肾功能受损时用药剂量调整主要来源于国内外药品说明书。主要靠肾脏排出的抗凝药物有低分子肝素、磺达肝癸钠和新型口服Xa和Ⅱa因子抑制剂等。如肾功能不全，这些药物可能在体内堆积，增加出血风险，特别是对于老年患者和有出血高风险的患者。

对于VTE合并肾功能不全，应慎用上述药物，若应用需减量，推荐参照药品说明书，根据肌酸酐清除率调整抗凝药物剂量（表2-8）。

表2-8　肾功能不全抗凝药物剂量调整

		根据肌酐清除率调整抗凝药物预防剂量/(ml·min^{-1})		
		50~70	30~50	<30
肝素类	普通肝素	无需调整	无需调整	无需调整
	依诺肝素			推荐2 000Axa IU，1次/d，Ccr <15ml/min不推荐使用
	那屈肝素		减少25%~33%的正常剂量	不推荐使用
	达肝素			使用3~4次后应监测抗Xa水平
NOACs	达比加群酯	无需调整	减量至150mg，1次/d或75mg，2次/d	禁用
	艾多沙班		30mg/d	不推荐使用
	利伐沙班		无需调整	避免使用
	阿哌沙班		无需调整	慎用
	贝曲沙班		无需调整	首日给予80mg，随后40mg/d

续表

		根据肌酐清除率调整抗凝药物预防剂量 /(ml·min⁻¹)		
		50~70	30~50	<30
其他	比伐卢定	无需调整	无需调整	应降低输液速度至 1mg/(kg·h),并监测凝血
	磺达肝癸钠		1.5mg,1 次 /d	Ccr<20ml/min 时禁用
	阿加曲班		无需调整	无需调整
	华法林		无需调整	无需调整

124. 肝功能不全肿瘤患者预防静脉血栓栓塞抗凝药物如何调整?

针对肝功能不全患者 VTE 预防,肝素和低分子肝素无需调整剂量。新型口服抗凝药(novel oral anticoagulants,NOACs)针对肝功能不全调整剂量的原始研究较少。建议 NOACs 的使用参照药品说明书根据肝功能调整剂量,并注意监测肝功能和凝血指标。

125. 血小板计数减少或功能异常的患者预防静脉血栓栓塞抗凝药物如何使用?

对于癌症相关的血小板减少症患者,VTE 的风险不会随着血小板的降低而降低,而出血率的增加与血小板减少有关。当血小板计数>50×10^9/L 时,给予全剂量抗凝药物相对安全。而血小板计数<50×10^9/L 时,出血风险会增加。NCCN 指南指出,当血小板计数<50×10^9/L 时是 VTE 预防用药的相对禁忌证。临床上应评估患者栓塞与出血风险制定预防性抗凝治疗方案。

126. 磺达肝癸钠的作用机制及使用方法是什么?适应证、禁忌证及注意事项有哪些?

磺达肝癸钠的作用机制、使用方法、适应证、禁忌证及使用注意事项详见表 2-9。

表 2-9 磺达肝癸钠药物说明

药物说明	磺达肝癸钠
作用机制	Xa 因子选择性抑制剂
使用方法	
VTE 预防	2.5mg,皮下注射,1 次 /d
VTE 治疗	①体重<50kg:5mg,1 次 /d;②体重 50~100kg:7.5mg,1 次 /d;③体重>100kg:10mg,1 次 /d
适应证	①进行下肢重大骨科手术如髋关节骨折、重大膝关节手术或者髋关节置换术等患者,预防静脉血栓栓塞事件的发生;②用于进行无指征紧急(<120min)侵入性治疗(如 PCI)的不稳定心绞痛或非 ST 段抬高心肌梗死患者的治疗;③用于使用溶栓或初始不接受其他形式再灌注治疗的 ST 段抬高心肌梗死患者的治疗
禁忌证	① Ccr<20ml/min 者禁用;②急性细菌性心内膜炎患者禁用;③活动性大出血;④体重<50kg 或年龄>75 岁的患者慎用
注意事项	对于静脉血栓栓塞的防治,任何能增加出血风险的药物都不应与磺达肝癸钠合并使用,包括地西卢定、溶栓药物、GP Ⅱb/Ⅲa 受体拮抗剂、肝素、肝素类似物或低分子肝素

127. 华法林的作用机制及使用方法是什么？适应证、禁忌证及注意事项有哪些？

华法林的作用机制、使用方法、适应证、禁忌证及使用注意事项详见表 2-10。

表 2-10 华法林药物说明

药物说明	华法林
作用机制	竞争性拮抗维生素 K 的作用，抑制肝细胞中凝血因子的合成。仅口服有效，奏效慢而持久，对需长期维持抗凝者才选用本品
使用方法	2.5~5mg，口服，1 次 /d；调整剂量使国际标准化比值在 2~3，用于长期治疗预防复发
适应证	①防治血栓栓塞性疾病，如治疗血栓栓塞性静脉炎，降低肺栓塞的发病率和死亡率，减少外科大手术，风湿性心脏病、心房颤动、髋关节固定术、人工置换心脏瓣膜手术等的静脉血栓发生率；②心肌梗死后辅助用药
禁忌证	①出血倾向或恶病质；②近期或预期开展中枢神经系统、眼部或导致大面积开放性创面的创伤性手术患者；③与以下相关出血倾向：胃肠道、泌尿生殖道或呼吸道的活动性溃疡或明显出血；中枢神经系统出血；脑动脉瘤，主动脉夹层动脉瘤；心包炎、心包积液；感染性心内膜炎；④脊髓穿刺及其他可能导致无法控制出血的诊断措施和治疗方法；⑤主要区域阻滞麻醉或腰椎麻醉；⑥严重高血压；⑦先兆流产；⑧妊娠期禁用
注意事项	①个体差异较大，治疗期间应严密观察病情，并依据凝血酶原时间 INR 值调整用量。治疗期间还应严密观察口腔黏膜、鼻腔、皮下出血及大便隐血、血尿等，用药期间应避免不必要的手术操作，择期手术者应停药 7d，急诊手术者需纠正 INR 值 ≤ 1.6，避免过度劳累和易致损伤的活动；②若发生轻度出血，或凝血酶原时间已显著延长至正常的 2.5 倍以上，应即减量或停药。严重出血可静脉注射维生素 K_1 10~20mg，用以控制出血，必要时可输全血、血浆或凝血酶原复合物；③由于本品系间接作用抗凝药，半衰期长，给药 5~7d 后疗效才可稳定，因此，维持量足够与否务必观察 5~7d 后方能定论；④尽量避开 CYP2C9、CYP1A2 或 CYP3A4 的抑制剂和诱导剂，饮食结构需要相对稳定

128. 肝素钠的作用机制及使用方法是什么？适应证、禁忌证及注意事项有哪些？

肝素钠的作用机制、使用方法、适应证、禁忌证及使用注意事项详见表 2-11。

表 2-11 肝素钠药物说明

药物说明	肝素钠
作用机制	主要通过抗凝血酶Ⅲ结合，来增强抗凝血酶Ⅲ对活化的Ⅱ、Ⅸ、Ⅹ、Ⅺ和Ⅻ凝血因子的抑制作用，从而阻止血小板聚集，和破坏、防碍凝血酶活性，从而发挥抗凝作用
使用方法	
VTE 预防	5 000U，皮下注射，1 次 /8h
VTE 治疗	静脉给药，负荷剂量 80U/kg，继以 18U/(kg·h) 输注。治疗目标为使活化部分凝血活酶时间（activated partial thromboplastin Time，APTT）达到 2.0~2.5 倍正常值
适应证	①用于防治血栓形成或栓塞性疾病（如心肌梗死、血栓性静脉炎、肺栓塞等）；②各种原因引起的弥散性血管内凝血；③也用于血液透析、体外循环、导管术、微血管手术等操作中及某些血液标本或器械的抗凝处理
禁忌证	①对肝素过敏者；②有自发出血倾向者；③血液凝固迟缓者（如血友病、紫癜、血小板减少）；④溃疡病者；⑤创伤者；⑥产后出血者；⑦严重肝功能不全者
注意事项	在开始治疗后的最初的 24h 内每 4~6h 监测 APTT，根据 APTT 调整剂量，使 APTT 在 24h 之内达到并维持于正常值的 1.5~2.5 倍。达到稳定治疗水平后，改为每天监测一次 APTT

129. 低分子肝素的作用机制及使用方法是什么？适应证、禁忌证及注意事项有哪些？

低分子肝素的作用机制、使用方法、适应证、禁忌证及使用注意事项详见表 2-12。

表 2-12　低分子肝素药物说明

药物说明	低分子肝素
作用机制	低分子肝素是由普通肝素，解聚并裂解为分子量为 1 000 到 12 000 道尔顿的组分。它有以下特点：①皮下注射吸收比肝素快而规则，药动学特征更具可预见性，生物利用度 90%；②与 AT Ⅲ形成复合物后，选择性抑制Ⅹa 活性；③与肝素相比具有以下特点：a. 血小板减少症发生率低于肝素。b. 出血发生率低于肝素，肾功能不全患者仍需要监测活化部分凝血激酶时间。c. 骨质疏松发生率低于肝素
使用方法	
VTE 预防	皮下注射，2 000~5 000Axa IU，1 次 /d 或 2 000~2 500Axa IU，2 次 /d
VTE 治疗	皮下注射，100Axa IU/kg，1 次 /12h
适应证	①预防手术有关的血栓形成；②用于血液透析和体外循环，起到抗凝作用；③治疗急性深静脉血栓；④缓解、治疗急性不稳定型心绞痛、非 Q 波心肌梗死
禁忌证	①对肝素及低分子肝素过敏；②严重凝血障碍；③有低分子肝素或肝素诱导的血小板减少症史；④活动性消化道溃疡或有出血倾向的器官损伤；⑤急性感染性心内膜炎，心脏瓣膜置换术所指的感染除外；⑥严重的肾功能损害；⑦出血性脑卒中；⑧难以控制的动脉高压
注意事项	①如因应用过量引起出血，可用鱼精蛋白拮抗，鱼精蛋白 1mg 可中和该品 100Axa IU；②当该品与下列药物共同使用时应注意：口服抗凝剂，溶栓剂，用于抗血小板凝集剂量的乙酰水杨酸（用于治疗不稳定型心绞痛及非 Q 波心肌梗死），糖皮质激素（全身用药）

130. 达比加群酯的作用机制及使用方法是什么？适应证、禁忌证及注意事项有哪些？

达比加群酯的作用机制、使用方法、适应证、禁忌证及使用注意事项详见表 2-13。

表 2-13　达比加群酯药物说明

药物说明	达比加群酯
作用机制	达比加群酯是一种新型的合成的直接凝血酶抑制剂，本身无药理活性，但在体内可转化为达比加群酯，后者可竞争性直接抑制凝血酶的活性位点，阻止纤维蛋白原活化为纤维蛋白、同时抑制活化因子Ⅴ、活化因子Ⅷ、活化因子Ⅸ、活化因子ⅩⅢ以及血小板激酶活化受体等，从而发挥抗凝作用。达比加群酯可以从纤维蛋白 - 凝血酶结合体上解离，发挥可逆的抗凝作用
使用方法	
VTE 预防	150mg，口服，2 次 /d
VTE 治疗	150mg，口服，2 次 /d；存在高出血风险的患者，110mg，口服，2 次 /d
适应证	预防存在以下一个或多个危险因素的成人非瓣膜性心房颤动患者的卒中和全身性栓塞：先前曾有脑卒中、短暂性脑缺血发作或全身性栓塞；左心室射血分数 =2 级；年龄 ≥ 75 岁；年龄 ≥ 65 岁，且伴有以下任一疾病：糖尿病、冠心病或高血压
禁忌证	①重度肾功能不全（Ccr<30ml/min）；②联合应用任何其他抗凝药物；③有预期会影响存活时间的肝功能不全或肝病；④联合使用环孢菌素、全身性酮康唑、伊曲康唑、他克莫司和决奈达隆；⑤机械人工瓣膜；⑥ P- 糖蛋白的诱导剂或抑制剂（如：胺碘酮、奎尼丁或维拉帕米）；⑦临床上显著的活动性出血或有大出血显著风险的病变或状况

续表

药物说明	达比加群酯
注意事项	以下因素与达比加群酯血药浓度增高有关：肾功能下降（Ccr 30~50ml/min）、年龄≥75岁、低体重<50kg或联合使用强效P-糖蛋白抑制剂（如：胺碘酮、奎尼丁或维拉帕米）

131. 利伐沙班的作用机制及使用方法是什么？适应证、禁忌证及注意事项有哪些？

利伐沙班的作用机制、使用方法、适应证、禁忌证及使用注意事项详见表2-14。

表2-14 利伐沙班药物说明

药物说明	利伐沙班
作用机制	Xa因子选择性抑制剂
使用方法	
VTE预防	10mg，口服，1次/d
VTE治疗	15mg，口服2次/d，3周后20mg，口服1次/d
适应证	①用于择期髋关节或膝关节置换手术成年患者，以预防静脉血栓形成；②用于治疗成人静脉血栓形成（DVT），降低急性DVT后DVT复发和肺栓塞的风险；③用于具有一种或多种危险因素（例如：充血性心力衰竭、高血压、年龄≥75岁、糖尿病、脑卒中或短暂性脑缺血发作病史）的非瓣膜性房颤成年患者，以降低脑卒中和全身性栓塞的风险
禁忌证	①Ccr<30ml/min；②伴有凝血异常和临床相关常出现风险的肝病患，包括Child-Pugh B级和C级的肝硬化患者；③CYP3A4和P-糖蛋白强抑剂或诱导剂；④孕妇及哺乳期妇女禁用；⑤临床上显著的活动性出血或有大出血显著风险的病变或状况
注意事项	①对于中度肝损害（Child-Pugh B级）的肝硬化患者，如果不伴有凝血异常，可以谨慎使用利伐沙班；②与其他药物的相互作用：吡咯抗真菌药（例如酮康唑、伊曲康唑、伏立康唑和泊沙康唑）

132. 阿哌沙班的作用机制及使用方法是什么？适应证、禁忌证及注意事项有哪些？

阿哌沙班的作用机制、使用方法、适应证、禁忌证及使用注意事项详见表2-15。

表2-15 阿哌沙班药物说明

药物说明	阿哌沙班
作用机制	Xa因子选择性抑制剂
使用方法	
VTE预防	2.5mg，口服，2次/d
VTE治疗	10mg，2次/d，连用7d后改为5mg，口服，2次/d
适应证	用于髋关节或膝关节择期置换术的成年患者，预防静脉血栓栓塞事件
禁忌证	①Ccr<25ml/min；②ALT或AST>2倍ULN；③总胆红素>1.5倍ULN；④CYP3A4和P-糖蛋白强抑剂或诱导剂

注：ALT表示丙氨酸转氨酶；AST表示天冬氨酸转氨酶

133. 艾多沙班的作用机制及使用方法是什么？适应证、禁忌证及注意事项有哪些？

艾多沙班的作用机制、使用方法、适应证、禁忌证及使用注意事项详见表 2-16。

表 2-16　艾多沙班药物说明

药物说明	艾多沙班
作用机制	Xa 因子选择性抑制剂
使用方法	
VTE 预防	60mg，口服，1 次 /d
VTE 治疗	肠外抗凝至少 5~10d，然后改为 60mg 口服，1 次 /d（Ccr 30~50ml/min 或体重<60kg 或使用 P- 糖蛋白抑制剂的患者需减量到 30mg，1 次 /d）
适应证	①用于伴有一个或多个风险因素（如充血性心力衰竭、高血压、年龄 ≥ 75 岁、糖尿病、既往脑卒中或短暂性脑缺血发作病史）的非瓣膜性房颤成人患者，预防脑卒中和体循环栓塞；②用于治疗成人深静脉血栓和肺栓塞，以及预防成人深静脉血栓和肺栓塞复发
禁忌证	①伴有凝血障碍和临床相关出血风险的肝病患者；②具有大出血显著风险的病灶或病情，例如目前或近期患有胃肠道溃疡，存在出血风险较高的恶性肿瘤，近期发生脑部或脊椎损伤，近期接受脑部、脊椎或眼科手术，近期发生颅内出血，已知或疑似的食管静脉曲张，动静脉畸形，血管动脉瘤或重大脊椎内或脑内血管畸形；③无法控制的重度高血压；④禁用任何其它抗凝剂的伴随治疗，例如 UFH、低分子肝素（依诺肝素、达肝素等）、肝素衍生物（磺达肝癸钠等）、口服抗凝剂（华法林、达比加群酯、利伐沙班、阿哌沙班等）；⑤妊娠和哺乳期妇女；⑥ Ccr<30ml/min；⑦ P- 糖蛋白强抑剂或诱导剂
注意事项	① Ccr 30~50ml/min 或体质量<60kg 或使用 P- 糖蛋白抑制剂的患者需减量到 30mg，1 次 /d；②存在 1 种或 1 种以上下列临床因素患者的推荐剂量：30mg，1 次 /d；③肾功能损害：中度或重度（Ccr 15~50ml/min）；④低体重：≤ 60kg；⑤ P- 糖蛋白抑制剂：环孢素、决奈达隆、红霉素、酮康唑

134. 抗凝药物皮下注射的工具该如何选择？

皮下抗凝剂注射针头越长，注射至肌肉层的风险也就越大。目前除预灌式注射器外，皮下注射抗凝剂时，应根据患者个体体型、生理特点和抗凝剂剂型合理选择注射工具。但是对于儿童和消瘦患者，尽可能选择短的针头，捏皮注射时严格把握进针角度和深度，以降低肌内注射风险。

预灌式注射器主要由玻璃针管（中性玻璃）、活塞（橡胶）、针帽（橡胶）、推杆和 / 或注射针组成，其优势在于有完好密封的包装系统、高精度微量灌装，剂量准确，应用方便。目前，预灌式抗凝剂均为带注射针产品，针头长度和外径较普通 1ml 注射器短小，安全性高、耐受性好，不同的预灌式抗凝剂之间针头规格参数差别不大。

135. 药物皮下注射部位该如何选择？

根据指南，不同的注射部位药液吸收速度是不同的，依次为腹部>上臂>大腿>臀部。但是儿童患者因腹部区域皮下组织层比较薄，因此对于儿童患者注射部位最好选择臀部或大腿。

136. 腹壁皮下注射部位如何定位，有何优点？

腹壁皮下注射定位点位于上自左右肋缘下 1cm，下至耻骨联合上 1cm，左右至脐周 10cm 以内区域（但注意需避开脐周 2cm 以内区域）。其优点在于腹部皮下组织层较厚，可降低药液外渗风险；所含神经纤维较少，痛感相对较轻；注射面积大、药物吸收快、不受运动影响；易被患者接受，便于操作。

137. 大腿皮下注射部位如何定位，有何优点？

大腿皮下注射定位点位于大腿前外侧上 1/3 区域。其优点为此处皮下组织较厚，痛觉敏感度较低，远离大血管和神经，相对大腿其他部位较为安全。

138. 臀部皮下注射部位如何定位，有何优点？

臀部皮下注射定位点位于过臀裂顶点水平线与过髂嵴最高点垂直平分线相交而成的外上方 1/4 区域。其优点在于臀部区域皮下脂肪丰富，血管分布较少，这有助于减少注射时的疼痛感，适合注射较大剂量的药物，且药物吸收速度适中，有利于药物的稳定释放。

139. 上臂皮下注射部位如何定位，有何优点？

上臂皮下注射定位点位于上臂外侧中 1/3 区域。优点：皮下组织较厚，发生肌内注射风险较低。

140. 皮下注射时体位有哪些要求？

目前根据文献、指南等推荐，皮下注射药物最常见的体位主要包括平卧位、坐位。平卧位通常适合腹部或大腿的注射，而坐位通常适用于上臂或腹部的注射。患者可以选择坐位或平卧位，这取决于个人的舒适度和注射部位。

141. 皮下注射时各部位注射时的要求有哪些？

（1）腹部皮下注射时操作注意事项

腹部：当皮下注射腹部时，该部位的皮肤松弛，容易捏起形成褶皱，使药物直接注射患者皮下，从而减少皮下出血以及疼痛。腹部注射时，患者应屈膝仰卧位，嘱患者放松腹部。

（2）上臂外侧注射皮下注射时操作注意事项

上臂外侧注射：目前临床常见皮下注射体位为平卧位、坐位。当患者平卧位进行皮下注射时，三角肌能够完全放松；而患者坐位时，上臂自然下垂、上臂叉腰及上臂外展 90°（置于椅背）。叉腰姿势在一定程度能够解决上臂自然下垂的操作难度，但是这个体位需要患者高度配合；而上臂外展 90°（置于椅背）既有利于上臂外侧皮下和肌肉组织放松，又不影响注射角度，且患者易于接受，摆放时应嘱患者放松肩部。操作前护士应考虑患者衣袖松紧度和厚度等影响注射部位暴露的因素。

142. 成人皮下注射进针角度为多少？

成人皮下组织厚度与性别、身体部位和体重指数有关，不同成人之间皮下组织厚度有很大差异。中国人群皮肤与皮下脂肪厚度情况与其他国家类似，皮肤平均厚度：上臂 1.91mm，腹壁 2.47mm；皮下脂肪平均厚度：上臂 7.23mm，腹壁 12.14mm。因此，无论是上臂还是腹壁注射，均建议医务人员提捏患者皮肤进行穿刺。

（1）传统皮下注射穿刺方法：一只手绷紧局部皮肤，另一只手持注射器，以食指固定针栓，针头斜面向上，与皮肤呈 30°~40°，将针梗的 1/2~2/3 快速刺入皮下。但是在目前临床操作中我们发现，针头呈锐角斜刺，针尖斜面透过真皮层的距离较长，因此会无形中扩大损伤区域面积而增加疼痛，而且进针的深度和角度不易掌握；斜刺法内外注射点位置不一样，某些深部出血部位不易被察觉，发现时常出现局部瘀斑、硬结。

（2）垂直皱褶注射法：捏起注射部位，使皮下细小血管松弛弯曲，不易受到破坏，并且局部皮下间隙增大，有利于与肌肉层分开，使药物完全进入深层皮下组织，有利于药物吸收，同时可防止针头刺入肌层引起患者的疼痛和注射部位出血；易于把握进针深度，缩短进针行程，减少对腹壁皮下组织损伤；易于固定针头位置，防止针头移位；组织内外穿刺点在同一垂直线上，按压皮肤表面穿刺点的同时，能够对深部组织穿刺路径起到压迫作用。

（3）总结：左手拇指、示指相距 5~6cm，提捏患者的皮肤成一皱褶，右手持注射器以执笔姿势，于皱褶的最高点垂直进针。

143. 皮下注射前是否需要抽回血？

皮下组织是由结缔组织和脂肪小叶共同构成，结构疏松，很少有毛细血管通过。临床操作时左手全程提捏皮肤，右手垂直进针，很难抽回血，如果换另一只手操作，容易导致注射器的针尖移位，加重患者组织损伤，注射前不抽回血。

144. 皮下注射速度及拔针有无要求？

延长皮下注射持续时间可促进药物吸收，减少皮下出血和皮下硬结的发生，但注射的速度过慢则增加护理工作量，同时也增加了患者的疼痛和焦虑。现有研究建议，注射过程中采用推注时间为 10s，然后停留 10s 的方法，可明显减少注射部位皮下出血发生率和出血面积。建议持续匀速注射 10s，注射后停留 10s，然后再快速拔针。

145. 注射后是否需要按压？

传统皮下注射拔针后用无菌棉签按压穿刺点片刻，但按压不当（时间过短、时间过长、用力较大等）均易引起毛细血管破裂出血。预灌式注射剂针头较普通 1ml 注射器短、细，且创伤较小，通过预留空气方式封堵注射器的乳头，在防止针芯药液浪费的同时，可以避免组织内药液的溢出和拔针时残余药液渗入皮下组织。有研究报道，按压 3~5min 能明显降低穿刺部位出血的风险。另有文献报道，长时间（>10min）按压后出血发生率呈下降趋势，但护士对过长时间按压难以实施，临床上常指导患者或家属自己按压。但是由于患者或家属按压力度、时间很难掌握，易造成相反结果。建议拔针后无需按压。如有穿刺点出血或存在渗液情况，应以穿刺点为中心，垂直向下按压 3~5min。

146. 注射后注射部位需要热敷或理疗？

皮下出血的发生与药物注入肌肉层有直接关系，为了避免皮下出血的发生，必须在注射时提起患者局部的皮肤，使之形成一个皱褶，并且在注射过程中始终保持皮肤皱褶，同时针头必须垂直进入患者的皮下组织，避免进入肌肉层。为避免皮下出血或硬结，注射后禁忌对患者注射的部位进行热敷、理疗或者用力在注射处按揉。抗凝药物注射后禁止在注射处进行热敷或理疗。

147. 注射部位皮下出血的原因有哪些?

皮下出血的原因主要包括以下几个方面。

(1)因抗凝剂本身具有抑制凝血因子活性的作用,操作稍有不慎,易引起出血风险。

(2)注射时针头未垂直刺入患者的皮肤而是成角度刺入,延长注射器针头在组织内行程,增加针头与皮肤和皮内接触面积,扩大组织损伤面积。

(3)腹壁皮下组织薄的成人或者儿童,当进针过深刺入肌层,会造成不必要的组织损伤。临床表现为:瘀点(<2mm)、紫癜(3~5mm)、瘀斑(>5mm)、血肿(深部出血伴或不伴有皮肤隆起)。

148. 皮下出血的处理方法有哪些?

(1)用记号笔标记患者皮下出血范围,严密观察并记录在护理记录上。

(2)临床上可使用治疗皮下瘀斑的药物,如硫酸镁湿敷贴、水胶体敷料、云南白药、多磺酸粘多糖乳膏等。硫酸镁湿敷贴主要利用其高渗透压平衡原理,能缓解组织损伤后的反应;水胶体敷料通过减轻肿胀和疼痛,防止组织坏死而发挥作用;云南白药能有效减少皮下出血,同时抑制炎性物质释放;多磺酸粘多糖乳膏能防止浅表血栓形成,阻止局部炎症发展并加速皮下出血吸收。

149. 注射部位疼痛因素有哪些?

影响患者疼痛因素包括:本身基础疾病、注射周围环境、注射部位、针头型号(长度、直径)、针头/药液与皮肤间温度差、消毒液刺激、进针角度、进针时呼吸时相、注射剂量以及注射时间等。而对于儿童患者,特别是有过注射经历的患儿,注射部位的疼痛感和针头尖锐部分带来的视觉感均会使患儿产生抵触情绪,且陪同家长人数多也会增加患儿的恐惧感。

150. 注射部位疼痛处理方法有哪些?

(1)非预灌式注射剂注射时,宜选择长度最短、外径最小的针头。

(2)注射时避开毛囊的根部。

(3)复合碘棉签消毒并完全待干后再进行注射。

(4)针头距离患者的皮肤高度适中,以腕部力量进行快速穿刺,进针时应轻、稳、准。

(5)注射过程中若患者感觉注射部位疼痛剧烈或持续疼痛时,应检查和评价注射方法是否得当。

(6)儿童患者应限制家长陪同人数,最好是1~2名,同时教会患儿家长注射过程中如何配合转移患儿的注意力。

151. 肿瘤患者注射抗凝药物过敏时临床表现有哪些,存在过敏反应怎么处理?

(1)肿瘤患者注射抗凝药物过敏时临床表现有哪些?

对于肿瘤患者其过敏原可为肝素类制剂或预灌式注射器中的橡胶组件。局部过敏症状主要包括皮疹,同时伴有瘙痒、麻木感;全身性过敏症状较为罕见,低分子肝素的全身反应主要为HIT。

(2)肿瘤患者注射抗凝药物过敏时该如何处理?

当患者存在抗凝药物过敏时的处理方法包括以下几个方面。

1)注射前充分评估患者的过敏史,存在肝素类药物过敏或HIT病史者禁用该类药物。

2)注射后发生HIT患者,可选择阿加曲班等非肝素类抗凝药物,需停用低分子肝素并选择替代抗凝用药。

3)对于皮疹瘙痒明显者,可局部使用糖皮质激素类药物;含有桉叶油、薄荷油、薰衣草油等成分的退热贴,外用时可在降低患者局部皮温、减慢神经传导速率,兼有止痒、止痛、化瘀、消肿的作用。

152. 皮下注射时,发生弯针、断针的原因以及处理方法?

(1)皮下注射时弯针、断针发生原因有哪些?

弯针、断针的原因包括以下几个方面。

1)注射前包装分离和预灌式注射剂取出方法不当,导致针头弯曲。

2)注射时体位摆放不当,局部肌肉张力较高。

3)注射过深,导致针头弯曲或针体折断。

4)在注射过程中患者扭动身体。根据断针外露程度,分为断端部分显露于皮肤、断端与皮肤相平或断端全部没入皮肤下。

(2)皮下注射时弯针、断针时医务人员处理方法主要包括以下几个方面。

1)心理护理:首先进行安慰患者,让其保持原有体位,防止断针向肌肉或深部组织陷入。

2)不能采取抠、挤等方法,造成局部组织红肿、破溃,加重取针难度和局部组织感染,甚至导致断端针头游走、移位。

3)断针部分显露于皮肤外,护士可用无菌镊子或止血钳将断针拔出;断端与皮肤相平,且断面可见时,可用左手拇、示二指垂直向下,按压断针周围的皮肤使之下陷,使断面露出皮肤,右手持无菌镊子拔出;断端完全没于皮下或肌层时,可在X线定位下,局部切开取出。

153. 中医药在肿瘤相关静脉血栓栓塞预防中的作用如何?

中医对深静脉血栓的认识较为久远,历代古籍曾根据其发热、肿胀、疼痛和静脉曲张的特点将深静脉血栓论述为“股肿”“恶脉”“脉痹”“血瘤”“瘀血流注”等。1994年,《中医病症诊断疗效标准》正式将下肢深静脉血栓形成统一命名为“股肿”。其发病机制考虑为气血亏虚、瘀血阻络,辨证论治分为气滞血瘀证、脾肾阳虚证和湿热下注证等,预防和治疗总纲为益气、活血、化瘀。在预防下肢深静脉血栓方面,中医物理方法(如针灸、穴位贴敷、推拿按摩等)、中医药物预防(如中药复方加味桃红四物汤、中成药制剂丹参川芎嗪注射液、中药外敷、中药熏洗、定向透药等)以及五音疗法等均被报道具有一定作用。一篇关于中西医预防下肢骨科术后深静脉血栓形成的Meta分析显示,与接受标准西医预防的对照组952例患者相比,接受中草药或中药联合西药预防措施的实验组910例患者,深静脉血栓发生率显著降低(RR=0.40;95%CI:0.30~0.54,(P<0.01),D-二聚体水平更低(P=0.01),皮下血肿发生率更低(P<0.01),而两组的凝血酶原时间和活化部分凝血酶原时间水平无统计学差异(P值分别为0.98和0.75),提示中医在一定程度上可以预防下肢骨科术后深静脉血栓形成。关于中医药在肿瘤相关静脉血栓栓塞预防中的作用,目前研究的文献质量普遍不高,且多为小样本量临床试验,仍需更多高质量、大样本和多中心的随机对照临床试验予以进一步证实。

参考文献

[1] 赵娜, 丁宁, 朱蓉. 不同肿瘤分期肺癌合并下肢静脉血栓患者的炎症因子、凝血及纤溶指标表达水平的差异及其与疾病的相关性分析 [J]. 临床和实验医学杂志, 2023, 22 (5): 457-461.

[2] MAHAJAN A, BRUNSON A, WHITE R, et al. The epidemiology of cancer-associated venous thromboembolism: an update [J]. Semin Thromb Hemost, 2019, 45 (04): 321-325.

[3] GERVASO L, DAVE H, KHORANA A A. Venous and arterial thromboembolism in patients with cancer: JACC: CardioOncology state-of-the-art review [J]. JACC CardioOncol, 2021, 3 (2): 173-190.

[4] FALANGA A, AY C, DI NISIO M, et al. Venous thromboembolism in cancer patients: ESMO Clinical Practice Guideline [J]. Ann Oncol, 2023, 34 (5): 452-467.

[5] FAGE D, FRERE C, CONNORS J M, et al. 2022 international clinical practice guidelines for the treatment and prophylaxis of venous thromboembolism in Patients with cancer, induding patients with COVID-19 [J]. Lancet Oncol, 2022, 23 (7): e334-e347.

[6] BROWN C, BRANDT W, WANG T F, et al. Incidence of recurrent venous thromboembolism and bleeding complications in patients with cancer and iso1ated distal deep vein thrombosis [J]. Thromb Res, 2023, 228: 81-84.

[7] LADERMAN L, SREEKRISHNANILAYAM K, PANDEY R K, et al. Venous thromboembolism in metastatic pancreatic cancer [J]. Eur J Haematol, 2023, 110 (6): 706-714.

[8] POSCH F, RIEDL J, REITTER E M, et al. Dynamic assessment of venous thromboembolism risk in patients with cancer by longitudinal D-Dimer analysis: a prospective study [J]. J Thromb Haemost, 2020, 18 (6): 1348-1356.

[9] MAHAJAN A, BRUNSON A, ELDREDGE J, et al. Incidence and outcomes associated with 6, 841 isolated distal deep vein thromboses in patients with 13 common cancers [J]. Thromb Haemost, 2022, 122 (8): 1407-1414.

[10] MULDER F I, HORVÀTH-PUHÓ E, VAN Es N, et al. Venous thromboembolism in cancer patients: a population-based cohort study [J]. Blood, 2021, 137 (14): 1959-1969.

[11] 韩秀鑫, 初同伟, 董扬, 等. 中华医学会骨科学分会骨肿瘤学组. 中国骨肿瘤大手术静脉血栓栓塞症防治专家共识 [J]. 中华骨与关节外科杂志, 2020, 13 (5): 353-360.

[12] ZHAI N, LIU J, XU P, et al. Pulmonary metastasis of distal eholan-giocarcinoma with multiple cavities in bilateral lungs: a case report [J]. Cancer, 2020, 11 (10): 2998-3000.

[13] 马海英, 沈云. 年龄对非高危肺血栓栓塞症严重程度的影响 [J]. 中国老年学杂志, 2019, 39 (10): 2382-2385.

[14] 熊秦, 王万州, 罗小云, 等. 手术患者合并静脉血栓栓塞症的危险因素分析 [J]. 医学研究杂志, 2023, 52 (8): 79-83.

[15] 王秋桐, 吴爽, 杨艳梅, 等. 非小细胞肺癌患者凝血功能指标与肿瘤标志物的相关性及其对患者合并静脉血栓栓塞症、远端转移的诊断价值研究 [J]. 实用心脑肺血管病杂志, 2022, 30 (10): 40-46.

[16] 陈星, 解卫平, 岳朝丽, 等. 抗肿瘤治疗的肺腺癌患者发生静脉血栓栓塞的情况及危险因素分析 [J]. 中国肺癌杂志, 2023, 26 (6): 439-448.

[17] KRZYZANIAK H, YOU D Z, MOSCA G, et al. Venous thromboembolism rates in patients with bone and soft tissue sarcoma of the extremities following surgical resection: a systematic review [J]. J Surg Oncol, 2021, 124 (3): 390-399.

[18] BECATTINI C, AGNELLI G. Acute treatment of venous thromboembolism [J]. Blood, 2020, 135 (5): 305-316.

[19] ASHRANI A A, GULLERUD R E, Petterson T M, et al. Risk factors for incident venous thromboembolism in active cancer patients: a populationbased case-control study [J]. Thromb Res, 2016, 139: 29-37.

[20] 谢瑞杰, 陈仕鹏, 李俊明, 等. 肿瘤患者静脉血栓栓塞症的危险因素分析 [J]. 中国医药导报, 2021, 18 (5): 105-108.

[21] GUY J B, BERTOLETTI L, MAGNÉ N, et al. Venous thromboembolism in radiation therapy cancer patients: findings from the RIETE registry [J]. Crit Rev Oncol Hematol, 2017, 113: 83-89.

[22] LI X, WANG G, YAN K, et al. The incidence, risk factors, and patterns of peripherally inserted central catheter-related venous thrombosis in cancer patients followed up by ultrasound [J]. Cancer Manag Res, 2021, 13: 4329-4340.

[23] DE MAESENEER M G, KAKKOS S K, AHERNE T, et al. 2022 年欧洲血管外科学会 (ESVS) 下肢慢性静脉疾病管理临床实践指南 (全译)[J]. 中华血管外科杂志, 2023, 08 (1): 76-158.

[24] STREIFF M B, HOLMSTROM B, ANGELINI D, et al. Cancer-associated venous thromboembolic disease, version 2.

2021, NCCN Clinical Practice Guidelines in Oncology. J Natl Compr Canc Netw, 2021, 19 (10): 1181-1201.

[25] LYMAN G H, BOHLKE K, KHORANA A A, et al. Venous thromboembolism prophylaxis and treatment in patients with cancer: american society of clinical oncology clinical practice guideline update 2014 [J]. J Clin Oncol, 2015, 33 (6): 654-656.

[26] 植艳茹, 李海燕, 陆清声. 住院患者静脉血栓栓塞症预防护理与管理专家共识 [J]. 解放军护理杂志, 2021, 38 (6): 17-21.

[27] 徐玉红. 踝泵运动在预防深静脉血栓形成中的应用价值 [J]. 当代医药论丛, 2019, 17 (12): 55-57.

[28] 赵利, 郭玉君, 娜几娜·吾格提, 等. 新疆维吾尔族居民饮食特点与静脉血栓栓塞症的相关性研究 [J]. 新疆医科大学学报, 2016, 39 (11): 1377-1381.

[29] 尹荣荣. 足浴疗法预防胃肠外科恶性肿瘤术后患者深静脉血栓形成的效果评价 [D]. 苏州: 苏州大学, 2017.

[30] TAMOWICZ B, MIKSTACKI A, URBANEK T, et al. Mechanical methods of venous thromboembolism prevention: from guidelines to clinical practice [J]. Pol Arch Intern Med, 2019, 129 (5): 335-341.

[31] DUFFETT L. Deep Venous Thrombosis [J]. Ann Intern Med, 2022, 175 (9): ITC129-ITC144.

[32] 任振虎, 陈铭韬, 吴汉江等. 头颈肿瘤围术期静脉血栓栓塞症防治中国专家共识 [J]. 中国口腔颌面外科杂志, 2024, 22 (1): 1-9.

[33] 陈红, 张春瑾, 瞿茜, 等. 术中静脉血栓栓塞症非药物预防的证据总结 [J]. 中国护理管理, 2023, 23 (10): 1532-1538.

[34] 黎张双子, 李均凤, 崔安妮, 等. 成人 ICU 患者深静脉血栓预防及管理的最佳证据总结 [J]. 护士进修杂志, 2023, 38 (17): 1592-1597.

[35] 邵欣, 李欣, 旷璐, 等. 围手术期患者静脉血栓栓塞症预防与管理的循证护理实践 [J]. 中国护理管理, 2023, 23 (9): 1344-1349.

[36] 张雨嫣. ICU 内不同体位下行肢体气压泵治疗对深静脉平均血流速度的影响 [D]. 扬州: 扬州大学, 2022.

[37] 倪静. 气压治疗仪对股骨骨折术后患者护理中凝血指标和下肢肿胀及疼痛情况的影响分析 [J]. 医疗装备, 2023, 36 (2): 120-122.

[38] 戴琪, 李方, 张筱童, 等. 弹力袜在围术期静脉血栓栓塞症防治中的最佳证据总结 [J]. 护理学报, 2022, 29 (23): 45-49.

[39] 马龙, 韩雪梅, 朴美花, 等. 不同加压弹力袜预防 ICU 老年脑卒中患者 DVT 效果比较 [J]. 护理学杂志, 2020, 35 (4): 47-49.

[40] 赵立环, 刘斯璐, 赵晓明, 等. 医用紧身服应用现状及发展趋势 [J]. 针织工业, 2023 (2): 54-59.

[41] 谷思琪, 皮红英, 宋咪, 等. 机械预防深静脉血栓形成的机制及应用研究综述 [J]. 解放军医学院学报, 2021, 42 (12): 1326-1329.

[42] 刘长城. 应用足底静脉泵或医用弹力袜预防人工关节置换术后下肢深静脉血栓形成 [J]. 山东医药, 2011, 51 (28): 76-77.

[43] LIM C S, DAVIES A H. Graduated compression stockings [J]. CMAJ, 2014, 186 (10): E391-398.

[44] SACHDEVA A, DALTON M, AMARAGIRI S V, et al. Graduated compression stockings for prevention of deep vein thrombosis [J]. Cochrane Database Syst Rev, 2014,(12): CD001484.

[45] 张红英, 宁宁, 陈佳丽, 等. 足底静脉泵预防髋膝关节置换术后深静脉血栓形成有效性的 meta 分析 [J]. 重庆医学, 2021, 50 (21): 3713-3719.

[46] 刘学红. 术中足底静脉泵联合弹力袜预防腹腔镜直肠癌根治患者深静脉血栓的实践研究 [D]. 青岛: 青岛大学, 2018.

[47] 陈红霞. 足底动静脉泵联合冷疗对全膝关节置换患者术后加速康复的效果研究 [D]. 济南: 山东大学, 2020.

[48] 王前伟, 李春民. 压力治疗在下肢深静脉血栓防治中的应用 [J]. 中国医药, 2018, 13 (10): 1589-1592.

[49] HAJIBANDEH S, HAJIBANDEH S, ANTONIOU G A, et al. Neuromuscular electrical stimulation for the prevention of venous thromboembolism [J]. Cochrane Database Syst Rev, 2017, 11 (11): CD011764.

[50] WILLIAMS K J, RAVIKUMAR R, GAWEESH A S, et al. A review of the evidence to support neuromuscular electrical stimulation in the prevention and management of venous disease [J]. Adv Exp Med Biol, 2017, 906: 377-386.

[51] 聂晓奇, 郭宇宏, 程刚, 等. 神经肌肉电刺激术预防自发性脑出血患者下肢深静脉血栓临床研究 [J]. 中国现代神经疾病杂志, 2020, 20 (8): 710-714.

[52] 随时, 王文波. 神经肌肉电刺激预防下肢深静脉血栓 [J]. 中国矫形外科杂志, 2019, 27 (21): 1974-1977.

[53] 张昉, 孙智晶. 神经肌肉电刺激预防深静脉血栓研究进展 [J]. 现代妇产科进展, 2017, 26 (8): 634-636.

[54] 吴晓臣, 李海燕. 电刺激用于静脉血栓栓塞症预防的应用进展 [J]. 血管与腔内血管外科杂志, 2023, 9 (3): 333-337.
[55] STREIFF M B, AGNELLI G, CONNORS J M, et al. Guidance for the treatment of deep vein thrombosis and pulmonary embolism [J]. J Thromb Thrombolysis, 2016, 41 (1): 32-67.
[56] ZAKAI N A, WALKER R F, MACLEHOSE R F, et al. Impact of anticoagulant choice on hospitalized bleeding risk when treating cancer-associated venous thromboembolism [J]. J Thromb Haemost, 2018, 16 (12): 2403-2412.
[57] DHAMI S P S, PATMORE S, O′ SULLIVAN J M. Advances in the management of cancer-associated thrombosis [J]. Semin Thromb Hemost, 2021, 47 (02): 139-149.
[58] STEVENS S M, WOLLER S C, KREUZIGER L B, et al. Antithrombotic therapy for VTE disease: second update of the CHEST guideline and expert panel report [J]. Chest, 2021, 160 (6): e545-e608.
[59] STEVENS S M, WOLLER S C, BAUMANN K L, et al. Executive summary: antithrombotic therapy for VTE disease: second update of the CHEST guideline and expert panel report [J]. Chest, 2021, 160 (6): 2247-2259.
[60] STREIFF M B, ABUTALIB S A, FARGE D, et al. Update on guidelines for the management of cancer-associated thrombosis [J]. Oncologist, 2021, 26 (1): e24-e40.
[61] 岑晨, 张苏展. 肿瘤相关静脉血栓栓塞症风险评估及一级预防的研究进展 [J]. 实用肿瘤杂志, 2021, 36 (4): 379-386.
[62] ORTEL T L, NEUMANN I, AGENO W, et al. American Society of Hematology 2020 guidelines for management of venous thromboembolism: treatment of deep vein thrombosis and pulmonary embolism [J]. Blood Adv, 2020, 4 (19): 4693-4738.
[63] 李宜瑶, 施举红. 肿瘤患者静脉血栓栓塞抗凝出血与复发风险研究进展 [J]. 中国肿瘤临床, 2020, 47 (24): 1287-1292.
[64] FERNANDES C J, MORINAGA L T K, ALVES J L, et al. Cancer-associated thrombosis: the when, how and why [J]. Eur Respir Rev, 2019, 28 (151): 180119.
[65] 中国临床肿瘤学会肿瘤与血栓专家委员会. 肿瘤相关静脉血栓栓塞症预防与治疗指南 (2019 版)[J]. 中国肿瘤临床, 2019, 46 (13): 653-660.
[66] MARTINEZ B K, SHETH J, PATEL N, et al. Systematic review and meta-analysis of real-world studies evaluating rivaroxaban for cancer-associated venous thrombosis [J]. Pharmacotherapy, 2018, 38 (6): 610-618.
[67] WANG J, CHENG Y, LEE Y Z, et al. Sonography and transthoracic echocardiography for diagnosis of systemic cardiovascular metastatic tumor thrombi [J]. J Ultrasound Med, 2016, 35 (9): 1993-2027.
[68] GOULD M K, GARCIA D A, WREN S M, et al. Prevention of VTE in nonorthopedic surgical patients: antithrombotic therapy and prevention of thrombosis, 9th ed: American college of Chest physicians evidence-based clinical practice guidelines [J]. Chest, 2012, 141: e227S-e277S.
[69] COHEN A T, WALLENHORST C, CHOUDHURI S, et al. A Novel Risk Prediction Score for Clinically Significant Bleeding in Patients Anticoagulated for Venous Thromboembolism with Active Cancer [J]. Thromb Haemost, 2024, 124 (4): 324-336.
[70] 樊敏, 陈鹏. 中医预防术后深静脉血栓形成研究进展 [J]. 实用中医药杂志, 2022, 38 (10): 1838-1840.
[71] ZHU S, SONG Y, CHEN X, et al. Traditional Chinese and western medicine for the prevention of deep venous thrombosis after lower extremity orthopedic surgery: a meta-analysis of randomized controlled trials [J]. J Orthop Surg Res, 2018, 13 (1): 79.

第三章

肿瘤患者深静脉血栓的诊治

第一节　临 床 表 现

154. 深静脉血栓的临床表现有哪些?

从现有资料来看,绝大部分(约 80%)的 DVT 是无症状的,不易被发现。有症状的 DVT 最常见的临床表现是单侧肢体肿胀和疼痛,站立、行走时进一步加重;此外,还可能出现皮肤颜色改变(皮肤发白和皮肤青紫)、皮温改变、浅静脉显露或曲张等表现。

DVT 的临床表现会随着发病时间的推移存在差异。根据发病时间,DVT 分为急性期、亚急性期和慢性期。急性期通常是指发病 14d 以内;亚急性期指发病 15~30d;慢件期是指发病 30d 以后。急性下肢 DVT 主要表现为患肢的突发肿胀、疼痛等,体检可见患肢呈凹陷性水肿、软组织张力增高及皮肤温度增高,在小腿后侧和 / 或大腿内侧、股三角区及患侧髂窝有压痛。发病 1~2 周后,患肢可出现浅静脉显露或扩张。当血栓位于小腿肌肉静脉丛时,Homans 征和 Neuhof 征呈阳性(Homans 征阳性:患肢伸直,足被动背屈时,引起小腿后侧肌群疼痛;Neuhof 征阳性:压迫小腿后侧肌群,引起局部疼痛)。严重的下肢 DVT,患者可出现“股青肿”。此外,静脉血栓一旦脱落,可随血流漂移、堵塞肺动脉主干或分支,根据肺循环障碍的不同程度引起相应肺栓塞的临床表现。慢性期可发展为血栓后综合征(post-thrombotic syndrome,PTS),出现慢性下肢静脉功能不全的临床表现,包括患肢的沉重、胀痛、静脉曲张、皮肤瘙痒、色素沉着、湿疹等,严重者出现下肢的高度肿胀、脂性硬皮病、经久不愈的溃疡,显著影响患者生活质量。

155. 人们常说的“股青肿”是什么呢?

“股青肿”是一种特殊类型的下肢深静脉血栓,也即下肢深静脉以及浅静脉出现急性进展的全程血栓,下肢的深、浅静脉堵塞,从而患侧下肢出现严重淤血、水肿,伴有受累静脉及其伴行动脉痉挛,这进一步加重患肢供血不足、皮肤温度降低等。临床上表现为患肢剧烈疼痛、肿胀明显、皮肤呈青紫色,甚至出现水疱、溃疡等,此外还会出现明显的全身反应,例如高热、休克等。“股青肿”是下肢深静脉血栓中最严重的情况,属于急症,血栓脱落再栓塞、肢体继发感染风险极高,需要尽快抗凝、抗感染和 / 或手术取栓、安置下降静脉滤网等治疗。

156. 深静脉血栓形成患肢皮肤容易感染吗?

DVT的症状与皮肤感染的症状有一定重叠,例如:皮肤红斑、局部肿胀、皮温改变等,有回顾性研究认为两者的发病确有一定比例的重叠。Heit等人的研究显示,在所有感染病例中,皮肤软组织感染与VTE的发生存在单因素相关,这与炎性血栓形成的病理生理基础是相符合的,具有一定的理论基础;相反的当出现DVT时,局部炎症反应造成皮肤屏障的破坏,进而也就增加了皮肤软组织机会性感染的风险。一旦局部感染和/或VTE出现,炎性反应、凝血瀑布反应之间相互促进,可能同时加重感染和栓塞的病情。因此,在临床上出现不明原因的皮肤软组织红肿、热痛等症状时,应积极进行鉴别诊断,不要忽略深静脉血栓可能合并存在的可能,及时有效的抗感染、控制局部炎症;一旦证实同时合并DVT存在时,应尽早积极、足量、足疗程的进行抗凝治疗。

157. 深静脉血栓形成会导致肢体溃烂吗?

严重的DVT可能导致静脉回流受阻、下肢淤血肿胀、动脉痉挛,使得肢体血供不足而缺氧,进而继发肢体溃疡甚至感染。此外,各种原因造成DVT治疗效果不佳、复发等,可能导致患者继发血栓后综合征(PTS),由于静脉系统受损,血液回流缓慢或者受阻,进而出现患肢的慢性缺氧,甚至可能导致肢体溃烂。由此可见,使受阻血管尽快通畅,也即DVT得到及时、有效、足疗程的抗凝治疗,必要时导管内溶栓、取栓等治疗,对减少DVT复发及PTS发生,改善DVT患者生活质量极为重要。

158. 深静脉血栓形成会导致肢体变黑吗?

急性DVT发生后,因肢体淤血、缺氧,导致色素沉着,肢体颜色变深,但如积极治疗,大部分患者的皮肤颜色会回复正常;但如治疗不及时、治疗效果不佳、DVT复发等,患肢静脉瓣功能受损,患肢慢性静脉淤血、外周毛细血管扩张,患肢缺血、缺氧,继而出现PTS,典型症状如患肢肿胀、疼痛、沉重感、乏力、皮肤瘙痒、肤色变深、肌肉痉挛等;典型体征如患肢皮肤凹陷性水肿、皮肤色素沉着、静脉湿疹、静脉曲张、皮肤脂肪硬化和大腿溃疡等。当DVT发展为PTS时,患肢慢性缺氧皮肤色素沉着,也会表现为皮肤变黑。

159. 发生深静脉血栓形成的肿瘤患者哪些情况下需要卧床休息?

无论是肿瘤患者还是非肿瘤患者,一旦出现急性DVT,且栓塞部位发生在近心端,也即急性近端DVT,则因新鲜血栓质地松软、易脱落,且局部肿胀、疼痛症状明显,如不恰当的活动、剧烈的挤压患处,可能导致栓子脱落,脱落的栓子可能造成再栓塞,引起更为严重的肺栓塞,可能危及生命;因此对于急性发作、快速进展的近端DVT,在急性期,应建议患者卧床、减少患肢活动,抬高患肢促进血液回流、减轻静脉淤血,避免挤压、揉搓、按摩等,应尽快充分给予抗凝治疗,密切观察病情变化,对抗凝治疗疗效进行评价,待患者症状缓解,血栓趋于稳定,则可在佩戴合适的血栓梯度压力袜的情况下,下床活动。

160. 发生深静脉血栓形成的肿瘤患者哪些情况下可以下床活动?

当急性DVT患者经评估,其血栓脱落风险减低后,应穿戴血栓梯度压力袜,尽早下床活动,这项举措有助于下肢静脉回流、降低长期卧床带来的血栓风险、促进静脉瓣功能的恢复以及患者机体功能恢复等,进而有效降低血栓后综合征的发生。具体而言，对于低危或中低危急性肺栓塞患者、远端 DVT 患者，只要开始抗凝治疗，就可尽早穿血栓梯度压力袜下床活动；对于中高危或高危肺栓塞患者、近端和全程下肢 DVT 患者，因其血栓脱落风险高，再次栓塞可能加重病情，甚至威胁生命，则建议卧床，抬高患肢，减少挤压和剧烈活动。一般充分抗凝治疗 5~7d 左右，可评估患者抗凝疗效后，对抗凝效果好，血栓脱落风险减低的患者，协助其穿戴合适的血栓梯度压力袜，逐渐恢复正常的日常活动。

161. 肿瘤患者深静脉血栓形成会自愈吗?

在机体内凝血和栓子的溶解实际上时时处于动态平衡状态，因此微小的深静脉血栓在体内纤溶系统的作用下，是有自愈可能的；此外，不能消退的血栓，阻塞静脉血管，进而刺激侧支循环的建立，而栓子在血管壁可能进一步机化变成瘢痕，一旦侧支循环建立完成，静脉淤滞的症状就会得到改善，因而患者会呈现好转的现象。

162. 肿瘤患者深静脉血栓形成会有后遗症吗?

对于未及时治疗、治疗效果不佳、未规范治疗复发的 DVT，可能出现 PTS，也即静脉炎后综合征或二次静脉淤血综合征，是常见的下肢 DVT 慢性并发症。主要表现为一系列慢性静脉功能不全的症状和体征：轻者仅表现为轻微的腿肿胀；严重者可能长期合并下肢剧痛、不可逆水肿、皮肤溃疡等(表 3-1、文末彩图 3-1)。

表 3-1　血栓后综合征典型临床症状和体征

症状	体征
疼痛	水肿
肿胀感	毛细血管扩张
痉挛	静脉扩张
沉重感	静脉曲张
疲劳	发红
瘙痒	发绀
感觉异常	色素沉着
烧灼痛	湿疹
静脉性跛行	小腿按压疼痛
	脂肪硬化
	白色萎缩
	开放性或愈合溃疡

普通人群的 DVT 年发病率为 1‰~3‰，而有 20%~50% 的 DVT 患者会发展为 PTS，其中 5%~10% 发展为严重 PTS，影响患者生活质量。而活动性肿瘤是引起 DVT 复发的重要独立风险因素，因此肿瘤患者罹患 DVT，继发 PTS 的发病率会更高。活动性肿瘤、妊娠、持续使用口服雌激素、男性、肥胖、DVT 再发、既往已形成的 PTS、永久性下腔静脉滤器植入、停止抗凝后存在残留 DVT、停止抗凝后持续高 D- 二聚体水平，DVT 高风险是 DVT 复发的风险因素，也是 PTS 的风险因素。研究显示活动性肿瘤患者在 DVT 治疗后，可能长时间存在高血栓风险的情况，而其中约 1/3 的这些患者可能出现 PTS。因此对于肿瘤患者更应该做到：积极预防 DVT 的发生；在急性期足量足疗程有效抗凝，避免血栓残留、血栓复发；尽早正确穿戴血栓梯度压力袜下

地活动；对活动期肿瘤患者延长抗凝治疗时间，动态评估、调整抗凝治疗方案，对改善肿瘤 DVT 患者预后十分重要。

163. 肿瘤患者肢体肿胀一定是深静脉血栓形成吗?

当肿瘤患者不明原因出现肢体肿胀，应该与低蛋白血症、淋巴回流障碍、心力衰竭、甲状腺功能减退、静脉曲张、感染等疾病进行鉴别。除此之外，肿瘤患者还应考虑是否存恶性肿瘤的转移、复发造成淋巴回流障碍、淋巴管炎、副瘤综合征等，是否因抗肿瘤药物的使用造成水钠潴留、纤维增生、自身免疫性皮炎、肌炎、血管炎或甲状腺功能减退等；引起的肢体肿胀的原因很多，因此当肿瘤患者出现肢体肿胀时，应该积极鉴别诊断，选择适当的检验检查手段明确诊断并治疗。

164. 怀疑发生深静脉血栓形成到医院门诊该挂什么科?

根据每个医院负责院内 DVT 防治工作分工的不同，DVT 的诊治科室可能存在差异，就诊时可咨询门诊咨询台后再行挂号就诊。但呼吸内科、心内科、血管外科是怀疑 DVT 可以进行挂号就诊的常规科室。除此之外，随着医院对 DVT 防治意识的日益提高，骨科、肿瘤科等也应该提高认识，在遇到肢体肿胀，尤其是不对称肢体肿胀时，应该有意识筛查 DVT，避免漏诊。另一方面，医院、医务人员应该同时向社会民众普及 DVT 的相关知识，提高民众的自我预防、识别意识，使其在出现相应症状时，能够及时到医院就诊。

第二节　辅助检查

165. 诊断深静脉血栓形成的影像学检查有哪些?

DVT 是发生在深静脉的栓塞，能够有阳性症状、体征的毕竟是“冰山一角”，很多 DVT 是隐匿的，因此影像学检查是我们赖以筛查、诊断 DVT 的重要手段。目前临床上常用于诊断 DVT 的影像学检查有彩色多普勒超声检查（加压静脉超声，超声造影等）、CT 静脉成像（computed tomography venography，CTV）、磁共振静脉成像（magnetic resonance venography，MRV）、静脉造影。

166. 彩色多普勒超声检查诊断深静脉血栓形成的优缺点有哪些?

（1）优点

彩色多普勒超声检查是 DVT 诊断中应用最为广泛、普遍的检查，因为它具有以下优点。

1）无创、检查费用便宜，患者接受度高。

2）彩超诊断 DVT 的敏感性、特异性都大于 90%，特异性更是高达 94%~99%。

3）在病情危急、情况紧急时，因其可及性好、操作简便，可为治疗决策制定争取更多时间。

4）无辐射、对身体无害，可以反复多次检查，可用于筛查、诊断、疗效评估等。

（2）缺点

彩色多普勒超声检查有很多的优点，在临床上广泛使用，但作为医生也应该了解其缺点，以便更加有针对性地选择检查手段，提高诊断正确率。彩色多普勒超声检查诊断 DVT 具有以下缺点。

1）超声检查具有一定主观性，因此不同年资、不同经验的超声医生，可能诊断率有差异。

2）血管加压超声是用于 DVT 诊断很普遍的技术，但对血管加压有导致血栓脱落的风险。

3）当遇到较为肥胖、水肿的患者，可能影响超声穿透力，进而造成漏诊。

4）受制于身体结构，盆腔的 DVT 用彩色多普勒超声检查是容易被漏诊的，尤其当髂静脉受压，同时出现附壁血栓时，更易造成漏诊。

5）当遇到严重肌肉震颤、肌肉强直、肢体挛缩、患肢受伤处于石膏等外固定等情况时，彩色多普勒超声检查无法有效实施。

167. CT 静脉成像在深静脉血栓形成诊断中的优缺点有哪些？

（1）优点：CT 静脉成像（CTV）用于肺栓塞（pulmonary embolism，PE）的诊断较 DVT 更普遍，CTV 可以更准确显示栓塞的血管，且对腹盆腔的 DVT、肥胖患者、肌肉强直、肌肉痉挛、外伤致制动固定等的患者，CTV 可以弥补超声检查的不足；CTV 较静脉造影检查，损伤较小、更易操作。

（2）缺点：CTV 需要注射大量造影剂，对造影剂过敏及肾功能不全的患者禁用；对小血管显示不清、费用较高、有辐射，不适合短期内随访复查。与诊断肺栓塞的 CT 肺动脉造影（CTPA）结合，可以减少造影剂的使用，更加利于 DVT 的诊断。

168. 磁共振成像在深静脉血栓形成诊断中的优缺点有哪些？

（1）优点：磁共振静脉成像主要用于下肢主干静脉或盆腔静脉的，这与 CTV 相似，但其对小腿静脉的显示不理想，由于该检查无辐射，而且无需使用造影剂，因此适用于孕妇、儿童。

（2）缺点：对于有固定金属植入物或心脏起搏器的患者，不能选用磁共振成像，除此之外，该检查费用昂贵、检查时间较长，也限制了该检查的选择。

169. 静脉造影在深静脉血栓形成诊断中的优缺点有哪些？

（1）优点：静脉造影是 DVT 诊断的金标准，准确率高，可以直接显示血栓部位、范围、形成时间以及侧支循环建立的时间，甚至还可以在此基础上进一步开始相应的治疗，如经导管溶栓、取栓、支架置入、滤器置入等。

（2）缺点：但静脉造影是一项有创操作，存在出血、感染、血栓脱落等风险；它依赖于影像学检查成像，尤其是 X 射线摄影、CT 这类有辐射的检查，且造影需要注射造影剂，因此对造影剂过敏、肾功能不全的患者不能进行该项检查。但是对于起病急且危重的病人，该检查可能为其争取救治的机会。

170. 诊断深静脉血栓形成常用实验室检验项目有哪些？

目前常用于 DVT 诊断的实验室检验项目包括血常规（血小板和白细胞计数等）、凝血检查（D- 二聚体、纤维蛋白原、国际标准化比值）、血浆组织型纤溶酶原激活物测定、纤溶酶原活性测定、血栓弹力图和全血黏度测定等，这些检查有助于诊断血栓性疾病，但并不能直接确立 DVT 诊断。此外，遗传相关检查（蛋白 C、蛋白 S）和自身免疫疾病相关检查（抗磷脂抗体，如抗心磷脂抗体、狼疮抗凝物、抗 β_2- 糖蛋白 1 抗体等）有助于进一步明确血栓性疾病的病因筛查，也是诊断 DVT 时常开展的检验项目。

171. 怀疑肿瘤患者深静脉血栓形成的诊断流程是怎么样的呢？

目前怀疑肿瘤患者 DVT 的诊断流程，国内外指南推荐意见并不完全一致，参考中国临床肿瘤学会（Chinese Society of Clinical Oncology，CSCO）发布的《肿瘤相关静脉血栓栓塞症预防与治疗指南 2020》，针对临床可疑 DVT 的肿瘤患者，推荐进行 Wells-DVT 评分，对小于等于 2 分、大于 2 分进行分层，结合 D- 二聚体结果，再进行后续的筛查（图 3-2）。

而根据美国国家综合癌症网络（NCCN）发布的《NCCN 临床实践指南：癌症相关性静脉血栓栓塞性疾病（2023.V2）》，怀疑 DVT 时的诊疗流程详见图 3-3。

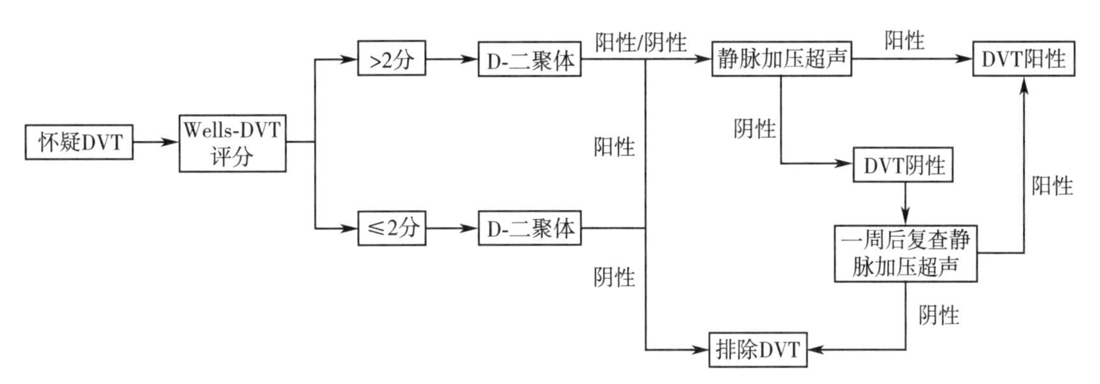

图 3-2　肿瘤患者可疑深静脉血栓形成（DVT）诊断流程
（CSCO 肿瘤患者静脉血栓防治指南 2020）

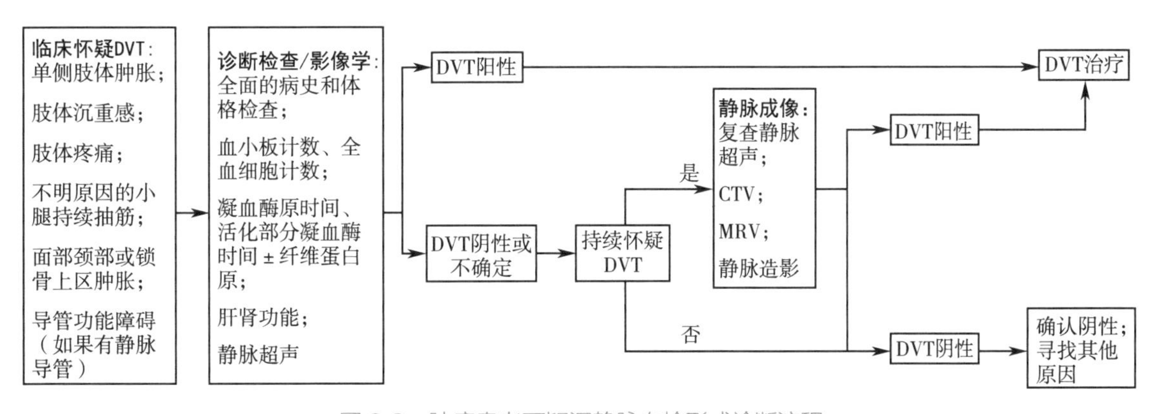

图 3-3　肿瘤患者可疑深静脉血栓形成诊断流程
［NCCN 临床实践指南：癌症相关性静脉血栓栓塞性疾病（2023.V2）］

第三节　治疗、并发症与随访

172. 诊断为深静脉血栓形成的肿瘤患者哪些不能给予抗凝治疗？

肿瘤患者如无抗凝治疗禁忌，均应在确诊 DVT 后立即启动抗凝治疗。但当患者存在下列情况，暂不能进行抗凝治疗。

(1)近期中枢神经系统出血、颅内或脊髓存在高危出血病灶。

(2)活动性出血或大出血:24h 内因血红蛋白丢失输注悬浮红细胞超过 2U。

(3)慢性、有临床意义的可测量出血超过 48h。

(4)血小板减少症(血小板计数<50×10^9/L)。

(5)血小板严重功能障碍(尿毒症、用药、再生障碍性贫血)。

(6)近期接受出血风险很高的大型手术。

(7)凝血障碍性基础疾病。

(8)凝血因子异常(如Ⅷ因子缺乏症,严重肝病)。

(9)凝血酶原时间或活化部分凝血活酶时间升高(狼疮抑制剂除外)。

(10)脊髓 / 硬膜外麻醉或腰椎穿刺。

(11)高危跌倒(头部创伤)。

173. 不能抗凝的深静脉血栓形成肿瘤患者如何处理?

对于存在抗凝治疗绝对禁忌证的急性近端下肢 DVT 肿瘤患者,应考虑放置下腔静脉滤器(inferior vena cava filter,IVCF)。但是滤器长期置入可导致 IVCF 阻塞和 DVT 复发率增加等远期并发症,为减少这些并发症,建议首选可回收或临时滤器,待发生血栓脱落引起肺栓塞的风险解除后取出滤器;待抗凝禁忌证消除后再行抗凝治疗。对于存在抗凝绝对禁忌证的远端 DVT 患者,可追踪最初 1 周的 DVT 进展情况;若 DVT 进展且抗凝禁忌证持续存在可考虑安置 IVCF,若 DVT 无进展则随访,直至禁忌证消除。

174. 发生深静脉血栓形成的肿瘤患者抗凝药物如何选择?

肿瘤 DVT 患者无抗凝禁忌证,应在确诊 DVT 后立即启动抗凝治疗。临床可选择的药物包括注射抗凝剂(如普通肝素、低分子肝素或磺达肝癸钠),口服直接Ⅹa 因子抑制剂(如利伐沙班)、维生素 K 拮抗剂(华法林)。常用的药物及剂量如表 3-2。

表 3-2 发生 DVT 的肿瘤患者常用抗凝药物及剂量

药物	治疗用量
肝素	静脉给药,负荷剂量 80U/kg,继以 18U/(kg·h)输注;治疗目标为使 APTT 达到 2.0~2.5 倍正常值
低分子肝素	80~100Axa IU/kg,皮下注射,1 次 /12h;
磺达肝癸钠	体重 50~100kg,7.5mg,1 次 /d;体重<50kg,5mg,1 次 /d;体重>100kg,10mg,1 次 /d
华法林	2.5~5mg,口服,1 次 /d;维持国际标准化比值在 2~3
利伐沙班	口服给药,急性期初始治疗推荐剂量是前 3 周每次 15mg,2 次 /d; 在初始治疗期后,后续治疗的推荐剂量为每次 20mg,1 次 /d
艾多沙班	必须先使用 5~10d 非口服抗凝剂,然后方可换用艾多沙班; 正常剂量为 60mg,1 次 /d(肌酐清除率 30~50ml/min 或体重<60kg 或使用 P- 糖蛋白抑制剂的患者需减量到每次 30mg,1 次 /d)

对于出血风险较高的肿瘤患者,推荐首选低分子肝素(low molecular weight heparin,LMWH),特定的口服直接 Xa 因子抑制剂(如利伐沙班等)可作为替代方案,但需警惕其可能会增加出血事件的发生。出血风险较高的人群包括:原发灶完整的胃肠道癌;泌尿生殖道、膀胱和肾盂及输尿管高出血风险肿瘤;活动性胃

肠道黏膜异常(如十二指肠溃疡、胃炎、食管炎或结肠炎)的患者。

近年来,新型口服抗凝药的研究进展迅速,《NCCN 临床实践指南:癌症相关性静脉血栓栓塞性疾病(2020 版)》中推荐非胃食管肿瘤患者首选 DOACs(阿哌沙班、艾多沙班、利伐沙班、依度沙班),疗效优于低分子肝素。在 2021 年美国胸科医师学会发布的《2021CHEST 指南:静脉血栓栓塞抗栓治疗(第 2 次更新)》指出在初始抗凝和治疗阶段,推荐口服 Xa 因子抑制剂优于低分子肝素。

华法林可用于患有静脉血栓栓塞的肿瘤患者的长期抗凝治疗,在使用时应该有至少 5d 的非口服抗凝剂过渡期,在此期间非口服抗凝剂与华法林重叠使用,直至患者国际标准化比值(international normalized ratio,INR)达到 2~3。为确保华法林使用的疗效和安全性,必须定期监测 INR。

总之,在临床实践中,肿瘤相关 DVT 的抗凝治疗选择,需要结合多方面因素进行综合考虑,包括药物有效性和安全性、药物相互作用、肿瘤类型、肾功能情况、血栓负荷、出血风险、患者是否肥胖等情况。

175. 肿瘤患者深静脉血栓形成抗凝治疗的疗程需要多长时间?

肿瘤 DVT 患者应接受 3~6 个月或根据病情给予 6 个月以上的抗凝治疗,而合并肺栓塞的患者应接受 6~12 个月或根据病情给予 12 个月以上的治疗。对于患有活动性肿瘤或持续危险因素的患者,应考虑无限期抗凝。

非口服抗凝剂可用于急性期抗凝,治疗时间至少为 5d。在长期治疗近端 DVT 或肺栓塞的前 6 个月内,可考虑使用低分子肝素单药治疗,但也需要考虑患者偏好、用药的可行性和费用等问题。

176. 如何预防抗凝药物导致的并发症?

抗凝药物治疗的常见并发症是出血,临床医师应充分掌握抗凝药物的作用机制、药代动力学特点、药物之间的相互作用等。绝大部分抗凝药物经肾脏代谢,肾功能损害时需进行剂量调整,包括以下情况。

(1)肝素类药物肾功能损害时的剂量调整。

1)患者 Ccr 在 50~70ml/min 时:使用普通肝素、依诺肝素、那屈肝素或达肝素时均无需调整剂量。

2)患者 Ccr 在 30~50ml/min 时:使用普通肝素、依诺肝素或达肝素时无需调整剂量,那屈肝素需要减少 25%~33% 的正常剂量。

3)患者 Ccr <30ml/min 时:普通肝素无须调整剂量,依诺肝素推荐 2 000AXa IU,1 次 /d;那屈肝素不推荐使用,使用达肝素 3~4 次后应监测抗 Xa 因子水平(推荐血药浓度范围 0.5~1.5Axa IU/ml)。

(2)新型口服抗凝药(NOACs)肾功能损害时的剂量调整。

1)患者 Ccr 在 50~70ml/min 时:使用 NOACs 均无需调整剂量。

2)患者 Ccr 在 30~50ml/min 时:达比加群酯需要减量至 150mg,1 次 /d 或 75mg,2 次 /d;艾多沙班应减量至 30mg,1 次 /d;利伐沙班、阿哌沙班、贝曲沙班无须调整剂量。

3)患者 Ccr <30ml/min 时:达比加群酯禁用,利伐沙班应避免使用,艾多沙班不推荐使用,阿哌沙班慎用,贝曲沙班应在首日给予 80mg,随后 40mg,1 次 /d。

(3)其他抗凝药物肾功能损害时的剂量调整。

1)患者 Ccr 在 50~70ml/min 时:华法林、比伐卢定、磺达肝癸钠和阿加曲班均无须调整剂量。

2)患者 Ccr 在 30~50ml/min 时:华法林、比伐卢定和阿加曲班均无须调整剂量,磺达肝癸钠 1.5mg,1 次 /d。

3)患者 Ccr<30ml/min 时:华法林和阿加曲班无须调整。磺达肝癸钠禁用(Ccr < 20ml/min),比伐卢定在使用时应降低输液速度至 1mg/(kg·h),并监测凝血。

低分子肝素与抗肿瘤药物无相互作用,华法林和 NOACs 与抗凝药物有显著的药物相互作用(如拉帕替尼、他莫替尼、伊马替尼等会增加 NOACs 的药物浓度，会增加出血风险）。

（4）使用普通肝素或低分子肝素抗凝时，需进行血小板监测。

1）检测基线血小板数值，然后至少在接受普通肝素或低分子肝素抗凝治疗后 14d 内每 2~3d 进行一次血小板监测，之后每 2 周进行一次血小板监测，或者在临床实践中更频繁地进行血小板监测。

2）对于接受肝素治疗的患者，若肝素诱导的血小板减少症（heparin induced thrombocytopenia，HIT）的发生风险 > 1.0%，建议在第 4~14d 内（或直至停用肝素），至少每隔 2~3d 进行血小板计数监测。

3）对于接受肝素治疗的患者，若 HIT 的发生风险 < 1.0%，不建议常规进行血小板计数监测。若患者考虑诊断为 HIT 者：建议立即停用基于肝素的产品，并使用替代抗凝剂（通常为直接凝血酶抑制剂）。

177. 发生深静脉血栓形成的肿瘤患者什么情况下需要进行介入治疗？

《深静脉血栓形成的诊断和治疗指南（第三版）》中推荐：

（1）对于急性期中央型或混合型 DVT，对全身情况好、预期生存期 ≥ 1 年、出血风险较小的患者，可首选经导管接触性溶栓治疗（catheter directed thrombolysis，CDT）。

（2）对于合并有溶栓禁忌证的急性期 DVT 或溶栓出血高风险的肿瘤 DVT 患者，如外科手术、产后 1 个月内及高龄患者，可行经皮机械性血栓清除术（percutaneous mechanical thrombectomy，PMT）。经皮机械性血栓清除术与经导管接触性溶栓治疗联合清除血栓效果更佳。

（3）另外，当出现股青肿时，应立即行手术取栓或经皮机械性血栓清除术、经导管接触性溶栓治疗等治疗。

（4）对于成功行经导管接触性溶栓治疗或切开取栓后，造影发现髂静脉狭窄 > 50%，建议首先球囊扩张、支架植入术。球囊扩张、支架植入术的适应证还包括：①对于不伴有急性血栓的髂股静脉重度狭窄或闭塞（Cockett 综合征或 May-Thumer 综合征）；②髂股静脉急性血栓且血栓负荷量大，髂静脉出口严重阻塞者；③髂静脉 PTS；④股静脉 PTS（推荐做单纯性经皮腔内血管成形术）。

178. 介入治疗的方式有哪些？

《下肢深静脉血栓形成介入治疗规范的专家共识（第 2 版）》中提到，在抗凝治疗的基础上，介入治疗 DVT 的主要方法有：经导管接触性溶栓治疗、经皮机械性血栓清除术、经皮腔内血管成形术以及支架植入术。

179. 什么是下腔静脉滤器？

下腔静脉滤器（inferior vena cava filter，IVCF）是一种医用静脉滤器，为预防下腔静脉系统深静脉血栓形成的栓子脱落引起肺动脉栓塞而设计的一种装置。理想的下腔静脉滤器基本特点包括血栓捕获的有效性、下腔静脉壁的安全固定、并发症少、成本低、滤器易回收、回收窗长等优点。

临床研究发现，可造成肺动脉最小分支阻塞的血栓直径约为 6mm，滤器的设计理念是拦截直径 > 4mm 的栓子。因此，腔静脉滤器可以有效预防绝大多数病人发生 PE，但不能绝对预防其发生。因为当大量直径 < 4mm 的栓子同时或多次脱落，或来自滤器近端的血栓脱落，或肺动脉的血栓繁殖等，均可引发肺栓塞。

180. 下腔静脉滤器有哪些种类？

最初用于临床的滤器是 1967 年推出的 Mobin-Uddin 伞形滤器系统，须经静脉切开置入。1973 年

Greenfield 医师发明的 Greenfield 滤器，设计简单，血栓拦截率高，经过不断改进后可经皮穿刺静脉置入，并作为经典的永久性滤器的代表，开启了临床大规模使用 IVCF 的时代。1984 年出现了首款可取出性的 IVCF，1989 年，首款临时性的 IVCF 上市。经过 50 多年的改良换代，目前在国内常用的 IVCF 可分为临时性滤器、永久性滤器、可转换滤器、可取出滤器（可称临时永久两用滤器）。可取出滤器根据其外形、与下腔静脉壁的接触方式，又可分为伞形滤器（支撑脚点接触）和梭形滤器（支撑杆条接触）。

181. 安置下腔静脉滤器的适应证有哪些？

目前指南和临床均不推荐在 DVT 的治疗过程中常规应用下腔静脉滤器。虽然放置下腔静脉滤器可以预防和减少 PE 的发生率，但滤器的长期置入不仅可能出现下腔静脉狭窄、腔静脉破裂、腔静脉血栓形成，还可能会由于血液淤滞导致下肢 DVT 复发。所以临床医师应严格掌握下腔静脉滤器的安置适应证。《深静脉血栓形成的诊断和诊疗指南（第三版）》中明确安置下腔静脉的适应证，包括：

（1）对于无法进行抗凝或在充分抗凝后仍发生 PTE 者，建议置入下腔静脉滤器。

（2）对于髂、股静脉或下腔静脉内存在漂浮血栓。

（3）急性 DVT，拟行 CDT、PMT 或手术取栓等血栓清除术。

（4）针对存在急性 DVT、PE 高危因素并且准备行腹部、盆腔或下肢手术的患者，建议置入下腔静脉滤器防止肺栓塞。

特别强调，永久下腔静脉滤器的置入仅局限在当患者需要终生预防血栓栓塞发生的情况。

182. 安置下腔静脉滤器的禁忌证有哪些？

安置下腔静脉滤器的禁忌证分为绝对禁忌证和相对禁忌证。

（1）绝对禁忌证

1）慢性下腔静脉血栓，下腔静脉重度狭窄者。

2）腔静脉直径超过所备用滤器的最大适用直径。

（2）相对禁忌证

1）严重的大面积肺栓塞，病情凶险，已生命垂危者。

2）伴有菌血症或毒血症。

3）未成年人。

183. 安置下腔静脉滤器后的并发症有哪些？

安置下腔静脉滤器的主要并发症如下。

（1）滤器倾斜、取出困难，当滤器的中轴线与滤器所处的下腔静脉中轴线成角 $\geq 15°$ 为滤器倾斜，易造成滤器取出困难。

（2）滤器移位，滤器向下移位时，大多无临床意义。伞形可取出滤器可发生向上移位，其取出钩常滑入一侧肾静脉内，导致取出困难；若滤器移位至右心可引起严重的心律失常和瓣膜关闭不全。

（3）滤器折断，若滤器折断后若无构件脱落与游走，且滤器位置稳定、其构件未刺破血管、未穿通肠管时，可在规范抗凝前提下严密定期复查、观察；否则，应设法将其完整取出。

（4）下腔静脉穿孔，滤器穿透血管壁分为急性（数分钟至数日）和慢性（数周至数月），均可导致出血、血肿、感染等并发症，严重者甚至导致死亡。

(5)下腔静脉内膜损伤，常发生于梭形可取出滤器超时间窗取出。

(6)下腔静脉阻塞，常发生在大量血栓脱落陷入滤器时。

(7)PE 再发，可以发生在滤器置入后的任何时间，大多由于患者的高凝状态未纠正、顶部血栓脱落、滤器变形或位置倾斜所致。

(8)较为少见的并发症还包括十二指肠和小肠穿孔、输尿管损伤、腹主动脉瘤、腰动脉撕裂等。

184. 安置下腔静脉滤器后护理要点有哪些?

(1)术后患者交接

1)患者回病房后，由介入手术室护士与病房责任护士进行床边交接，共同观察患者的穿刺部位情况，交接术中造影情况、麻醉方式、IVCF 名称、IVCF 的置入位置与释放情况、病情变化、用药情况、造影复查结果。

2)合并下肢 DVT 需要经导管接触性溶栓治疗的患者，由介入手术室护士与病房责任护士共同核对导管 / 鞘管的名称、穿刺入路、头端置入部位、固定情况及三通开关位置；正确使用管道标识(使用不同的颜色标识粘贴于管道远端增加辨识度，并标注管道名称、置入时间、置入 / 外露长度)；经导管 / 鞘管用药者，交接 CDT 药物名称、总量、输注速度、管道接头部位衔接情况，使用带口的一次性连接管，以防管道滑脱。

(2)体位与活动

1)病情允许的患者术后取平卧位，患肢抬高于心脏 20~30cm。

2)IVCF 置入术后行 CDT 的患者，因深静脉内置管期间需卧床休息。

3)经股静脉穿刺 IVCF 置入者术后 6h 内绝对卧床，术肢伸直、制动，患肢可左右平移、轻微旋转，进行踝泵运动；术后 6~24h 卧床期间，患者可床上活动，双下肢可以自由屈伸活动，如直腿抬高、蹬腿运动；24h 后在病情允许的情况下，鼓励患者尽早穿着梯度压力袜(GCS)下床行走和康复活动，以不疲劳为度。

4)经颈静脉穿刺者取平卧位，头部平放或略偏向对侧，避免大幅度活动，活动范围双向不宜超过 30°，卧床休息 24h，避免诱发局部出血。

(3)病情观察

1)观察并记录患者的生命体征，必要时可安置心电监护。

2)保持穿刺部位敷料清洁干燥、观察局部有无渗血及血肿，有出血倾向的患者需行加压治疗 4~6h。

3)观察患肢皮肤温度、颜色、感觉及运动是否存在异常。

(4)抗凝、溶栓治疗护理：术后根据患者病情，继续抗凝、溶栓等个体化的综合性介入治疗。IVCF 置入目的不同，术后抗凝时间亦不同，VTE 及其病因在短期内可以消除者，短期抗凝治疗。

(5)疼痛护理

1)穿刺处皮肤疼痛，疼痛持续时间短(通常 <1d)，疼痛程度多为可耐受。

2)腰背部疼痛，多因 IVCF 刺激所致，疼痛程度一般较轻，无须特殊处理。剧烈疼痛者应警惕有无腰大肌血肿、腹膜后血肿、肾脏出血等可能，必要时行腹部 CT 检查，在排除 IVCF 严重并发症的情况下遵医嘱酌情止痛。

(6)梯度压力袜及间歇充气加压装置的使用时机：GCS 及间歇充气加压装置(IPCD)能够改善急性 DVT 患者疼痛症状，缓解急性期、亚急性期肿胀症状。2021 年欧洲血管外科学会(European Society for Vascular Surgery，ESVS)指南建议急性 DVT 患者 24h 内宜穿着(足踝部压力)30~40mmHg 的Ⅱ级 GCS。IVCF 置入术后 GCS 管理目前尚缺乏循证证据，国内目前建议术后 24h 开始下床活动时穿着 GCS。建议给予除患有重症 DVT 外的 IVCF 置入患者 IPCD，2 次 /d，30min/ 次，以预防血栓复发和加重，应尽可能双下肢同时使用。首次使用压力由小到大，选择模式应逐次至足、小腿、大腿、由下而上“挤压”，并以患者所能耐受的范围进行压力的调整。

（7）IVCF 置入期间磁共振检查指导：IVCF 的制作材料多为钛合金和其他合成材料，为非铁磁性和微弱磁性，目前认为这类植入物置入人体后可以进行 MRI 检查。美国材料与试验协会也将 IVCF 确定为有条件磁共振器械，在静磁场为 3.0T 或 1.5T 的磁共振显像环境中，滤器不会发生移位的现象，患者可在置入术后立即行安全的磁共振扫描。如果受检区正好位于 IVCF 的置入区，或距离相对较近，则磁共振图像的质量可能会受到影响，必要时需针对磁共振图像参数进行优化补偿，或考虑替代检查方案。具体可参考不同滤器的产品说明指导。

185. 肿瘤患者深静脉血栓形成院外随访如何进行？

肿瘤患者的 DVT 随访需由专业人士（建议采用专科门诊形式）进行，其主要目的是监测患者的治疗进展以及预防并发症的发生。

首先，建立随访档案。由于部分 DVT 患者还合并其他静脉血栓栓塞类疾病（如 PE 等），建议对每位诊断 VTE 的肿瘤患者建立专门随访档案，详细记录患者一般资料、静脉血栓相关症状、血栓发生部位、诊疗方案、治疗经过及效果、血栓恢复情况等重要信息。

其次，根据患者 DVT 诊断时的病情及治疗方案制定相应个体化随访方案。随访内容应包括患者的一般情况评估、用药情况、心理状态、出血风险及定期检查项目（如血常规、出凝血检测指标、血管超声等），对 DVT 诊断时存在相应症状和体征者还应特别关注患者相应症状和体征（如下肢和腹股沟区域的触痛、肢体肿胀和色素改变等）的转归以及有无新发静脉血栓栓塞的症状、体征等情况，以评估患者的血栓治疗效果、出血风险情况和有无出血发生等。

186. 肿瘤患者深静脉血栓形成随访的时间如何安排？

目前关于肿瘤患者 DVT 随访的最佳频率并无统一意见，基于现有实践经验，建议在患者初诊 2 周内至少完成一次随访，后续随访时间点可选择初诊后 1 个月、3 个月及 6 个月。但随访实施过程中，需根据每次随访中患者实际病情状态，适当增加随访频率，关注患者是否有用药并发症以及目前存在的问题，及时给予帮助并指导患者改善生活方式，减少 DVT 复发和降低出血等并发症风险。

第四节 肿瘤患者血栓性浅静脉炎的诊治

187. 什么是血栓性浅静脉炎？

血栓性浅静脉炎（superficial vein thrombophlebitis）也称浅静脉血栓，是发生于人体体表可视的中小浅表静脉内腔伴有血栓形成的急性非化脓性炎症，文献报道发病率约为 3%~11%。男女均可发病，以青壮年多见，可发生于身体的各个部位，通常多发于四肢，其次是胸壁，少数呈游走性发作。其发生机制包括：血管壁损伤、血流缓慢淤滞、血液高凝、血管壁弹性降低。血栓性浅静脉炎常由于静脉曲张、血栓闭塞性脉管炎、凝血功能异常、恶性肿瘤、外伤、静脉穿刺置管和高渗透压药物输注引起，其中静脉曲张是主要病因。静脉曲张的局部损伤常为血栓性浅静脉炎发生的促发因子，加之曲张浅静脉血流淤滞，因此在曲张浅静脉中血栓性浅静脉炎的发生率极高，有报道称下肢静脉曲张中浅静脉血栓的发生率为 4%~59%。长期以来，血栓性浅静脉炎被认为是良性、自限性疾病，不易造成肺栓塞和慢性静脉功能不全，未得到足够重视。新近研究发现，随着疾病的进展，血栓性浅静脉炎也可并发深静脉血栓形成甚至肺栓塞。

肿瘤患者由于长期卧床，放化疗周期长，食欲变差，免疫低下，往往导致血管条件变差，血液高凝，且需要长期进行高渗透性的肠外营养补充。因此，肿瘤患者也成为血栓性浅静脉炎的高发人群。

188. 血栓性浅静脉炎有危险吗?

血栓性浅静脉炎基本病理变化为炎症反应和血栓形成，一般来说，血栓性浅静脉炎形成看起来似乎并无大碍。与深静脉血栓相比，浅静脉血栓会更完好地黏附在浅静脉壁上，不容易脱落，使它的风险比深静脉血栓更低，但血栓性浅静脉炎的发生率是深静脉血栓发生率的2~3倍。即使血栓性浅静脉炎一般都是良性的，但若长期未得到正规治疗，往往会导致局部炎症的加重扩散甚至破溃，在一些情况下也会导致浅静脉血栓的脱落，若浅静脉血栓直接脱落，血栓可以沿静脉血管走向，向上或向下蔓延，可累及深静脉并形成大血栓，进而导致严重的肺栓塞。因此血栓性浅静脉炎不应被忽视，一旦发生，早期应积极的对症处理，以免后期发生更严重的深静脉血栓，甚至是危及生命的肺栓塞。

189. 血栓性浅静脉炎有何症状?

血栓性浅静脉炎患者往往有反复静脉穿刺、静脉内注射药物、高渗溶液或下肢静脉曲张等病史。受病变累及的都是中小浅静脉，管腔内虽有血栓形成和堵塞，但只要不涉及深静脉系统则不会引起静脉血液障碍，整个肢体肿胀少见，当血栓涉及深静脉系统则会引起静脉血液障碍，整个肢体会出现肿胀。不同类型的血栓性浅静脉炎可表现出不同的临床症状。

（1）损伤后血栓性静脉炎：通常发生在肢体遭受直接外伤后，沿着静脉走行的相应区域出现明显的疼痛和压痛、硬化、局部红肿、皮温升高、触痛性条索状物，因静脉损伤后皮下出血，常可见到皮下瘀斑。损伤后血栓性浅静脉炎也可发生在静脉穿刺注射的部位，多数因静脉反复穿刺，注射或输注高渗溶液、刺激性药物或细胞毒性药物而引起，这是目前血栓性浅静脉炎最常见的类型。经静脉腔穿刺置管本身发生血栓性静脉炎者较少见，临床上表现为穿刺注射部位出现红肿和热痛，通常持续数天或数星期，有时需要数月才能完全缓解。

（2）静脉曲张后血栓性静脉炎：血栓性静脉炎发生在下肢曲张浅静脉腔内，血栓可以沿大隐静脉向上或向下蔓延，或者发生在非大隐静脉主干的曲张静脉分叉部位。常表现为静脉曲张部位出现有触痛的硬结，其周围常有红斑。极少数情况下，如果血栓反应蔓延至踝部静脉壁和皮肤，可能发生显著皮下出血。基于细胞周围的炎症反应和细胞因子的合成和释放，血栓性静脉炎多发生在静脉淤积性溃疡附近的静脉曲张部位。

（3）感染性血栓性静脉炎：手术后、注射治疗后、损伤或放疗时以及静脉曲张的隐匿性感染，是发生血栓性静脉炎的重要因素。另一种特殊类型是脓毒性静脉炎，多发生在长期应用静脉内置管输液后，以静脉内化脓为其特点，常与脓毒败血症有关，是一个严重的，甚至是致命的并发症。

（4）游走性血栓性静脉炎：其特征为血栓性静脉炎反复发生在不同的部位，但最常见在下肢。为一处突然出现发红、条状或网状索条，病变处有压痛，全身反应不明显。

（5）胸壁血栓性静脉炎：又称Mondor病。指前胸壁、乳房、肋缘和上腹部的浅静脉有血栓形成，并继发炎症反应。其特征为局部体检发现触痛、条索状结构，拉紧皮肤或抬高上肢时更为明显。

190. 血栓性浅静脉炎应立即到医院就诊吗?

血栓性浅静脉炎主要是局限的疼痛，看起来像“小病”，很多患者不重视，但是这种浅表的静脉血栓形成以后，有些不是固定不变的，部分血栓可能会滋生蔓延，甚至由浅静脉渗入到深静脉，造成深静脉的回流受阻，激发深静脉血栓，如果深静脉血栓出现，急性期极有可能脱落造成肺栓塞这种致命性危险。积极处理血栓性浅静脉炎的主要目的是预防深静脉血栓及肺栓塞的形成，特别是病程早期，血栓松软与血管壁粘连不紧，极易脱落，应采取积极的治疗措施。因此一旦出现疑似静脉炎的症状，最好及时去医院检查治疗。

191. 血栓性浅静脉炎如何诊断？

（1）局部检查：血栓性浅静脉炎患者，多见沿静脉走行红、肿、热、痛的症状，红肿渐消时，出现棕色条形表现，其下可触及条索。发生于胸腹壁及上肢者，多在疼痛部位可触及条索状硬物。结合有输血、输液、外伤、牵拉伤病史，即可确诊。游走性血栓性浅静脉炎以小腿和足部浅静脉炎为多见，发生于大腿和上肢者较少见。其发作时的表现为局部是否有红肿热痛，硬结，血管走向条索状触感。

（2）彩色多普勒超声检查：能发现浅静脉管腔内的血凝块，并了解其血流情况判断是否蔓延到深静脉。

（3）顺行性静脉血管造影：能使静脉直接显像，直观地了解血栓的部位、大小、形态和范围，以及侧支循环。X 线片上可显示为：静脉内恒定的充盈缺损；造影剂在正常充盈的静脉内截然中断，在血栓近侧再显影；静脉主干不显影，远侧静脉有扩张，附近有丰富的侧支静脉。

（4）实验室检查：主要查血常规。化脓性浅静脉炎，白细胞计数可有明显的升高，对诊断有怀疑患者可行病理检查。

192. 血栓性浅静脉炎该如何治疗呢？

（1）一般治疗：症状较轻者一般不必限制卧床休息，上肢可以活动，下肢在缠扎弹力绷带或穿弹力袜条件下可以行走。症状较重者应卧床休息，尽量减少患肢活动，抬高患肢 15°~20°，局部热敷、热疗等治疗促进静脉回流，至疼痛及水肿消失。因静脉穿刺，注射或输注高渗溶液、刺激性药物或细胞毒性药物而引起的血栓性浅静脉炎，应立即更换穿刺部位或停止高渗刺激性药物的继续输注，慢性静脉淤滞水肿者可穿弹性袜。

（2）药物治疗：因静脉穿刺，注射或输注高渗溶液、刺激性药物或细胞毒性药物而引起的血栓性静脉炎，一般 2~3 周大多可以自愈，急性期可给予局部 50% 硫酸镁溶液湿热敷或局部涂抹多磺酸粘多糖乳膏。疼痛严重者，给予止痛剂治疗。有炎症者可给予抗生素治疗，化脓性血栓性静脉炎应给予大量抗生素治疗。局限性浅静脉炎者一般不需要抗凝治疗，广泛或进行性血栓性静脉炎及深静脉血栓应给予抗凝或溶栓治疗。使用抗凝或溶栓药物期间应严密观察药物疗效和副作用。抗凝或溶栓治疗过程中应注意有无全身性出血倾向，并监测病人的凝血功能情况。若因药物过量引起出血，应使用拮抗剂。严密观察患肢动脉搏动和皮肤温度变化，每天测量并记录患肢不同平面的周径。若出现胸痛、呼吸困难、血压下降等情况，提示可能发生肺动脉栓塞，应立即嘱病人平卧，避免深呼吸、咳嗽及剧烈翻动，同时给予高浓度氧气吸入，通知医师，及时抢救。

（3）手术治疗：若经治疗炎症消退 3 个月后，硬性条索状物不消退，仍有疼痛，妨碍活动者，可手术切除病灶。若血栓性浅静脉炎发展，伸延迅速，有犯深静脉趋势者，应及时施行手术，高位结扎所受累静脉，予以切除或者作剥脱。化脓性血栓性浅静脉炎应切除整个静脉病变段。术后患者，患肢抬高于心脏平面 20~30cm，促进静脉回流。观察伤口情况，绷带加压包扎，及时发现有无出血，局部伤口有无红、肿、压痛等感染征象，及时处理。有小腿慢性溃疡者，继续换药，并使用弹性绷带护腿。弹性绷带自下而上包扎，包扎不应妨碍关节活动，并注意保持合适的松紧度，以能扪及足背动脉搏动和保持足部正常皮肤温度为适宜。弹性绷带一般需维持使用 2 周方可拆除。术后患者卧床期间指导患者做足背伸屈运动，术后 24h 鼓励患者下床活动，促进下肢静脉回流消除肿胀,防止下肢深静脉血栓形成。指导患者继续使用弹性绷带或弹力袜护腿 3 个月,休息时抬高患肢,进行适当的体育锻炼,坚持踝关节伸屈活动。避免久站、久坐、长期负重,避免用过紧的腰带、吊袜带和紧身衣物。出院后 3~6 个月到医院复查,患肢有溃疡者遵医嘱继续换药,不适者应随访。

193. 血栓性浅静脉炎可以预防吗?

肿瘤患者因长期放化疗,血管条件差,长期使用强刺激性化疗药物,更容易发生血栓性浅静脉炎。因此肿瘤患者推荐使用中心静脉导管输注化疗药物及强刺激药物;若无条件使用中心静脉导管,应避免同一血管反复穿刺,并定期更换血管穿刺。输注浓度较高的补液,亦可在输液前后使用生理盐水滴注,以减轻静脉壁的损伤。静脉置管不宜时间过长,静脉内长时间置留插管,可使静脉壁遭受损伤,造成血栓。有下肢静脉曲张者,应坚持穿弹力袜,或缠扎弹力绷带,促进静脉血液回流,减轻下肢静脉血液淤滞状态,可预防血栓性浅静脉炎症的发生。生活中应忌烟酒,忌食油腻食物,避免剧烈运动、长时间站立和长时间坐姿,每次时间不宜超过 30min,适量运动增强机体抵抗力,促进血液循环,女性尽量避免口服避孕药或其他激素制剂。平时宜保持精神愉快,防止寒冻,潮湿及外伤。

194. 血栓性浅静脉炎术后有哪些并发症?

(1)瘀斑和血肿:较常见的并发症。瘀斑多发生在术后 3~5d,瘀斑常因术中的渗血所致。切口或皮下血肿多数是自限性的,可能因为血管结扎线结脱落等引起,皮下血肿有时在行走后才出现。对较小的瘀斑和皮下血肿的处理是抬高患肢和加压包扎。血肿进行性增大或合并感染时,应及时手术探查,进行止血、血肿清除和引流。

(2)受创静脉残留和复发静脉残留:多见于小腿,对手术后局限的残留炎性静脉,适当的治疗是抗生素消炎疗法。对于手术后复发的静脉,应再次手术探查,无遗漏地结扎大隐静脉与股静脉交汇部的静脉属支。

(3)皮肤感觉障碍或麻木:皮神经、隐神经或腓肠神经的分支损伤,导致手术切口、大隐静脉分布的区域或轻或重地出现皮肤感觉障碍或麻木,发生率较高,约为 50%,但多数并不严重,而且为自限性的,告知患者此症状常常在 1 年之内逐渐消失。

(4)伤口感染和淋巴瘘:伤口感染或淋巴瘘的发生率为 3%,淋巴瘘发生后,多数能够自愈,注意更换伤口敷料,保持清洁干燥,预防感染。局部物理治疗、加压包扎可促进愈合。

(5)下肢深静脉血栓形成:大隐静脉手术的严重并发症之一,发病率不高,仅为 0.5%。由于术中这些静脉损伤易引发血栓形成,再加上术后卧床不动,血液循环缓慢,较易形成血栓。术后注意观察患者有无下肢肿胀、疼痛及浅静脉怒张等临床表现。术后适当使用抗凝药物,卧床期间,指导患者在床上行足背屈伸运动,鼓励患者术后 24h 下地行走,促进下肢静脉回流,防止深静脉血栓形成。

(6)急性肺栓塞:若术后出现胸痛、呼吸困难、血压下降等情况,提示可能发生肺动脉栓塞,应立即嘱病人平卧,避免深呼吸、咳嗽、剧烈翻动,同时给予高浓度氧气吸入,通知医师,及时抢救。

参考文献

[1] 易群, 李凡敏, 周海霞. 静脉血栓栓塞症诊治与预防 390 问 [M]. 成都: 四川科学技术出版社, 2020: 115-165.
[2] 中华医学会外科学分会血管外科学组. 深静脉血栓形成的诊断和治疗指南 (第三版)[J]. 中华血管外科杂志, 2017, 2

(4): 201-208.

[3] RIVA N, VELLA K, HICKEY K, et al. Biomarkers for the diagnosis of venous thromboembolism: D-dimer, thrombin generation, procoagulant phospholipid and soluble P-selectin [J]. J Clin Pathol, 2018, 71 (11): 1015-1022.

[4] TOBIAS T, NOÉMIE K, GRÉGOIRE L G, et al. Venous thromboembolism advances in diagnosis and treatment [J]. JAMA, 2018, 320 (15): 1583-1594.

[5] SUBHRADIP M, TIERRA A J, NADIRE D, et al. Fibrinolysis and inflammation in venous thrombus resolution [J]. Front Immunol, 2019, 10: 1348.

[6] COLLING M E, TOURDOT B E, Kanthi Y, et al. Inflammation, infection and venous thromboembolism [J]. Circ Res, 2021, 128: 2017-2036.

[7] BEHNOOD B, BABAK S K, BAVAND B, et al. Impact of thrombus sidedness on presentation and outcomes of patients with proximal lower extremity deep vein thrombosis [J]. Semin Thromb Hemost, 2018, 44 (4): 341-347.

[8] 翁艳秋, 刘莹, 刘颖, 等. 急性深静脉血栓患者早期下床活动与卧床休息的系统评价 [J]. 护士进修杂志, 2015, 30 (11): 999-1003.

[9] 中国临床肿瘤学会肿瘤与血栓专家委员会. 肿瘤相关静脉血栓栓塞症预防与治疗指南 (2019 版)[J]. 中国肿瘤临床, 2019, 46 (13): 653-660.

[10] 王乔宇, 武明芬, 柳鑫, 等. 2021 中国静脉血栓栓塞症防治抗凝药物的选用与药学监护指南 [J]. 中国临床药理学杂志, 2021, 37 (21): 2999-3016.

[11] 徐菲亚, 翟振国. 静脉血栓栓塞领域年度进展 2021 [J]. 中华结核和呼吸杂志, 2022, 45 (6): 588-592.

[12] 中国医师协会介入医师分会, 中华医学会放射学分会介入专业委员会, 中国静脉介入联盟. 下肢深静脉血栓形成介入治疗规范的专家共识 (第 2 版)[J]. 介入放射学杂志, 2019, 28 (1): 1-10.

[13] 中国医师协会介入医师分会, 中华医学会放射学分会介入专业委员会, 中国静脉介入联盟. 下腔静脉滤器置入术和取出术规范的专家共识 (第 2 版)[J]. 中华医学杂志, 2020, 100 (27): 2092-2101.

[14]《中国血栓性疾病防治指南》专家委员会. 中国血栓性疾病防治指南 [J]. 中华医学杂志, 2018, 98 (36): 2861-2888.

[15] 陈永辉, 戴向晨. 下腔静脉滤器置入适应证、并发症及其防治的研究进展 [J]. 血管与腔内血管外科杂志, 2020, 6 (5): 442-449.

[16] 中国临床肿瘤学会指南工作委员会. 肿瘤患者静脉血栓防治指南 [M]. 北京: 人民卫生出版社, 2020.

[17] KEY N S, KHORANA A A, KUDERER N M, et al. Venous thromboembolism prophylaxis and treatment in patients with cancer: ASCO clinical practice guideline update [J]. J CLIN ONCOL. 2019, 38 (5): 496-520.

[18] NICOLAIDES A, HULL R D, FAREED J. Superficial vein thrombosis [J]. Clin Appl Thromb Hemost, 2013, 19 (2): 208-213.

[19] DE ALMEIDA M J, GUILLAUMON A T, MIQUELIN D, et al. Guidelines for superficial venous thrombosis [J]. J Vasc Bras, 2019, 18: e20180105.

[20] UNNO N, MITSUOKA H, UCHIYAMA T, et al. Superficial thrombophlebitis of the lower limbs in patients with varicose veins [J]. Surg Today, 2002, 32 (5): 397-401.

[21] DECOUSUS H, EPINAT M, GUILLOT K, et al. Superficial vein thrombosis: risk factors, diagnosis, and treatment [J]. Curr Opin Palm Med, 2003, 9 (5): 393-397.

[22] BEATTY J, FITRIDGE R, BENVENISTE G, et al. Acute superficial venous thrombophlebitis: does emergency surgery have a role？ [J] Int Angiol, 2002, 21 (1): 93-95.

[23] SOBREIRA M L, YOSHIDA W B, Lastoria S. Superficial thrombophlebitis: epidemiology, physiopathology, diagnosis and treatment [J]. J Vase Bras, 2008, 7 (2): 131-143.

[24] SEGAL J B, BROTMAN D J, NECOCHEA A J, et al. Predictive value of factor V *Leiden* and prothrombin *G20210A* in adults with venous thromboembolism and in family members of those with a mutation: a systematic review [J]. JAMA, 2009, 301 (23): 2472-2485.

[25] 中国临床肿瘤学会肿瘤与血栓专家委员会. 肿瘤相关静脉血栓栓塞症预防与治疗指南 (2019 版)[J]. 中国肿瘤临床, 2019, 46 (13): 653-660.

[26] 郑洋, 孙霈, 董青, 等. 恶性肿瘤高凝状态发病机制与诊断标准探讨 [J]. 中国医刊, 2014,(5): 16-20.

[27] 吴梦涛, 李凡东, 金星. 血栓性浅静脉炎的新见解 [J]. 中国普外基础与临床杂志, 2012, 19 (9): 1012-1014.

第四章

肿瘤患者肺栓塞的诊治

第一节　肺栓塞基本知识

195. 肺栓塞好发于哪些部位?

肺栓塞(pulmonary embolism,PE)是指以各种栓子阻塞肺动脉或其分支为发病原因的一组疾病或临床综合征的总称,通常情况下,肺栓塞指代的是肺血栓栓塞症(pulmonary thromboembolism,PTE)(具体详见第一章第一节第8问答内容)。肺栓塞发生可以是单一部位的,也可是多部位的,研究显示多部位或双侧肺发生的血栓栓塞更为常见,影像学检查发现右肺和下叶更易发生血栓栓塞。这可能与肺动脉的生理构造有关,由于右肺动脉较长且粗,几乎呈水平走行,位置较左肺动脉低,同时,重力的作用导致肺下部的血流最丰富。因此,肺栓塞好发于右肺及下叶。

196. 肺栓塞的栓子主要来源于哪里?

肺栓塞常继发于深静脉血栓形成(DVT),约70%的肺栓塞患者可在下肢发现深静脉血栓形成,而在近端深静脉血栓形成的患者中,约50%被发现存在症状性或无症状性肺栓塞。具体来说,肺栓塞栓子可以来源于下腔静脉路径、上腔静脉路径或右心腔,最主要来源为下肢深静脉,其次是髂静脉和肾静脉血栓形成,以及下腔静脉。在肿瘤患者中,随着颈内静脉和锁骨下静脉置管以及静脉内化疗的增多,上腔静脉路径来源的血栓较前呈增多趋势。

197. 为什么肺栓塞被称为"沉默的杀手"?

肺栓塞发病率仅次于急性冠脉综合征和脑卒中,病死率则仅次于肿瘤和急性心肌梗死。由于80%的深静脉血栓和50%以上肺栓塞患者通常起病隐匿、发现较晚,且其临床症状和体征不典型,缺乏特异性,易被漏诊和误诊,甚至70%以上的肺栓塞在患者死亡后才得以发现,故肺栓塞被称为"沉默的杀手"。

198. 肺栓塞形成对患者的影响有哪些?

肺栓塞有可能会导致患者死亡。其中,10%以上的肺栓塞患者是突发死亡;另急性肺血栓栓塞症可造成大范围肺动脉阻塞，导致肺动脉高压，并迅速出现急性心力衰竭、心源性休克、心搏骤停等严重并发症，如抢救不及时，亦可导致患者死亡。研究表明，未经治疗的肺栓塞患者死亡率达30%，若能及时诊断并接受溶栓和/或抗凝治疗，病死率可降至2%~10%。此外，部分急性肺栓塞经治疗后血栓未能完全溶解，血栓发生机化，肺动脉内膜发生慢性炎症并增厚，从而演变为慢性肺栓塞。随着肺血管重构及原位血栓形成，管腔出现狭窄或闭塞，导致肺血管阻力和肺动脉压力逐步升高，形成肺动脉高压，称之为慢性血栓栓塞性肺动脉高压（CTEPH）。对于肿瘤患者，肺栓塞对预后的影响更显著。研究发现，肿瘤患者合并肺栓塞的死亡率较非肿瘤患者增加约90%，住院时间更长，住院花费更大，且出院后需要更多的家庭健康照护。

199. 肺栓塞会自动消失吗？

肺栓塞一般不会自动消失。肺栓塞是由于深静脉处的血液长期淤积导致的一种栓子，这种栓子堵塞肺动脉，引起血流动力学改变，栓子可能会进一步长大；但肺栓塞患者经积极治疗可控制病情发展，大部分得到治愈。故及时诊治对改善肺栓塞患者预后至关重要。

200. 肺栓塞的危险因素有哪些？

肺栓塞的危险因素见表4-1。

表4-1 肺栓塞的危险因素

外科相关因素	急慢性疾病	恶性肿瘤相关因素	原发性血栓形成倾向	其他因素
大型关节手术	慢性心力衰竭	活性恶性肿瘤	抗凝血酶缺乏	体重数>30kg/m^2
下肢手术	心肌梗死	骨髓增生性肿瘤	蛋白S缺乏	静脉淤滞/静脉曲张
腹部或盆腔癌症手术	炎症性肠病	癌症治疗	蛋白C缺乏	既往有深静脉血栓或肺栓塞史
大型胃肠道手术	活动性风湿病		凝血因子V *Leiden* 突变（活性蛋白C抵抗）	长期不能活动/乘车旅行
多重创伤	肾病综合征		凝血酶原 *G20210A* 基因变异（罕见）	
脊髓损伤伴麻痹	急性呼吸衰竭		Ⅻ因子缺乏	
	慢性肺部疾病		纤溶酶原缺乏	
			纤溶酶原不良血症	
			血栓调节蛋白异常	
			纤溶酶原激活物抑制因子过量	
			非"O"型血	

第二节 肺栓塞的临床表现

201. 肺栓塞临床表现有哪些？

肺栓塞的临床表现是多种多样的，且缺乏特异性，多取决于栓子的大小、数量、栓塞的部位及患者是否存在心、肺等器官基础疾病。肺栓塞不同病例的严重性差别很大，可完全无任何症状，因偶然因素被发现，也有病例以猝死为首发表现。

临床中常见症状为呼吸困难（80%~90%）、胸膜炎性胸痛（40%~70%）、咳嗽（20%~56%）、咯血（11%~30%）、心悸（10%~32%）、晕厥（11%~20%）、烦躁不安和/或惊恐甚至濒死感（15%~55%）、低血压和/或休克（1%~5%）以及猝死（<1%）等。常见体征主要为呼吸急促（52%）、心动过速（28%~40%）、血压下降甚至休克（23%）、发绀（11%~35%）、发热（多为低热，少数可有中度以上发热）（24%~43%）、颈静脉充盈或搏动（12%~20%）、肺部可闻及哮鸣音（5%~9%）和/或细湿啰音（18%~51%）、胸腔积液的体征（24%~30%）以及肺动脉瓣区第二心音亢进或分裂（23%~42%）等。

202. “肺栓塞三联征”是什么？

呼吸困难、胸痛和咯血被称为“肺栓塞三联征”。肺栓塞患者可出现心输出量降低、血流动力学障碍、肺部通气血流比例失调、右心房压力升高导致右向左分流以及伴发肺不张、胸膜炎和胸腔积液影响气体交换，进而出现呼吸困难。患者肺血管被栓塞后，可诱发局限性肺不张、肺淤血，还有邻近的胸膜炎症，导致胸痛。而咯血常与远端小栓子栓塞肺血管后造成局部的出血性肺不张、局部肺泡出血有关。

203. 所有肺栓塞患者都会出现“三联征”吗？“三联征”是肺栓塞患者的特有症状吗？

不一定，呼吸困难、胸痛、咯血虽被称为“肺栓塞三联征”，但临床实际中，仅有不到1/3的肺栓塞患者出现典型的胸痛、咯血和呼吸困难“三联征”，其他常见的临床表现还有胸闷、晕厥、咳嗽、心悸、情绪不安等。另一方面，这三个临床表现均不具有特异性，若同时出现，高度怀疑为肺栓塞，仍需注意与其他疾病进行鉴别。

204. 肺栓塞患者出现呼吸困难的原因及特点是什么？

中央型急性肺栓塞患者呼吸困难急剧而严重，而小的外周型急性肺栓塞患者呼吸困难通常短暂而轻微。既往存在心力衰竭或肺部疾病的患者，呼吸困难加重可能是急性肺栓塞的唯一症状。

（1）肺动脉机械性阻塞发生后，肺部的毛细血管分为被血栓栓子堵塞的低灌注区域和未被堵塞、血流重新分布的高灌注区域，低灌注区域肺泡解剖无效腔量增大，高灌注区域通气血流比例失调，均会引起低氧血症。

（2）血管活性物质和支气管活性物质的释放（如组胺、5-羟色胺、缓激肽及血小板活化因子等），可引起支气管痉挛，并有可能加重肺通气和血流灌注不匹配导致机体严重缺氧。

（3）部分患者因左右心房压力差，卵圆孔再开放，产生右向左分流，加重低氧血症。

（4）继发肺不张、胸膜炎和胸腔积液，加重呼吸困难程度。

205. 肺栓塞患者出现胸痛的原因及特点是什么？

肺栓塞肿瘤患者出现胸痛主要是以下两种原因：一是胸膜性疼痛，周围肺动脉栓塞累及胸膜，继发胸膜炎症性反应，疼痛多与呼吸相关，提示栓塞可能相对靠近外周，预后相对可能较好；二是胸骨下疼痛，类似于心绞痛发作，可能与体循环低血压、冠脉痉挛、右心室室壁张力增高等所致冠脉血流量减少有关，对此类患者需与急性冠脉综合征或主动脉夹层鉴别。

206. 肺栓塞患者出现咯血的原因及特点是什么?

一般认为肺栓塞咯血是由于栓子脱落进入肺动脉形成肺栓塞，栓塞部位血液滞留，造成肺组织水肿及血液外渗，进入肺泡后经由支气管、气管咳出。急性肺栓塞主要表现为痰中带血或少量咯血为主。慢性肺栓塞患者因肺循环阻力增大，体循环压力明显升高，合并咯血以中重度咯血为主要表现。

207. 肺栓塞患者出现晕厥的原因及特点是什么?

肺栓塞所致的晕厥主要表现为突然发作的一过性意识丧失，并在短期内恢复知觉，多合并呼吸困难、胸闷、气促等症。晕厥主要发生在急性大面积肺血栓栓塞症的患者中，引起的晕厥原因可能有如下机制。

(1) 超过 50% 的肺血管闭塞导致右心室衰竭，左心室充盈受损，心排血量突然下降，脑血流量骤减。

(2) 肺栓塞可引起右心室劳损引起心律失常。

(3) 栓塞本身可能引起血管迷走神经反射，导致神经性晕厥。

208. 肺栓塞患者出现胸腔积液的原因是什么?

肺栓塞是胸腔积液的第四大原因，排在充血性心力衰竭、肺炎旁积液和恶性胸腔积液之后，也是原因不明的胸腔积液的主要原因之一。由肺栓塞引起的胸腔积液一般以右侧胸腔积液最常见，多为渗出液，经常出血，并伴有明显的间皮增生。肺栓塞继发的胸腔积液的发生可能存在以下几种机制。

(1) 肺动脉血管堵塞，肺动脉压力急剧升高，右心室压力负荷升高，体循环淤血、血管内静脉压升高。

(2) 脱落的血栓阻塞肺动脉，导致栓子远端缺血，血管通透性增加，导致肺间质液体量增加并通过脏胸膜，进入胸膜间隙。

(3) 当栓子滞留在肺动脉时，参与炎症反应的细胞因子被释放，血管的通透性增加。

209. 肺栓塞患者出现循环衰竭的原因是什么?

肺血管被脱落的血栓栓子堵塞，血流减少或中断，当肺血管床堵塞超过 30%~50% 时，患者出现血流动力学变化，大面积被堵塞的肺部血管可以突然增加肺血管阻力，导致肺动脉压、右心室承受的后负荷明显增加，出现右心室扩张，右心室压力升高，致使右心室膨胀、室壁张力增加，右心室耗氧量增加，导致右心室缺血，右心收缩功能降低。甚至当右心室压力急剧增高时，室间隔向左心室侧膨隆偏移，挤压左心室导致左心室功能不全。上述原因导致心输出量下降，患者表现为晕厥或全身性低血压，进一步发展为休克，甚至死亡。

第三节　肺栓塞的辅助检查

210. 肺栓塞的辅助检查有哪些?

肺栓塞的辅助检查包括肺栓塞疑诊的相关检查和确诊的相关检查、深静脉血栓形成相关影像学检查和求因相关检查。具体而言，肺栓塞疑诊的相关检查主要包括血浆 D- 二聚体、动脉血气分析、血浆肌钙蛋白、脑钠肽和 N- 末端脑钠肽前体、心电图、胸部 X 线摄影和超声心动图。肺栓塞确诊的检查包括 CT 肺动脉造影（CTPA）、肺通气 / 灌注显像、磁共振肺动脉造影、肺动脉造影；其中，CTPA 对肺栓塞诊断的敏感性和特异性均较高，且无创、便捷，是目前指南推荐的确诊 PTE 的首选检查方法。深静脉血栓形成相关影像学检查包括加压静脉超声、CT 静脉造影、核素静脉显像和静脉造影等。而求因相关检查则包括抗凝蛋白（如抗凝血酶、蛋白 C 和蛋白 S）、抗磷脂综合征相关检测（如狼疮抗凝物、抗心磷脂抗体和抗 β_2- 糖蛋白 1 抗体）以及易栓症相关基因检测等。

211. D- 二聚体对肺栓塞的诊断意义？

D- 二聚体是交联纤维蛋白的降解产物，是体内凝血和纤溶系统活化的重要标志物，D- 二聚体对血流动力学稳定、疑似肺栓塞患者的诊断十分重要。血栓形成时因血栓纤维蛋白溶解导致 D- 二聚体浓度升高，研究提示其对急性肺栓塞的诊断敏感度在 92%~100%。但由于恶性肿瘤、炎症、严重感染和妊娠等情况均可引起血浆 D- 二聚体水平升高，故 D- 二聚体诊断肺栓塞的阳性预测价值较低，故不能用于诊断。

尽管 D- 二聚体不能用于肺栓塞的诊断，但对于非肿瘤患者而言，正常水平的 D- 二聚体对于肺栓塞低度或中度临床可能性患者具有很高的阴性预测价值（若 D- 二聚体含量<500μg/L，可基本排除急性肺栓塞），此类患者测定血浆 D- 二聚体的主要价值在于排除急性肺栓塞，尤其是低、中度可疑患者。然而在肿瘤患者中，由于基于常规截点值的 D- 二聚体水平对 VTE 诊断的特异性较差，迄今的研究和指南仍不提倡将 D- 二聚体用于肿瘤静脉血栓栓塞的排除，故 D- 二聚体对肿瘤患者肺栓塞诊断的阳性预测与阴性预测价值均有限，并有待后续研究论证。

212. D- 二聚体升高即可以诊断肺栓塞吗？

急性栓塞发生时，由于凝血和纤溶系统同时被激活，血浆 D- 二聚体水平升高。除了深静脉血栓形成、肺血栓栓塞症，许多其他生理或病理情况均可能引起 D- 二聚体升高，例如，弥散性血管内凝血、心血管疾病（急性心肌梗死、不稳定型心绞痛、动脉粥样硬化、冠状动脉硬化、高血压等）、脑血管疾病、恶性肿瘤（乳腺癌、卵巢癌、急性白血病等）、手术及创伤后、溶栓治疗后、严重感染、脓毒症、坏疽、绝经后激素替代治疗、先兆子痫、妊娠、其他（甲状腺功能减退症、慢性肝病等）。可见，D- 二聚体对于诊断肺栓塞的阳性预测价值较低，D- 二聚体升高并不能诊断肺栓塞，特别是对肿瘤患者，需结合临床来综合判断。

213. D- 二聚体水平与静脉血栓栓塞复发有无关系？

D- 二聚体在血栓形成后 2h 即可被检测到，其半衰期为 7~8h，且在离体后的血样中，至少能稳定 24~48h，使得体外检测的 D- 二聚体含量可以准确反映体内 D- 二聚体水平。对于一过性高凝状态或者微血栓的形成，D- 二聚体轻度升高后会迅速下降；而当体内有持续性新鲜血栓形成时，体内的 D- 二聚体会持续性升高，呈现山峰状的升高曲线。因此，D- 二聚体可以动态监测预测 VTE 形成。对于血栓高发人群，如恶性肿瘤、急重症、外科术后等患者，若出现 D- 二聚体水平快速增高的表现，要警惕血栓形成的可能。对于发生 VTE 的患者，研究发现，VTE 急性期后抗凝期间若 D- 二聚体阳性，其后续血栓复发风险是阴性患者的 2~3 倍，另一项纳入 1 818 例受试者的 Meta 分析显示，D- 二聚体异常是 VTE 患者血栓复发的主要预测因子之一。为此，鉴于高 D- 二聚体水平与 VTE 复发存在密切相关性，国际血栓与止血学会科学和标准化委员会推荐临床怀疑 VTE 复发的患者均应进行 D- 二聚体检测。

214. 急性肺栓塞患者动脉血气分析如何改变?

发生急性肺栓塞时,由于栓子的机械性堵塞,被栓塞区域出现有通气、无血流灌注,造成通气血流比例失调;同时栓子在血管内移动,引起血小板脱颗粒,释放 5- 羟色胺、组胺、缓激肽等物质可引起气道收缩,气道阻力明显增高;肺泡上皮通透性增加,引起局部或弥漫性肺水肿,通气和弥散功能进一步下降。由于上述原因,可导致患者发生不同程度的低氧血症和肺泡 - 动脉血氧分压差($P_{A\text{-}a}O_2$)增大。此外,由于过度通气,导致发生低碳酸血症和呼吸性碱中毒。故急性肺栓塞动脉血气分析常表现为低氧血症、低碳酸血症和 $P_{A\text{-}a}O_2$ 增大。但部分患者的结果可以正常。

215. 动脉血气分析正常就能排除急性肺栓塞吗?

由于影响动脉血气分析因素较多,动脉血气分析在诊断急性 PE 方面有其局限性。临床研究显示,部分急性 PE 患者的动脉血气分析结果可以正常,40% 急性 PE 患者动脉血氧饱和度正常,20% 急性 PE 患者 $P_{A\text{-}a}O_2$ 正常。故动脉血气分析正常者不能除外急性 PE 的可能性。

216. 血浆肌钙蛋白在急性肺栓塞评估中的价值如何?

血浆肌钙蛋白包括肌钙蛋白 I(cardiac troponin I,cTnI)及肌钙蛋白 T(cardiac troponin I,cTnT),是评价心肌损伤的指标。急性 PE 并发右心功能不全(right ventricular dysfunction,RVD)可引起肌钙蛋白升高,水平越高,提示心肌损伤程度越严重。目前认为肌钙蛋白升高提示急性 PE 患者预后不良;此外,肌钙蛋白在肺血栓栓塞症危险分层中亦作为重要的参考指标。

217. B 型脑钠肽在急性肺栓塞评估中的价值如何?

B 型脑钠肽(B-type natriuretic peptid,BNP)是一种由 B 型脑钠肽前体(pro-B-type natriuretic peptide,proBNP)裂解而来的含有 32 个氨基酸的心源性激素,主要由心室肌细胞在心室牵张或压力负荷增加时合成和分泌。急性 PE 患者右心室后负荷增加,室壁张力增高,血 BNP 水平升高,升高水平可反映右心室功能不全及血流动力学紊乱严重程度,无明确心脏基础疾病者如果 BNP 增高,需考虑肺栓塞可能。

BNP 虽然不能单独用于急性肺栓塞诊断的确定和排除,但是对于诊断明确的急性肺栓塞,BNP 浓度对于评估患者病情严重程度及危险分层有帮助,故该指标对于临床疗效及预后的评估有一定价值。

218. 急性肺栓塞的心电图常见表现有哪些?

急性肺栓塞大多数病例表现为非特异性的心电图异常。较为多见的表现包括 V_1~V_4 的 T 波改变和 ST 段异常,部分病例可出现 SⅠQⅢTⅢ征(即Ⅰ导 S 波加深,Ⅲ导联出现 Q/q 波及 T 波倒置),其他心电图改变包括完全或不完全右束支传导阻滞、肺型 P 波、电轴右偏和顺钟向转位等。

219. 心电图在急性肺栓塞评估中的价值如何?

急性肺栓塞的心电图多样、多变，大多数表现为非特异性的心电图异常，对急性 PE 诊断的敏感性及特异性均不佳，但心电图改变常能反映肺栓塞病变的严重程度。一般来说，小的肺动脉分支栓塞，心电图多无改变，故心电图正常不能排除肺血栓栓塞症；而较大的肺血栓栓塞症，尤其出现急性右心衰竭、休克者，心电图多会出现有诊断价值的改变，如典型的 SⅠQⅢTⅢ征（即Ⅰ导联 S 波加深，Ⅲ导联 Q/q 波及 T 波倒置）。心电图表现有助于预测急性肺栓塞的不良预后，与不良预后相关的表现包括：窦性心动过速、新发的心房颤动、新发的完全或不完全右束支传导阻滞、SⅠQⅢTⅢ征、V_1~V_4 的 T 波改变和 ST 段异常等。

需要注意的是，急性肺栓塞心电图改变多在发病后即刻开始出现，以后随病程的发展演变而呈动态变化。观察到心电图的动态改变较之静态异常对于提示 PE 具有更大意义。

220. 急性肺栓塞心电图与急性心肌梗死的鉴别要点有哪些?

部分急性肺血栓栓塞症患者的首发症状为突发胸闷胸痛、休克，特别是较大栓子堵塞肺动脉时可表现为剧烈难忍的胸痛，酷似心绞痛或急性心肌梗死，某些心电图改变类似下壁、前间壁非 Q 波心肌梗死图形，心电图对于急性肺栓塞的诊断需结合病史仔细分析并动态观察，以免误诊为心肌梗死延误病情诊治。但急性肺血栓栓塞症心电图有其自身的特点。

（1）Ⅰ导联 S 波可呈逐渐加深的动态改变，可伴有右束支阻滞。

（2）Ⅲ导联、少数 aVF 导联可以出现 Q 波，但多达不到病理性 Q 波的诊断标准。

（3）极少有 ST 段的偏移。

（4）aVR 导联可出现终末 R 波。

（5）胸前导联可出现 T 波倒置，多为对称性且自右向左逐渐变浅，持续时间较长，可达 3~6 周，不符合急性心肌梗死的特征性动态演变规律。

221. 急性肺栓塞的超声心动图常见表现有哪些?

超声心动图在提示肺栓塞诊断和排除其他心血管疾病方面有重要价值。超声心动图检查可发现右心室后负荷过重征象，包括出现右心室扩大、右心室游离壁运动减低，室间隔平直，三尖瓣反流速度增快、三尖瓣收缩期位移减低。在少数患者，超声可发现右心系统（包括右心房、右心室及肺动脉）血栓回声，如同时患者临床表现符合肺栓塞，即可明确诊断。

222. 超声心动图在疑似高危肺栓塞诊断中的临床应用价值?

可疑高危肺栓塞患者随时有生命危险，其早期的识别与诊断、及时的抢救与治疗至关重要，其鉴别诊断包括急性瓣膜功能不全、心脏压塞、急性冠脉综合征和主动脉夹层。为此，《2019 年欧洲心脏病学会急性肺栓塞诊断和管理指南》强调：对于出现血流动力学不稳定的患者，需快速、即时检测床旁经胸超声心动图，以区分疑似高危肺栓塞与其他急性危及生命的情况。当急性 PE 患者出现血流动力学失代偿时，床旁超声心动图将发现急性肺动脉高压和右心室功能不全的证据。

依据 2018 版中国《肺血栓栓塞症诊治与预防指南》推荐的高危肺栓塞诊断策略，对血流动力学不稳定的 PE 疑诊患者，如无条件或不适合行 CT 肺动脉造影检查，建议行床旁超声心动图，如发现右心室负荷增加和 / 或发现肺动脉或右心腔内血栓证据，在排除其他疾病可能性后，建议按照肺栓塞进行治疗。如果超声心动图检查无右心室负荷过重或功能障碍征象，则不考虑肺栓塞导致的血流动力学不稳定，应寻找其他导致血流动力学不稳定的原因。

223. CT 肺动脉造影在急性肺栓塞检查中的优势有哪些？

（1）具有较高的空间及时间分辨率，可直观地显示肺动脉内血栓形态、部位及血管堵塞程度，对肺栓塞诊断的敏感性和特异性均较高。

（2）创伤小、便捷，除碘过敏者外，几乎所有患者均能耐受该检查，特别是急诊和重症患者，也适合于老年和儿童患者。

（3）其定量分析与肺栓塞的临床严重程度相关性好。

（4）可同时显示肺及肺外的其他胸部病变，具有重要的诊断和鉴别诊断价值。

基于以上优势，CT 肺动脉造影应用日益普遍，已成为指南推荐的确诊肺栓塞的首选检查方法。

224. CT 肺动脉造影在肺栓塞诊断中的临床应用价值？

CT 肺动脉造影目前已成为指南推荐的确诊肺栓塞的首选检查方法，它不仅能够显示肺栓塞的有无，还可以同时显示肺实质、大血管以及肺外的其他胸部病变，从而做出非肺栓塞的其他诊断，如肺内肿瘤、肺气肿、肺部感染、纵隔淋巴结增大等病变。但受 CT 空间分辨率影响，CT 肺动脉造影难以发现 5mm 以下亚段肺血管内的血栓，对亚段以下肺动脉栓子的评估价值受到一定限制，且在妊娠、对造影剂过敏、严重的肾功能不全等特殊人群中应用受限。

225. 肺栓塞发生时，CT 肺动脉造影的典型征象有哪些？

CT 肺动脉造影在急性肺栓塞中的典型征象包括直接征象和间接征象。

（1）直接征象：为肺动脉及其分支中心的充盈缺损影，当栓子的走行方向与动脉平行时，可见到“环征”和“轨道征”，栓子亦可呈偏心性，与动脉壁呈锐角，栓塞动脉的管径可正常或增粗。当动脉完全被栓子填塞时，表现为动脉及远端血管内无对比剂充填，呈低密度影，栓塞动脉的管径多增粗。

（2）间接征象：指肺栓塞造成肺组织、心脏特别是右心和体循环、肺循环的继发改变，包括肺血管分布不均匀，远端血管分支减少或消失；肺实质灌注不均匀形成“马赛克”征；以胸膜为基底的楔形高密度影；中心肺动脉增粗扩张、右心室扩大等肺动脉高压征象；右心增大、腔静脉扩张、胸腔积液等右心功能不全征象。

226. 肺通气 / 灌注显像在肺栓塞诊断中的工作原理是什么？

肺通气 / 灌注显像是诊断肺栓塞的重要方法之一。呼吸系统的核素显像主要有两种途径，一种是通过体静脉注射颗粒型显像剂，并暂时滞留于肺毛细血管床，实现肺灌注显像，另一种是通过呼吸道吸入显影剂，并暂时沉积于肺泡内，实现肺通气显像。

目前，肺灌注显像多为利用锝 99（^{99m}Tc）标记的人血白蛋白，锝（^{99m}Tc）聚合白蛋白注射液[technetium（^{99m}Tc）albumin aggregated injection，^{99m}Tc-MAA]（直径 10~100μm）经静脉注射后一过性地嵌顿在肺毛细血管

内(直径约 10μm),其放射性分布与血流灌注成正比这一原理来检测栓塞肺段。肺通气显像是利用放射性气溶胶发生器将 ^{99m}Tc 标记的某些药物如二乙三胺五乙酸,锝(^{99m}Tc)喷替酸盐注射液[technetium(^{99m}Tc) pentetate injection,^{99m}Tc-DTPA]雾化吸入或经呼吸道吸入氙(xenon,Xe)等放射性气体并沉降于各级气道及肺泡壁上,其放射性分布与相应部位气道通畅程度成正比。肺灌注显像需要联合肺通气进行诊断,因为肺血栓栓塞症患者低灌注区域的通气功能是正常的,通气显像可增加诊断肺血栓栓塞症的特异度。

227. 肺通气/灌注显像在肺栓塞诊断中的优、缺点?

(1)优点

1)肺通气/灌注显像不受肺动脉直径的影响,在诊断亚段以下肺动脉血栓栓塞症中,具有特殊意义。

2)肺通气/灌注显像放射性暴露低,成年人平均进行肺通气/灌注显像时放射线暴露约为 1.1mSv,显著低于 CT 肺动脉造影(2~6mSv)。

3)肺通气/灌注显像示踪剂使用少,较少引起过敏反应。

(2)缺点

1)肺通气/灌注显像是功能性检查,并不能显示栓子的部位和大小,只能发现栓子堵塞后的肺灌注缺损情况,对于血栓还是非血栓造成的灌注缺损也没有鉴别能力,故肺通气/灌注显像结果的判读存在一定差异。

2)任何引起肺血流或通气受损的因素如肺部炎症、肺部肿瘤、慢性阻塞性肺疾病等均可造成局部通气血流失调,单凭肺通气/灌注显像可能造成误诊,所以临床应用需结合低剂量 CT 排除肺部炎症、肿瘤、慢性阻塞性肺疾病等疾病。

228. 肺通气/灌注显像适用于哪些人群?

因肺通气/灌注显像辐射剂量低,示踪剂使用少,较少引起过敏反应,故可优先应用于临床可能性低的门诊患者、胸部 X 线摄影正常的患者、年轻患者(尤其是女性患者)、妊娠、对造影剂过敏、严重的肾功能不全、异常蛋白血症和骨髓瘤患者等特殊人群。

229. 肺通气/灌注显像在肺栓塞诊断中的典型征象是什么?结果怎样判断?

肺通气/灌注显像在肺栓塞中的典型征象是呈肺段分布的肺灌注缺损,并与通气显像不匹配。由于许多疾病可以同时影响患者的肺通气和血流状况,致使肺通气/灌注显像在结果判定上较为复杂,需密切结合临床进行判读。肺通气/灌注平面显像结果分为 3 类。

1)高度可能:2 个或 2 个以上肺段通气/灌注不匹配。

2)正常。

3)非诊断性异常:非肺段性灌注缺损或<2 个肺段范围的通气/灌注不匹配。

肺通气/灌注断层显像,如采用单光子发射计算机断层成像(single-photon emission computed tomography,SPECT),发现 1 个或 1 个以上肺段通气/灌注不匹配即为阳性,SPECT 检查很少出现非诊断性异常,如果 SPECT 阴性可基本除外肺栓塞。

230. 磁共振肺动脉造影在肺栓塞诊断中优、缺点有哪些?

磁共振肺动脉造影可以直接显示肺动脉内的栓子及栓子栓塞所致的低灌注区，从而确诊肺血栓栓塞症，其优缺点如下。

(1)优点：相对于CT肺动脉造影，磁共振肺动脉造影无X线辐射，不使用含碘造影剂，可以任意方位成像，且对急慢性血栓有一定鉴别能力，适用于肾功能严重受损，对碘造影剂过敏或妊娠期患者。

(2)缺点：对肺段以下水平的肺栓塞诊断价值有限，对仪器和技术要求高，如果体内带有心脏起搏器等铁磁性物体的患者不能接受该项检查。此外，相对于CT肺动脉造影，磁共振肺动脉造影检查时间长，患者需要长期保持不动，配合度要求高。

可见，磁共振肺动脉造影在急性肺栓塞诊断中不能作为一线诊断方法替代CT肺动脉造影检查，但可作为后者的有益补充。

231. 磁共振肺动脉造影适用于哪些人群?

结合磁共振肺动脉造影检查的特点，对于怀疑中心性肺血栓栓塞合并肾功能严重受损，对碘造影剂过敏或妊娠期患者，可以考虑使用磁共振肺动脉造影来进行诊断。

232. 磁共振肺动脉造影在急性肺栓塞患者中的主要征象有哪些?

磁共振肺动脉造影在急性肺栓塞中的典型征象包括直接征象和间接征象。

(1)直接征象：磁共振肺动脉造影可以直接显示肺栓塞时肺动脉血管腔内的血栓栓子为低信号的充盈缺损。其征象表现为：①血管腔内充盈缺损，“轨道征”；②附壁血栓；③完全闭塞；④远段分支缺失。

(2)间接征象：包括了肺动脉中央血管扩张，远段分支扭曲的肺动脉高压征象；右室增大，胸腔积液等右心功能不全表现；以及肺动脉瓣反流表现。

233. 肺动脉造影在肺栓塞诊断中的临床应用价值如何?

选择性肺动脉造影为肺栓塞诊断的“金标准”。其敏感度约为98%，特异度为95%~98%。但肺动脉造影是一种有创性检查，发生致命性或严重并发症的可能性分别为0.1%和1.5%，随着CT肺动脉造影的发展和完善，肺动脉造影已很少用于急性肺栓塞的临床诊断，应严格掌握适应证。如果其他无创性检查能够确诊肺栓塞，且治疗上仅需内科治疗时，可不必行该检查。如果其他方法不能确诊，需要行经皮导管内介入或经导管溶栓治疗或慢性血栓栓塞性肺动脉高压手术前，可选择该检查。

234. 肺动脉造影的禁忌证有哪些?

肺动脉造影无绝对禁忌证，但其为有创操作，存在相对禁忌证，包括：严重低氧血症；中、重度肺动脉高压，合并右心衰竭者；未纠正的充血性心力衰竭；肾功能不全；右心心内膜炎有赘生物脱落危险者；左束支传导阻滞；造影剂过敏；不合作或躁动患者等。

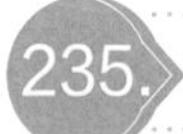

235. 肺动脉造影在肺栓塞患者中有哪些征象？

肺动脉造影在肺栓塞中的典型征象包括直接征象和间接征象，如缺乏肺栓塞的直接征象，则不能诊断肺栓塞。

（1）直接征象：包括有肺血管内造影剂充盈缺损，伴或不伴轨道征的血流阻断。

（2）间接征象：间接征象有肺动脉造影剂流动缓慢，局部低灌注，静脉回流延迟等。

第四节　肺栓塞的诊断及危险分层

236. 疑似肺栓塞的诊断策略是什么？

根据2018版中国《肺血栓栓塞症诊治与预防指南》，对疑诊肺栓塞的患者，推荐依据是否合并血流动力学障碍采取不同的诊断策略。

（1）血流动力学不稳定的肺栓塞疑诊患者：如条件允许，建议完善CT肺动脉造影检查以明确诊断或排除肺栓塞。如无条件或不适合行CT肺动脉造影检查，建议行床旁超声心动图检查，如发现右心室负荷增加和/或发现肺动脉或右心腔内血栓证据，在排除其他疾病可能性后，建议按照肺栓塞进行治疗；同时建议行肢体加压静脉超声，如发现深静脉血栓的证据，则静脉血栓栓塞诊断成立，并可启动治疗；在临床情况稳定后行相关检查明确诊断（图4-1）。

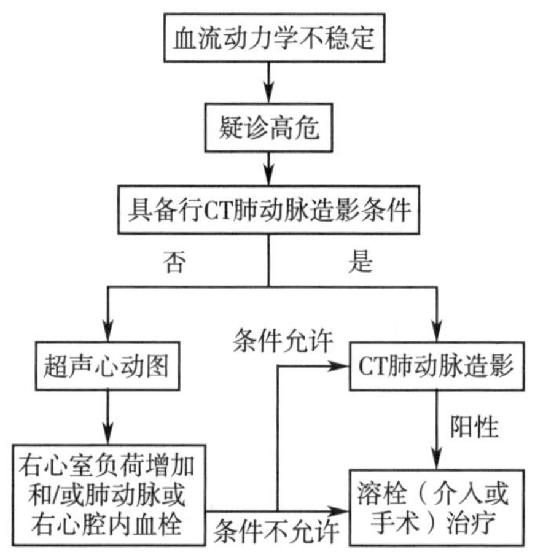

图4-1　疑诊高危肺血栓栓塞症诊断流程

（2）血流动力学稳定的肺栓塞疑诊患者：推荐将CT肺动脉造影作为首选的确诊检查手段；如果存在CT肺动脉造影检查相对禁忌（如造影剂过敏、肾功能不全、妊娠等），建议选择其他影像学确诊检查，包括肺通气/灌注显像、磁共振肺动脉造影（图4-2）。

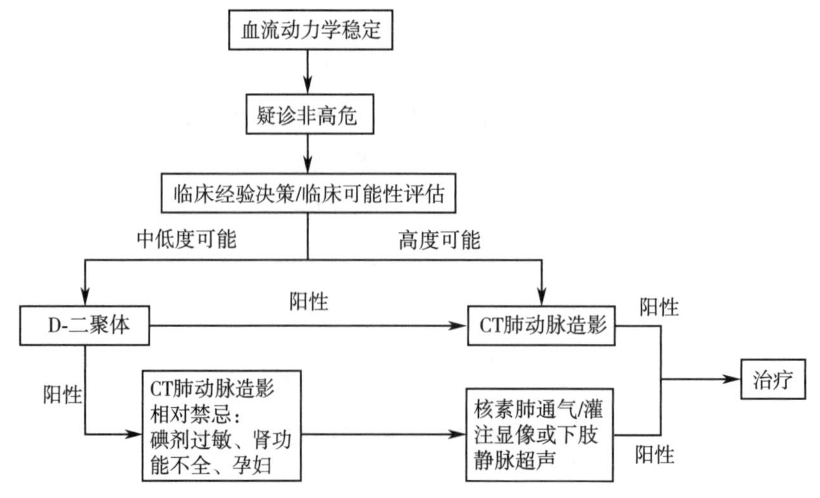

图4-2　非高危肺血栓栓塞症诊断流程

在恶性肿瘤患者中，由于原发病的表现可能会掩盖肺栓塞相关的症状，肺栓塞容易漏诊和误诊。对可疑肺栓塞的恶性肿瘤患者，鉴于目前临床决策规则和D-二聚体对肺栓塞的诊断和除外诊断价值尚无定论，国内外指南对疑似肺栓塞（即出现不明原因的呼吸急促、血氧饱和度下降、胸痛、咳嗽、心动过速、发绀、头晕、情绪不安、晕厥、出汗过多等）患者推荐的诊断流程并不完全一致：《中国临床肿瘤学会（CSCO）肿瘤患者静脉血栓防治指南2020》推荐意见与《肺血栓栓塞症诊治与预防指南》基本一致，即：对可疑非高危肺栓塞患者采用Wells-PE量表进行评分，其中高度可能或很可能的患者推荐进行CT肺动脉造影检查，对低/中度可能或不可能的患者仅在年龄矫正D-二聚体阳性时推荐进行CT肺动脉造影检查（图4-3）；而欧洲肿瘤内科学会（European Society for Medical Oncology，ESMO）2023年发布的《ESMO临床实践指南：癌症患者静脉血栓栓塞症的管理》则推荐对恶性肿瘤患者临床可疑肺栓塞直接进行CT肺动脉造影检查予以确诊或排除（图4-4）。

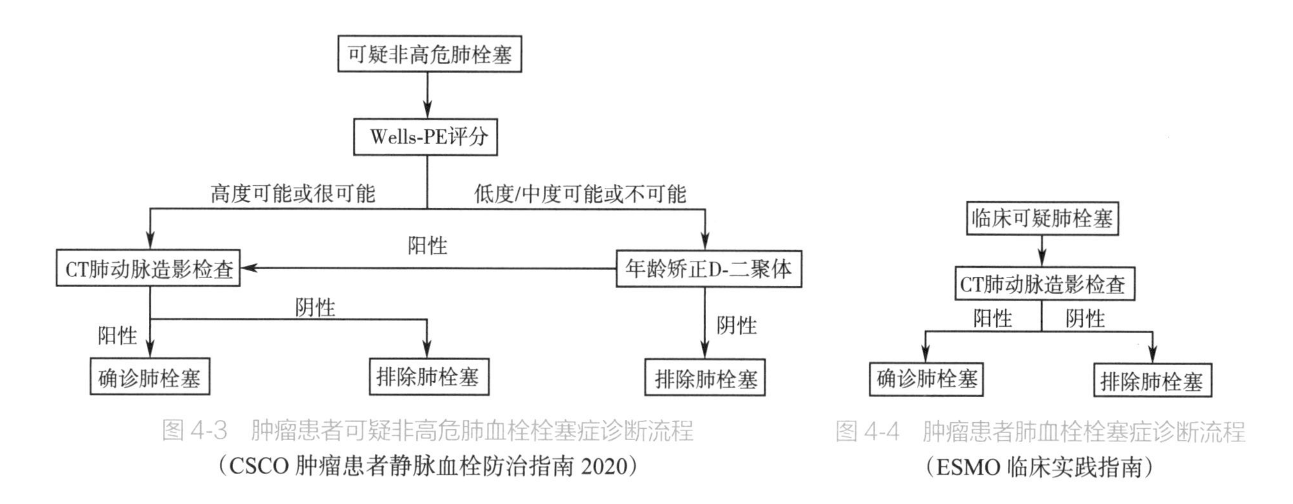

图4-3 肿瘤患者可疑非高危肺血栓栓塞症诊断流程
（CSCO肿瘤患者静脉血栓防治指南2020）

图4-4 肿瘤患者肺血栓栓塞症诊断流程
（ESMO临床实践指南）

237. 急性肺栓塞需与哪些疾病进行鉴别？

急性肺栓塞的症状和体征不具有特异性，与其他许多疾病的临床表现相类似，因此对临床已发现的可疑患者应作进一步的鉴别诊断。

（1）急性冠脉综合征（急性心肌梗死及不稳定型心绞痛，或心源性猝死）：急性肺栓塞和急性冠脉综合征都可有剧烈胸痛、休克，甚至猝死，血清肌酸激酶、肌酸激酶同工酶升高，且均可出现类似急性非Q波心肌梗死心电图图形。但心绞痛或急性心肌梗死多有冠心病或高血压病史，年龄较大，心肌梗死的心电图呈特征性动态演变过程，即面向梗死区导联出现异常Q波、ST段抬高、T波导致，呼吸困难不一定明显。

（2）肺炎：可有与肺梗死相似的症状和体征，如呼吸困难、胸膜痛、咳嗽、咯血、心动过速、发热、发绀、低血压，胸片表现也可相似。但肺炎有高热、咳脓性痰、寒战、菌血症等，并有相应肺部和全身感染的表现，如外周血白细胞增多，痰涂片及培养病原体阳性，抗感染治疗有效。而急性肺栓塞患者往往有发生静脉血栓栓塞的危险因素，可发现深静脉血栓形成和呼吸循环系统的相应异常表现。

（3）胸膜炎和其他原因所致胸腔积液：约1/3肺栓塞患者可发生胸腔积液，需与结核性胸膜炎、细菌性、恶性肿瘤及心力衰竭所致胸腔积液相鉴别。通常急性肺栓塞胸液多为血性渗出液（少数也可为右心功能不全引起的漏出液），少到中等量，1~2周可自然吸收，胸片显示有吸收较快的肺部浸润阴影或肺动脉高压征象。

（4）血管神经性晕厥：对不明原因晕厥者应注意询问有无发生静脉血栓栓塞的危险因素，有无下肢深静脉血栓形成和低氧血症。

(5)主动脉夹层动脉瘤：多有高血压病史，起病急骤，疼痛呈刀割样或撕裂样，较剧烈，可向下肢放射，与呼吸无关，发绀不明显，病变部位有血管杂音和震颤，周围动脉搏动消失或两次脉搏强弱不等。胸片常显示纵隔增宽，心血管超声和胸部CT造影检查可见主动脉夹层动脉瘤征象。

(6)急性心脏压塞：症状与急性肺栓塞相似，但体格检查有心浊音界扩大，心音遥远，可出现颈静脉怒张，肝颈静脉反流征阳性；心电图呈低电压、普遍性ST段弓背向下抬高、T波改变，超声检查可见心包积液。

(7)特发性肺动脉高压：多见于生育期女性，可有肺栓塞相似症状，但多呈慢性病程，无下肢深静脉血栓形成，CT肺动脉造影检查示肺动脉主干及左、右分支明显扩大，管壁光滑，无充盈缺损狭窄或缺支改变，也无肺动脉截断征象，肺灌注显像通常正常或缺损区呈弥漫性稀疏，肺动脉造影显示肺动脉呈“剪枝”样改变。超声心动图可显示右心室肥厚、扩大。

(8)非血栓性(脂肪、羊水、空气、感染性栓子等)肺栓塞：患者有非血栓性肺栓塞的相关病史和临床表现，如脂肪栓塞，主要发生在严重创伤特别是长骨骨折者，临床表现为呼吸衰竭、脑功能障碍及皮肤瘀斑，CT肺动脉造影显示肺动脉腔内有小圆形或连续充盈缺损，移动快，可嵌顿于相应末梢肺血管。

(9)肺动脉肿瘤：具体请参考本章第四节第238问回答内容。

(10)其他疾病鉴别：此外急性肺栓塞还需与急性呼吸窘迫综合征、慢性血栓栓塞性肺动脉高压或慢性血栓栓塞性肺动脉高压的急性加重、自发性气胸、缩窄性心包炎、心肌炎、急性左心衰竭、降主动脉瘤破裂、食管破裂等相鉴别。

238. 肺动脉肿瘤与肺栓塞该如何鉴别?

肺动脉原发肿瘤中恶性肿瘤常见，为肺动脉肉瘤。良性肿瘤非常罕见，如脂肪瘤、黏液瘤等。CT肺动脉造影多表现为肺动脉内充盈缺损，造成肺动脉大部分或完全阻塞，病变形态饱满，可被误诊为肺血栓栓塞而行抗凝或溶栓治疗。

临床上，肺动脉肉瘤起病隐匿，病情进展缓慢，多具有食欲减退、体重减轻等恶性肿瘤消耗症状及发热等，无下肢深静脉血栓形成，抗凝或溶栓治疗无效或加重；而PE一般为突发，发病急，进展快，多发现有深静脉血栓形成。影像上，肺动脉肉瘤倾向于占据肺动脉近端或主肺动脉的整个管腔(影像学改变与患者症状不平行)，常伴有受累肺动脉管腔扩张(膨胀性改变)，病变呈分叶、分隔状，不均匀延迟强化(坏死、出血、钙化)，并可侵及肺动脉瓣、右室流出道以及存在管腔外侵犯及其他器官转移。其中肺动脉主干完全充盈，呈膨胀性改变，逆向血流生长，以及存在肺动脉外侵袭为肺动脉肉瘤较特异的影像征象。当临床高度怀疑肺动脉肉瘤，应结合正电子发射计算机体层显像仪(positron emission tomography and computed tomography，PET/CT)综合评价，但最终确诊需要依据组织病理学检查结果。

239. 如何鉴别肺癌栓与肺血栓?

肺癌栓和肺血栓的临床表现相似，癌栓和血栓难以鉴别。病理诊断是金标准，少数患者可通过活检获得，部分因病情进展迅速，最终的确诊主要是尸检。临床医生可以通过影像学检查对两者加以区别。

(1)肺癌栓胸部CT中常显示为小结节、“树芽征”或“串珠征”等非特异性表现。肺动脉造影可显示血管内血栓形成，特征性表现为周围肺动脉扩张、串珠样改变。对于上述检查正常者，建议行核素肺灌注显像检查，如提示周围多发亚段性缺损，通常被认为是肿瘤栓塞的典型表现。

(2)肺癌栓PET/CT检查显示大的瘤栓会积极摄取氟[^{18}F]脱氧葡萄糖，有助于肿瘤栓塞与普通血栓的鉴别。

(3)肺癌栓超声和经胸超声心动图常显示血管壁孤立、圆形或椭圆形肿块，在血管内有明确的边界，癌栓的超声特征与原发肿瘤相似，有侵袭性生长表现。

240. 对疑似肺栓塞进行临床可能性评估的意义和方法是什么？

急性肺栓塞患者的临床表现不具有特异性，因此患者的症状、体征及常规实验室检查可为肺栓塞诊断提供重要的线索，但不能作为诊断或排除该病症的标准；单独应用某项诊断方法的临床价值不大，而综合考虑这些结果将有效提高疑诊肺栓塞的准确性。目前国内外学者已经开始探索急性肺栓塞诊断的临床预测方法，根据疑诊患者出现肺栓塞的可能性大小，选择合适的检查手段进行诊断，以便更好地指导治疗，降低医疗费用支出，减少误诊、漏诊率。

急性肺栓塞疑诊的临床评估主要基于临床经验或应用临床可能性评分（简化的 Wells 评分、修订的 Geneva 评分量表）进行。前者存在一定的局限性，后者采用具体的、相对客观的指标，即临床可能性评分表，对肺栓塞的可能性大小进行评估，以提高疑诊肺栓塞的准确性。对恶性肿瘤患者而言，临床可能性评分表对疑诊急性肺栓塞的评估作用有待更多研究进一步证实。

241. 目前常用的肺栓塞临床可能性评分表有哪些？

根据患者具体的临床状况数据进行临床可能性评估，可以提高疑诊肺栓塞的准确性。国内外研究学者已经发表了多种不同的临床预测评分量表，如 Wells 评分、Geneva 评分、Pisa 评分、Charlotte 规则、Vienna 评分、Claudia 评分、ZS 评分以及 PERC 排除标准等，它们都被证明有一定的临床应用价值，但不同的评分方法各有不同的内容和适用条件，目前最常用的量表为简化版 Wells 评分和修订版 Geneva 评分量表（表 4-2）。

表 4-2 肺栓塞临床可能性评分表

简化 Wells 评分	评分 / 分	修订版 Geneva 评分[a]	评分 / 分
PE 或 DVT 病史	1	PE 或 DVT 病史	1
4 周内制动或手术	1	1 个月内手术或骨折	1
活动性肿瘤	1	活动性肿瘤	1
心率 ≥ 100 次 /min	1	心率	
咯血	1	75~94 次 /min	1
DVT 症状或体征	1	≥ 95 次 /min	2
其他鉴别诊断的可能性低于 PE	1	咯血	1
		单侧下肢疼痛	1
		下肢深静脉触痛及单侧下肢水肿	1
		年龄 > 65 岁	1
临床可能性		临床可能性	
低度可能	0~1	低度可能	0~2
高度可能	≥ 2	高度可能	≥ 3

242. 肺栓塞严重指数模型的临床应用价值如何？

肺栓塞严重指数（PESI）最早由 Aujesky 等于 2005 年发表，作为一种常用的临床评估量表用于肺栓塞患者的初步危险分层，能简化 PE 诊治流程，得到 2014 年欧洲心脏病学会急性肺栓塞诊断和管理指南的推荐。PESI 基于 11 个指标并赋予不同权重，最后累加得出总分值，并根据总分值划分为 1~5 级，分级越高，患者病情越重，生存期越短，预后越差。目前多用作远期预后的评估，特别是能较准确地筛选出预后较好的低危肺栓塞患者，具有较高的阴性预测值。由于 PESI 纳入的变量较多，使评分变得较为复杂，所以 Jimenez 等在 PESI 基础上研发了简化肺栓塞严重指数（sPESI）。sPESI 较 PESI 更为简单，但准确率未降低（表 4-3）。

243. 简化肺栓塞严重指数临床评分模型包含哪些内容?

简化肺栓塞严重指数（sPESI）评分由年龄>80 岁、肿瘤、慢性心力衰竭、脉搏 ≥ 100 次 /min、收缩压<100mmHg、动脉血氧饱和度<90% 等 6 项指标构成（表 4-3）。

每项赋值 1 分，sPESI ≥ 1 分归为中危，sPESI=0 分归为低危，若 sPESI=0 分但伴有 RVD 和 / 或心脏生物学标志物升高，则归为中危。sPESI ≥ 1 分者 30d 全因死亡率明显升高，可达 10.9%。

表 4-3　肺栓塞严重指数（PESI）及简化版本 sPESI

指标	PESI/ 分	sPESI/ 分
年龄	以年龄为分数	1（>80 岁）
男性	10	/
肿瘤	30	1
慢性心力衰竭	10	1
慢性肺部疾病	10	
脉搏 ≥ 110 次 /min	20	1
收缩压<100mmHg	30	1
呼吸频率>30 次 /min	20	/
体温<36℃	20	/
精神状态改变	60	/
动脉血氧饱和度<90%	20	1
危险分层		
低危	Ⅰ级：≤ 65	0
	Ⅱ级：66~85	
中危	Ⅲ级：86~105	≥ 1
	Ⅳ级：106~125	
高危	Ⅴ级：>125	

注：简化版本 sPESI 中慢性心力衰竭和 / 或慢性肺部疾病评为 1 分。

244. 肺栓塞患者的危险分层的标准是什么?

对于确诊的肺血栓栓塞，进行危险分层对患者的预后评估和临床治疗指导具有重要的价值，现已成为肺栓塞诊断策略中不可或缺的关键步骤。肺栓塞危险分层主要基于患者血流动力学状态、心肌损伤标志物及右心室功能等指标进行综合评估，以便于医师对肺栓塞患者病情严重程度进行准确评价，从而采取更加个体化的治疗方案。国内指南推荐的危险分层方法见表 4-4。国际指南也有以肺栓塞严重指数（PESI）或简化版本 sPESI 评分（表 4-3）作为评估病情严重程度的标准。

表 4-4　肺血栓栓塞危险分层

危险分层	休克或低血压	影像学（右心功能不全）[a]	实验室指标（心脏生物学标志物升高）[b]
高危	+	+	+/–
中高危	–	+	+
中低危	–	+/–[c]	–/+[c]
低危	–	–	–

注：a. 右心功能不全的诊断标准为影像学证据包括超声心动图或 CT 提示 RVD，超声检查表现为右心室扩张（右心室舒张末期内径 / 左心室舒张末期内径>1.0 或 0.9）；右心室游离壁运动幅度减低；三尖瓣反流速度增快；三尖瓣环收缩期位移减低（<17mm）。CTPA 检查符合以下条件也可诊断 RVD：四腔心层面发现的右心室扩张（右心室舒张末期内径 / 左心室舒张末期内径>1.0 或 0.9）。

b. 心脏生物学标志物包括心肌损伤标志物（心脏肌钙蛋白 T 或 I）和心衰标志物（BNP、NT-proBNP）。

c. 影像学和实验室指标两者之一阳性。

245. 高危肺栓塞的判定标准是什么？

高危肺栓塞患者以休克和低血压为主要表现，即体循环收缩压<90mmHg 或较基础值下降幅度≥40mmHg，持续 15min 以上或需接受血流动力学支持治疗；且须除外新发生的心律失常、低血容量或感染中毒症等原因所致的血压下降。

246. 中危肺栓塞的判定标准是什么？

国内指南将血流动力学稳定，但存在右心功能障碍的影像学证据和 / 或心脏生物学标志物升高的肺栓塞归为中危肺栓塞。根据病情严重程度，可将中危肺栓塞再分层，右心功能障碍和心脏生物学标志物升高同时存在者为中高危；单纯存在右心功能障碍或心脏生物学标志物升高者为中低危。另外，国际指南将 PESI 评分为Ⅲ~Ⅳ级以及 sPESI≥1 分归为中危。

247. 低危肺栓塞的判定标准是什么？

低危肺栓塞是指血流动力学稳定，不存在右心功能障碍和心脏生物学标志物升高的肺栓塞。

第五节　肺栓塞的治疗

248. 哪些肿瘤合并急性肺栓塞的患者需要住院治疗？

（1）存在呼吸窘迫，需要辅助供氧甚至呼吸支持。

(2)近期(≤7d)手术史或存在其他高出血风险因素。

(3)合并其他严重疾病(如缺血性心脏病、慢性肺疾病、肝脏或肾脏衰竭等)。

(4)有伴发的DVT(下肢血凝块负荷较高可能使死亡风险升高或需要进行额外治疗)。

(5)危险分层为高危及中危的肺栓塞。

(6)血小板减少(血小板计数 $<50\times10^9/L$)。

(7)肾功能不全或肝功能不全(INR≥1.5)。

(8)需要进行肿瘤治疗或其他内、外科情况需要住院治疗。

(9)患者高龄、独居、缺乏家庭支持或依从性差。

(10)偏远地区、电话联系困难、家庭医疗护理条件不佳等。

249. 肿瘤合并急性肺栓塞的一般支持治疗有哪些?

对于确诊或临床高度疑诊的肿瘤合并急性肺栓塞患者,一般治疗的重点是使患者病情保持稳定,避免进一步加重。包括:(1)应进行严密监护,监测心率、血压、呼吸、心电图以及动脉血气的变化,持续进行临床评估,及时调整治疗策略。(2)有缺氧症状的患者及时予以氧疗以提高血氧饱和度,重症患者甚至需要机械通气支持治疗。(3)为避免栓子再次脱落,应注意卧床休息、减少活动,保持大便通畅,避免用力等。(4)对于有焦虑和惊恐症状的患者应给予心理疏导并可适当使用镇静剂,特别是对发生肺栓塞后影响肿瘤正常治疗进程的患者,应及时进行心理支持,以帮助他们应对疾病带来的心理压力。(5)及时发现并处理可能出现的并发症,如有胸痛者可给予止痛剂,有发热者及时排查感染可能并进行抗感染治疗,并注意避免剧烈咳嗽。(6)尽量在床旁进行辅助检查,确须外出检查请使用平车接送,尽量减少穿刺等有创操作。(7)给予适当的营养支持和维持内环境稳定。

250. 急性肺栓塞患者合并低氧血症该怎么处理?

对于合并低氧血症的急性肺栓塞患者,要及时予以氧疗以改善缺氧症状。根据患者的氧饱和度和动脉血气分析结果,选择相应的氧疗方式和氧流量。初始可选择鼻氧管或面罩等辅助供氧,目标为保证血氧饱和度≥90%。对合并呼吸衰竭的重症患者,根据严重程度可采用经鼻高流量吸氧、无创机械通气甚至经气管插管行机械通气。需要经气管插管行机械通气的患者往往合并血流动力学不稳定,在进行机械通气时,应采用低潮气量(6~8ml/kg)使平台压 $<300mmH_2O$ ($1mmH_2O=0.009\ 8kPa$),尽量减少机械通气造成的胸腔内正压对静脉回流的影响,避免进一步加重右心功能不全,从而尽可能减小对血流动力学的不利影响。对有适应证的患者也可考虑进行体外膜肺氧合,以加强对心肺功能的支持。

251. 急性肺栓塞合并休克该怎么进行初步处理?

急性肺栓塞患者,如出现血流动力学不稳定的症状如休克或低血压,则必须进行血流动力学监测,并通过液体复苏或血管活性药物的使用尽快恢复组织灌注。一般而言,我们建议先给予少量静脉补液,通常为500~1 000ml生理盐水,如果补液后患者的组织灌注状态没有改善,则应尽快进行血管加压治疗以维持基本灌注压。血管活性药物的应用对于高危肺栓塞患者维持有效的血流动力学至关重要,常用的血管活性药物包括去甲肾上腺素、肾上腺素、多巴酚丁胺、多巴胺等。去甲肾上腺素仅限于急性肺栓塞合并低血压患者,可以改善右心功能,提高体循环血压,改善右心冠脉灌注;肾上腺素也可用于急性肺栓塞合并休克患者;多巴酚丁胺及多巴胺可用于心输出量较低的急性肺栓塞患者。

252. 肿瘤合并高危肺栓塞患者的治疗策略是什么?

高危肺栓塞是指伴有休克或低血压等血流动力学不稳定症状的肺栓塞。此类患者死亡风险很高,尤其是在最初几小时内,需高度重视,进行紧急和积极的治疗。在通过呼吸支持、液体复苏、血管加压治疗等治疗初步稳定患者生命体征后,根据各大指南推荐,对于确诊高危肺栓塞患者,需要早期进行再灌注治疗,尤其是全身静脉溶栓治疗。对于有溶栓治疗禁忌证或溶栓治疗后血流动力学改善不明显的患者,建议由包括心血管外科、介入科、重症医学科、呼吸科等在内的多学科会诊后,决定是否需要进行经导管介入治疗(如血栓抽吸)或肺动脉切开取栓术。肿瘤合并高危肺栓塞患者的抗肿瘤治疗通常需要暂停,待病情稳定后再评估恢复抗肿瘤治疗。

253. 肿瘤合并非高危肺栓塞患者的治疗策略是什么?

非高危肺栓塞是指没有出现低血压或休克等血流动力学不稳定症状的确诊肺栓塞患者,根据肺栓塞危险分层标准将这些患者归入非高危组。所有非高危肺栓塞患者除了严重肾功能不全外,均可选择不同药物予以抗凝治疗。对于肿瘤合并非高危肺栓塞患者,低分子量肝素是初始抗凝治疗的首选药物,研究表明它在癌症相关血栓患者抗凝治疗中比华法林等其他口服抗凝剂更有效,出血风险也可能较低。在治疗期间需要密切监测,早期发现血流动力学失代偿征象,以便及时开始补救性再灌注治疗,如溶栓或取栓治疗。在初始治疗之后,通常需要持续抗凝治疗至少 3~6 个月,对于患有活动性肿瘤的患者,抗凝治疗可能需要持续更长时间,甚至可能是终身。在治疗肺栓塞的同时,也需要评估患者情况,及时恢复抗肿瘤治疗。

254. 对于疑诊高危肺栓塞,应立即启动的治疗方案是什么?

对于血流动力学不稳定的疑似肺栓塞(即疑诊高危肺栓塞)患者,建议在通过呼吸支持、液体复苏、血管加压治疗等治疗初步稳定患者生命体征后,使用普通肝素(UFN)立刻进行抗凝治疗。因为普通肝素半衰期较短,抗凝效果可通过测定活化部分凝血活酶时间(activated partial thromboplastin time, APTT)进行监测,而且它可使用鱼精蛋白进行拮抗。一旦确诊肺栓塞,且需要溶栓治疗、介入治疗或手术时,可使用鱼精蛋白及时逆转普通肝素的抗凝作用,以降低出血风险。在抗凝治疗的同时如条件允许,应尽快完善 CTPA 检查以明确诊断或排除肺栓塞;如无条件或不适合行 CTPA 检查,建议行床旁超声心动图检查明确是否有右心负荷增加、肺动脉或右心腔内血栓,以辅助诊断;并建议行加压静脉超声明确是否存在深静脉血栓。

255. 普通肝素在肺栓塞治疗中具体如何使用?

普通肝素是肺栓塞抗凝治疗中的常用药物,通常通过静脉给药。治疗初始需要给予负荷剂量(一般按 80U/kg 或 2 000~5 000U)静脉注射。负荷剂量后维持治疗通常以 18U/(kg·h)开始持续静脉泵入,并需根据 APTT 不断调整剂量。在开始治疗后的最初 24h 内每 4~6h 监测 APTT,根据 APTT 调整剂量,将 APTT 控制在正常值的 2.0~2.5 倍,达到稳定治疗水平后,调整监测频率为每天一次,具体监测与剂量调整见表 4-5。普通肝素的治疗通常需要持续至少 5d,其间需要监测患者是否有出血或肝素诱导的血小板减少症等并发症迹象。

表 4-5 静脉泵入普通肝素时 APTT 的监测与药物调整

APTT 监测	初始剂量及调整剂量	APTT 测定间隔时间 /h
治疗前检测基础值	初始剂：80U/kg 静脉注射，继以 18U/(kg·h) 静脉滴注	4~6
<35s(<1.2 倍正常值)	予 80U/kg 静脉注射，继以静脉滴注剂量增加 4U/(kg·h)	6
35~45s(1.2~1.5 倍正常值)	予 40U/kg 静脉注射，继以静脉滴注剂量增加 2U/(kg·h)	6
46~70s(1.5~2.3 倍正常值)	无需调整剂量	6
71~90s(2.3~3.0 倍正常值)	静脉滴注剂量减少 2U/(kg·h)	6
>90s(>3 倍正常值)	停药 1h，继以静脉滴注剂量减少 3U/(kg·h)，恢复静脉滴注	6

APTT：活化部分凝血活酶时间

256. 低分子肝素在肿瘤合并肺栓塞治疗中具体如何使用?

低分子肝素(low molecular weight heparin，LMWH)是肿瘤合并肺栓塞抗凝治疗的首选药物，其使用剂量通常基于患者体重而定，通过皮下注射给药。大多数病例按体重给药是有效的，但对于过度肥胖者、孕妇或有肾功能不全等其他特殊情况的患者需监测血浆抗 Xa 因子活性来调整剂量。抗凝治疗期间需要密切监测患者的凝血功能并评估出血风险。由于肿瘤合并肺栓塞患者的抗凝治疗时间通常比非肿瘤肺栓塞患者更长，可能需要持续数月甚至更长时间，在使用低分子肝素期间常同时在进行抗肿瘤治疗，而某些抗肿瘤药物可能影响凝血功能，所以需要更加重视抗凝效果的监测和评估。我国用于肺栓塞抗凝治疗的低分子肝素种类见表 4-6。

表 4-6 常用低分子肝素和磺达肝癸钠的使用

药品	用量(皮下注射)	注意事项
依诺肝素	100Axa IU/kg 或 1mg/kg，1 次 /12h	总量 ≤ 180mg/d
那屈肝素	86Axa IU/kg 或 0.1ml/10kg，1 次 /12h	总量 ≤ 17 100Axa IU/d
达肝素	100Axa IU/kg 1 次 /12h 或 200Axa IU/kg，1 次 /d	剂量 ≤ 18 000Axa IU/d
磺达肝癸钠	<50kg，5mg，1 次 /d 50~100kg，7.5mg，1 次 /d >100kg，10mg，1 次 /d	

257. 对血流动力学稳定的肿瘤合并肺栓塞患者启动肠外抗凝治疗时，首选哪种药物?

对于血流动力学稳定的患者在决定进行抗凝治疗时首先需要排除是否存在抗凝治疗的绝对禁忌证(如近期手术、出血性脑卒中、活动性出血等)和是否存在不能接受的高出血风险(如主动脉夹层、颅内肿瘤或脊髓肿瘤等)。同时初始抗凝方案的选择还要对患者的病情发展趋势有一定预判，要判断短期内是否需要进行溶栓治疗或取栓术。如预期不需要进行溶栓治疗或取栓术，且肾功能正常的患者，为确保抗凝快速起效(即在 4h 内达到治疗水平)，首选低分子量肝素进行抗凝治疗；对于预期可能需要溶栓治疗或取栓术的患者，建议首选普通肝素进行抗凝治疗。在具体情况下，可能还会考虑综合患者的整体健康状况、肿瘤类型、肾功能、出血风险以及个人偏好等因素来决定最适合的抗凝治疗方案。

258. 若抗凝治疗后血流动力学恶化的肿瘤合并肺栓塞患者该怎么治疗?

血流动力学稳定的肺栓塞患者在抗凝治疗过程中需密切观察病情变化。如果出现低血压、休克或尚未进展至低血压、休克，但出现心肺功能恶化(如症状加重、生命体征恶化、组织缺氧、严重低氧血症、心脏生物标志物升高等)临床症状，需要考虑是否需要调整当前的抗凝治疗方案，包括改变抗凝药物的种类或剂量，甚至停止抗凝，进行紧急评估是否有指征进行补救性再灌注治疗。在排除禁忌证且评估出血风险后，及时进行全身溶栓治疗；如存在禁忌证或出血风险高，可以考虑介入治疗(经导管血栓抽吸或血管内血栓切除)，甚至还可进行外科取栓术。

259. 肿瘤合并肺栓塞患者启用口服抗凝治疗时选择哪种药物?

血流动力学稳定的肿瘤合并肺栓塞患者在启动初始抗凝治疗时可以选择口服抗凝治疗，可选择的药物包括口服Ⅹa 因子抑制剂(利伐沙班、阿哌沙班、艾多沙班)或直接凝血酶抑制剂(达比加群酯)、维生素 K 拮抗剂(华法林)。其中利伐沙班和阿哌沙班可用作单独的初始抗凝剂；而选择达比加群酯和艾多沙班进行抗凝治疗，需要先予以 5d 短疗程的肝素(通常为低分子肝素)治疗后，再序贯使用达比加群酯和艾多沙班。由于华法林需要定期监测国际标准化比值(INR)并调整剂量，管理相对复杂，所以不推荐使用华法林。具体选择哪种药物，还需要考虑肿瘤类型、肾功能、患者依从性以及与抗肿瘤药物的相互作用等因素。

260. 使用华法林治疗肿瘤合并肺栓塞患者有哪些注意事项?

华法林一般不能用作肿瘤合并肺栓塞抗凝治疗的初始药物，但因其具有作用时间长、服用方便、副作用相对小、价格低廉等优点，在肺栓塞长期抗凝治疗中具有无法替代的地位。对于无法获得Ⅹa 因子抑制剂或直接凝血酶抑制剂的非妊娠患者和重度肾功能不全的患者，可使用华法林进行长期抗凝治疗。当选择华法林作为长期抗凝药物时，需与 LMWH 或 UFH 在同一天(第 1 天)开始使用，然后监测 INR，调整剂量，直到 INR 连续 2d 达到治疗水平(INR 2~3，目标 2.5)，方可停用 LMWH 或 UFH，单独使用华法林。同时因为饮食中摄入的维生素 K 会影响华法林的抗凝效果，所以长期服用华法林的患者需保持饮食的一致性以避免维生素 K 摄入的波动。当饮食发生明显变化时需要加强监测 INR、及时调整药物剂量，从而保持适当的抗凝效果，同时最小化出血风险。华法林还与许多药物具有相互作用，因此在接受治疗期间，患者应告知医生所有正在使用的药物，包括处方药、非处方药以及补充剂等。

261. 对于严重肾损伤或患有抗磷脂抗体综合征的肿瘤合并肺栓塞患者哪些抗凝药物不能使用?

由于低分子肝素、磺达肝癸钠和新型口服Ⅹa 和Ⅱa 因子抑制剂等抗凝药物主要通过肾脏排泄，所以当肾功能不全时，这些药物代谢减慢，可能在体内堆积，增加出血风险。对于肺栓塞合并肾功能不全，应慎用上述药物，如需使用要根据肾功能减量并加强监测。严重肾功能不全(肌酐清除率<30ml/min)或患有抗磷脂抗体综合征的患者，应避免使用低分子肝素、磺达肝癸钠、达比加群酯、阿哌沙班、利伐沙班和艾多沙班等抗凝药物。

262. 肿瘤合并肺栓塞患者需要抗凝治疗多长时间?

目前相关指南建议肿瘤合并肺栓塞患者抗凝疗程至少3~6个月，癌症处于活动期、治疗中或复发危险因素持续存在者需要无限期抗凝治疗。主要原因包括以下几点：

(1)预防血栓再次形成：肿瘤患者由于肿瘤本身以及接受的治疗，往往容易形成血栓。肿瘤可以通过多种机制增加血液凝块形成的可能性，例如促使凝血系统激活、影响血管内皮细胞的功能等。一些肿瘤治疗方法，尤其是化疗，可能导致血液中凝血因子的异常增加，使得患者更容易形成血栓。抗凝治疗可以通过抑制凝血因子活性，阻断凝血级联反应，降低血栓形成的风险。

(2)减轻症状和改善生活质量：抗凝治疗通过阻止新的血栓形成，为身体自身的溶栓系统提供时间来逐渐分解现有的血栓，减少肺动脉狭窄，有助于减轻肺栓塞引起的症状，如呼吸急促、胸痛等，从而提高患者的生活质量。通过有效控制血栓的形成，可以减少肺动脉受阻造成的不适感。

(3)避免严重并发症：长期抗凝治疗有助于预防肺血栓栓塞后综合征(包括肺动脉高压、右心室功能不全等)的发生率，改善远期预后。

总体而言，对于肿瘤合并肺栓塞患者，长期抗凝治疗是一种有效的预防和管理手段，可以降低血栓形成的风险，减轻症状，提高生活质量，并避免严重的并发症。

263. 肺栓塞溶栓治疗的作用机制是什么?

溶栓治疗是指应用纤溶酶原激活剂一类的溶栓药物，直接或间接地使血栓中的纤维蛋白溶解，从而使血管再通的治疗方法。其主要目标是通过溶解血栓来恢复或改善血液的流动。溶栓治疗是急性肺栓塞的重要治疗措施，能加速血栓溶解并能早期改善血流动力学。其作用机制如下：

(1)溶栓治疗可溶解肺动脉内的血栓，从而改善肺组织的血流灌注，逆转右心功能不全，并提高肺毛细血管的血流量。

(2)溶栓治疗能快速降低肺动脉压力，改善右心功能，减轻或消除对左室舒张功能的影响，从而改善左室功能，有助于逆转心源性休克，降低死亡率。

(3)溶栓治疗可以改善肺组织的灌注，预防慢性肺动脉高压的形成，从而提升患者的生活质量并改善远期预后。

(4)溶栓治疗溶解深静脉系统的血栓，减少血栓形成的源头，降低肺血栓栓塞的复发风险，从而预防慢性血栓栓塞性肺动脉高压的发生。

(5)溶栓治疗还可通过迅速减少或消除血栓负荷，从而减轻不良体液反应对肺血管和气道的不良影响。

264. 肺栓塞溶栓治疗的优点有哪些?

在治疗肺栓塞时，溶栓治疗通过静脉注射溶栓药物作用于纤维蛋白溶酶系统溶解肺动脉内的血栓，因此相对于单纯抗凝治疗有以下优点。

(1)溶栓治疗可迅速溶解肺动脉内血栓，改善肺组织血流灌注，使气体交换得以改善，缓解缺氧症状；血栓溶解后肺循环阻力和肺动脉压力迅速下降，右心功能改善。

(2)溶栓治疗能有效溶解深静脉系统的血栓，减少栓子的来源，减少肺栓塞复发的可能。

(3)溶栓治疗使肺动脉血栓溶解，因而可防止慢性血管阻塞的发生，降低肺血栓栓塞后综合征(包括肺动脉高压、右心室功能不全等)的发生率，改善生活质量和远期预后。

(4)溶栓治疗能降低高危肺栓塞患者的死亡率。

(5)溶栓治疗能减轻肺栓塞引起的胸痛、呼吸困难、咳嗽等症状。

(6)溶栓治疗的有效性可以缩短患者住院时间,并使患者更早地回到正常的生活。

265. 溶栓治疗是急性肺栓塞的首选治疗方法吗?

尽管溶栓治疗是急性肺栓塞的重要治疗措施,但并非对所有患者都是首选治疗方式。溶栓治疗是否作为首选治疗,须对确诊急性肺栓塞患者进行病情评估及危险分层后决定。对于有低血压或休克等血流动力学不稳定的高危型肺栓塞患者,溶栓治疗是其首选治疗方法,但仍需排除禁忌证,并评估出血风险后决定是否进行溶栓治疗。而对血流动力学稳定的非高危型肺栓塞患者,单纯抗凝治疗即可取得良好的治疗效果,所以溶栓治疗不是其首选治疗方法,只有在抗凝治疗后病情恶化,出现血流动力学不稳定或其他临床恶化表现的时候才会考虑进行溶栓治疗。

266. 溶栓治疗在肺栓塞治疗中的临床应用价值有哪些?

溶栓治疗在肺栓塞治疗中的临床价值主要体现在迅速恢复血流、减轻症状、预防并发症等方面。有效的溶栓治疗能够迅速溶解肺动脉内的血栓,有助于解除肺动脉和其分支的阻塞,恢复血流,降低肺动脉压力,进而改善右心功能。溶栓治疗能改善肺组织血流灌注,增加氧气供给,有助于缓解肺栓塞引起的胸痛、呼吸急促、咳嗽等症状。溶栓治疗还能溶解深静脉系统的血栓,减少肺栓塞复发;还能防止慢性血管阻塞的发生,降低肺动脉高压、右心室功能不全等并发症的发生率。

但溶栓治疗不能改变机体的易栓状态,随着溶栓药物的代谢、清除,血栓可能会再次形成。因此,溶栓治疗不是肺栓塞的基础治疗方法,溶栓治疗后还需序贯进行抗凝治疗。

267. 肺栓塞溶栓治疗有哪些适应证?

肺栓塞溶栓治疗并非适用于所有肺血栓栓塞患者,而是在一些特定情况下被考虑,以下是常见的肺栓塞溶栓治疗的适应证:

(1)血流动力学不稳定的高危型肺栓塞。

(2)治疗过程中出现血流动力学不稳定或其他临床恶化表现的非高危型肺栓塞。

(3)潜在适应证:出现以下情况时,即使收缩压维持在90mmHg以上,当临床医生评估认为溶栓治疗的获益超过出血风险,可根据个体情况考虑进行溶栓治疗。

1)严重的或不断加重的右心室功能障碍。

2)急性肺栓塞所致心肺骤停(例如复苏后收缩压>90mmHg)。

3)大面积栓子负荷,如通气/灌注扫描显示大面积灌注缺损或CT扫描显示有大面积栓子负荷。

4)右心房或右心室的游离血栓。

268. 肺栓塞溶栓治疗有哪些禁忌证?

肺栓塞溶栓治疗具有一些禁忌证,即某些情况下不建议或禁止使用溶栓药物进行治疗,这些禁忌证通常基于患者的出血风险而定。但禁忌证的影响取决于溶栓指征的强度,比如致命性高危肺栓塞,绝对禁忌证亦被视为相对禁忌证。一些常见的肺栓塞溶栓治疗的禁忌证见表4-7。

表 4-7 溶栓治疗的禁忌证

绝对禁忌证	相对禁忌证
结构性颅内疾病	年龄>75 岁
出血性脑卒中病史	收缩压 >180mmHg
3 个月内缺血性脑卒中	舒张压 >110mmHg
活动性出血	近期非颅内出血
近期(2 个月内)脑或脊髓手术	近期侵入性操作
近期(2 个月内 /3 周)头部骨折性外伤或头部损伤	近期手术(10d 内)
出血倾向(自发性出血)	3 个月或以上缺血性脑卒中
	口服抗凝药物(如华法林)
	创伤性心肺复苏
	心包炎或心包积液
	糖尿病视网膜病变
	妊娠
	预期寿命小于 1 年

269. 肺栓塞溶栓治疗的时间窗是多久?

对于有溶栓治疗指征的确诊肺栓塞患者,应尽早进行溶栓治疗,特别是在诊断后的前几小时内。随着病程的延长,溶栓治疗的疗效也逐渐降低,症状持续时间与溶栓反应间呈负相关。目前认为在发病 48h 内开始行溶栓治疗,疗效最好,对于有症状的患者发病 14d 内进行溶栓治疗仍可能有一定作用。肺栓塞患者常不断有新的血栓形成,即使病程比较长的一些病例,在陈旧血栓的表面也有新鲜血栓形成,2 周后血栓机化反应使其与局部动脉壁粘连,使得溶栓效果明显降低。

270. 肺栓塞常用的溶栓药物及作用机制是什么?

目前,肺栓塞溶栓治疗常见的药物包括:重组组织型纤溶酶原激活剂(recombinant tissue-type plasminogen activator,rt-PA)、尿激酶、链激酶,其他还包括拉诺替普酶、替奈普酶和瑞替普酶等。这些药物均可直接或间接地作用于血管内的纤溶系统,激活血浆中的纤溶酶原,将其转化为纤溶酶,纤溶酶通过切割纤维蛋白分子快速地溶解纤维蛋白,破坏血栓的结构使其溶解;可以通过分裂纤维蛋白原以及纯化凝血因子Ⅱ、凝血因子Ⅴ以及凝血因子Ⅷ的方法来干扰血液凝固过程,进而促使机体的纤溶系统激活;并可通过阻断纤维蛋白原向纤维蛋白的转化,干扰纤维蛋白的聚集过程,以及防止纤维蛋白和纤溶降解产物再次聚集,从而干扰血液凝固的过程。

271. 链激酶的临床特点是什么?

链激酶是一种源于乙型溶血性链球菌培养物的蛋白水解酶,其自身不是纤溶酶原激活剂,但它可快速结合循环中的游离纤溶酶原,形成可以活化纤溶酶的活性酶,从而启动纤溶系统溶解血栓。它是机体内纤维蛋白溶酶原有效的激活剂之一。

(1)优点:有效、廉价。

(2)缺点:由于链激酶源自于链球菌,所以具备一定的抗原性,容易引发过敏反应;长期或重复使用链激酶可能导致抗体的产生,减少其疗效。还可导致纤溶亢进而增加出血的危险;这些缺点限制了链激酶的临床应用。

272. 尿激酶的临床特点是什么?

尿激酶是一种纤溶酶原激活剂,它是从人尿中提取的一种丝氨酸蛋白酶,正常情况下存在于尿液中。它是血管外纤维蛋白溶解的主要活化剂,能够直接作用于内源性纤维蛋白溶解系统,将纤溶酶原裂解成纤溶酶。这种纤溶酶具有分解纤维蛋白凝块的能力,能降解纤维蛋白原、凝血因子Ⅴ和Ⅷ,它还能抑制通过二磷酸腺苷诱导的血小板聚集,从而发挥溶解血栓和预防血栓形成的作用。它是临床上应用最广泛的溶栓药物之一。

(1)优点:半衰期短,约为15min;无抗原性、过敏风险较低,可重复应用;主要在肝脏代谢,轻至中度肾功能不全者可不调整剂量。

(2)缺点:尿激酶也可能引起全身纤溶系统亢进,导致皮下出血和内脏出血等出血并发症的发生。

273. 重组组织型纤溶酶原激活剂的临床特点是什么?

重组组织型纤溶酶原激活剂也是一种丝氨酸蛋白酶,不同于尿激酶,它主要引起血管内纤维蛋白溶解的启动,将纤溶蛋白酶原转化为纤溶蛋白酶,促进纤维蛋白溶解,从而溶解血栓。

(1)优点:重组组织型纤溶酶原激活剂在溶解血栓时具有较强的靶向性,作用更为局部,全身溶解较少,对纤维蛋白有更高的特异性。与尿激酶相比,它起效更快、出血发生率更低、安全性更高。

(2)缺点:价格昂贵。

274. 常用溶栓药物的使用方法有哪些?

2020年中国临床肿瘤学会(Chinese Society of Clinical Oncology,CSCO)推荐的我国急性肺栓塞溶栓治疗方案:重组组织型纤溶酶原激活剂50mg、尿激酶20 000U/kg、链激酶1 500 000U。具体使用方法见表4-8。

表4-8 溶栓药物使用方法

药物	方案
链激酶	1 500 000U持续静脉滴注2h; 负荷量250 000U,静脉注射30min,继以100 000U/h持续静脉滴注12~24h
尿激酶	20 000U/kg持续静脉滴注2h; 负荷量4 400U/kg,静脉注射10min,继以2 200U/(kg·h)持续静脉滴注12h
重组组织型纤溶酶原激活剂	50mg持续静脉滴注2h

275. 肺栓塞溶栓治疗过程中有哪些注意事项?

在进行肺栓塞溶栓治疗时,有以下重要注意事项需要考虑。

(1)溶栓治疗应尽可能在确诊肺栓塞的前提下进行,并与患者及其家属进行充分沟通,解释治疗目的、可能的风险和好处，并获得患者及家属的知情同意。

(2)溶栓治疗前应进行全面的临床评估，以确保溶栓治疗的益处明显超过潜在的风险。

(3)对有溶栓治疗指征的患者排除禁忌证后应尽早开始溶栓。

(4)溶栓前宜留置外周动脉及静脉留置针，以方便持续监测动脉血压以及抽血监测，避免反复穿刺血管。

(5)溶栓前应常规检查血常规、肾功能、肝功能、动脉血气分析、血型、APTT、纤维蛋白原、心电图、超声心动图等作为基线资料，以便溶栓后进行复查对比，判断溶栓疗效。

(6)溶栓前应充分评估患者的出血风险，必要时准备好输血措施，以确保在治疗过程中能够及时有效地处理任何可能发生的出血情况。

(7)使用 rt-PA 进行溶栓治疗时，可以继续使用普通肝素；但选择链激酶或尿激酶进行溶栓治疗时，应暂停使用普通肝素。

(8)溶栓过程中及溶栓后严密监测生命体征，每半小时复查一次动脉血气分析及心电图，必要时复查超声心动图。

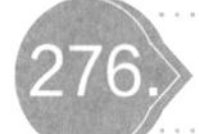

276. 肿瘤合并肺栓塞溶栓治疗结束后是否需要抗凝治疗?

肿瘤合并肺栓塞溶栓治疗结束后需要抗凝治疗。因为溶栓治疗仅溶解已经形成的血栓，它不能改变机体的易栓状态，随着溶栓药物的代谢、清除，血栓会再次形成，导致疾病复发，目前国内外的研究显示溶栓治疗后短期内肺栓塞复发率为 1.3%~6.6%，远期甚至高达 19%。所以溶栓治疗完成后，需要序贯抗凝治疗以预防新的血栓形成，避免再次出现肺栓塞，特别是患者存在明显血栓形成风险的情况下抗凝治疗是必须的。溶栓治疗后应每 2~4h 测定一次 APTT，当其水平低于正常值的 2 倍时，即应开始规范的抗凝治疗。考虑到出血风险，优先选择普通肝素抗凝，待病情稳定后再更换为低分子肝素、磺达肝癸钠或利伐沙班等。肿瘤合并肺栓塞通常需要持续抗凝治疗至少 3~6 个月，对于有活动性癌症的患者，抗凝治疗可能需要持续更长时间，甚至可能是终身。

277. 全身溶栓和导管定向溶栓有何不同?

全身溶栓和导管定向溶栓是两种用于溶解血栓的治疗方法，它们各有其特点。

(1)全身溶栓：是通过静脉导管输注溶栓药物，使药物通过血液循环到达血栓部位，从而发挥溶栓作用，这使其在危及生命的情况下能迅速给药。目前全身溶栓更为普及、临床经验更丰富，所以对血流动力学不稳定的高危肺栓塞仍首选全身溶栓治疗。

(2)导管定向溶栓：是通过肺动脉导管将溶栓药物直接输注到肺动脉血栓所在的局部部位。其潜在优势在于，相比于全身性溶栓，可以在特定的血管系统中精准地输注药物，减少了溶栓药物的使用剂量，从而降低了出血风险；此外，还可同时进行其他机械性干预措施来协助血栓溶解(如超声)或机械取栓(如取栓术)。但由于需要安置特殊的导管，其在实践中的开始时间基本上不会早于全身溶栓治疗。目前大部分学会指南指出，可考虑置管溶栓的患者包括全身性溶栓后血流动力学仍不稳定、可能会在全身性溶栓起效之前死亡及出血风险较高的患者。

278. 肿瘤合并高危肺栓塞患者进行全身性溶栓治疗优势在哪里?

溶栓治疗的疗效随着病程的延长而逐渐降低，所以肺栓塞溶栓治疗应在诊断明确后，越早进行效果越好。血流动力学不稳定的高危肺栓塞患者，病情危重，需要紧急的抢救治疗，时间尤为重要。由于全身溶栓具有给药方便快捷、应用最普及、临床经验更丰富等优势，所以高危肺栓塞溶栓治疗首选全身溶栓治疗。

279. 对于溶栓治疗禁忌的肿瘤合并高危肺栓塞患者，应采取怎样的治疗手段？

对于高危肺栓塞患者，全身溶栓治疗是主要治疗手段。如存在全身溶栓禁忌证，在具备相关专业技术时建议首选导管定向溶栓，它能将溶栓药物直接输注到肺动脉血栓所在的局部部位，减少了溶栓药物的使用剂量，从而降低了出血风险。其他可选方式包括介入或外科取栓术。

280. 对于肿瘤合并中危肺栓塞患者是选择抗凝治疗还是溶栓治疗？

目前对于中危肺栓塞的治疗方案，选择抗凝治疗还是溶栓治疗尚存在争议。反对溶栓治疗者认为，溶栓治疗改善血流动力学的持续时间有限，溶栓治疗后仍需序贯抗凝治疗，而且大多数患者在接受数天的单纯抗凝治疗后，也可产生与溶栓治疗相当的疗效，并且其出血风险相较于溶栓治疗明显降低。

目前各大指南均推荐，对中危肺栓塞患者，除一些特殊情况（如严重的或不断加重的右心室功能障碍、急性肺血栓栓塞所致心搏骤停、大面积栓子负荷、右心房或右心室的游离血栓等）外，均建议先给予抗凝治疗。在进行抗凝治疗期间，密切监测患者病情的演变，一旦患者病情出现恶化，且不存在溶栓治疗的禁忌证，则及时进行补救性溶栓治疗。

281. 合并严重低氧血症是否为急性肺栓塞溶栓治疗的指征？

急性肺栓塞患者发生低氧血症的主要机制是栓塞部位血流减少，肺泡无效腔增大，肺内血流重新分布，通气血流比例失调导致。不是所有发生低氧血症的肺栓塞患者都需要进行溶栓治疗，需要按危险分层结果选择治疗方式。对于合并严重低氧血症的肺栓塞患者，如果危险分层为高危者首选溶栓治疗，低危者首选抗凝治疗。而合并严重低氧血症的中危患者，需要全面分析其发生低氧血症的原因，尤其是存在呼吸或心脏基础疾病、心肺功能代偿能力下降的患者，只有当评估认为溶栓治疗的获益明显超过其出血风险时，才可考虑进行溶栓治疗。

282. 肺栓塞溶栓治疗失败后怎么办？

溶栓治疗能有效降低高危肺栓塞患者死亡率，但不是所有肺栓塞患者都能通过溶栓治疗获益。部分患者经过溶栓治疗后其肺动脉主干或主要分支仍存在阻塞，血流动力学状态未得到改善，考虑为初次溶栓治疗失败。这些患者血流动力学不稳定和右心功能不全仍存在，需进一步治疗，但目前尚未确定其最佳治疗方式。可选择的治疗方法包括重复全身性溶栓治疗、导管定向溶栓、介入或外科取栓术，具体选择取决于患者病情、风险 / 效益比、现有资源和当地专业技术水平。目前多推荐导管定向溶栓、介入或外科取栓术，其病死率和复发率均低于二次全身性溶栓治疗。

283. 急性肺栓塞实施介入治疗的目标是什么？

介入治疗可将血栓溶解、吸出或变成碎块而使其进入远端肺动脉，从而开放近端肺动脉，迅速降低肺动脉阻力，减小右心室压力，增加肺组织血流，达到改善血流动力学的作用。其治疗目标包括：

(1)疏通近端肺动脉,降低肺血管阻力、肺动脉压以及右心室压力。

(2)恢复肺循环,从而增加全身血流灌注。

(3)促进右心室功能的恢复,改善血流动力学。

284. 肺栓塞介入治疗的主要方法有哪些?

肺栓塞介入治疗的方法主要包括:经皮导管定向溶栓、超声辅助溶栓、导管血栓捣碎术、血栓抽吸术、肺动脉球囊扩张术、腔静脉滤器置入术等。

285. 急性肺栓塞什么情况下需考虑介入治疗?

高危或出现临床恶化表现的中危肺栓塞患者,若存在全身溶栓禁忌或高出血风险,或初始溶栓治疗失败,充分评估患者病情、风险 / 效益比,在具备介入专业技术和条件的情况下,可考虑进行介入治疗。

286. 肺栓塞介入治疗的并发症有哪些?

介入治疗为有创操作,无论哪种介入治疗方式均须置入导管,所以治疗过程中可能导致血管损伤,严重时可能造成肺动脉穿孔,导致心脏压塞和危及生命的咯血。其他并发症还包括远端栓塞、新发肺血栓栓塞(腔静脉血栓脱落)、心律失常、出血(颅内、消化道等出血)、造影剂导致肾功能受损以及穿刺部位相关的出血和感染等甚至导管材料或造影剂过敏等。

287. 肺栓塞患者在什么情况下需考虑放置下腔静脉滤器?

放置下腔静脉滤器的目的是通过机械方法阻止下肢静脉血栓进入肺循环。目前不推荐对肺栓塞患者常规放置下腔静脉滤器,放置指征包括:

(1)有抗凝禁忌以及抗凝治疗后仍复发的肺栓塞患者。

(2)患者不能耐受再发栓塞事件(如心肺功能储备不良、严重血流动力学或呼吸功能受损等),也可将下腔静脉滤器作为抗凝的辅助疗法。

(3)因为出血而需停止抗凝的复发高风险患者。

总之,下腔静脉滤器的放置应视个体情况而定,应考虑复发和出血风险、患者意愿、机构的专业技术、内科合并症和手术并发症等,放置时建议使用可回收滤器,通常在 2 周之内取出。

288. 肺栓塞患者什么情况下需考虑肺动脉血栓切除术?

大多数肺栓塞不需要进行肺动脉血栓切除术,其常规指征为血流动力学不稳定的高危肺栓塞且存在溶栓禁忌(全身性溶栓或经导管溶栓均存在禁忌)的患者,也是溶栓治疗失败患者的一种选择。其他指征可能包括超声心动图显示栓子截留于未闭卵圆孔中,或出现在右心房或右心室中。该手术的死亡率高,国内外报道其死亡率为 2%~46%。进行该手术需要经验丰富的外科医生以及体外循环团队,通常只能在大型医疗中心进行。外科手术容易取出如右心室、主肺动脉和肺动脉肺外分支中等近端的血栓,但远端血栓(如肺动脉肺内分支中的血栓)通常不能经外科手术取出。需注意的是,外科手术不能改变机体的易栓状态,而且手术会损伤血管壁,易导致血栓的再次出现,所以手术取栓后必须序贯抗凝治疗。

289. 什么是体外膜肺氧合?

体外膜肺氧合(extracorporeal membrane oxygenation,ECMO)是将静脉血从体内引流到体外,经膜式氧合器氧合后再用血泵将血液灌注回体内。临床上主要用于重症呼吸功能不全和/或心脏功能不全的支持。ECMO 能够进行有效地血液气体交换和组织灌注,可通过保护性肺通气,减少呼吸机对肺的损伤;通过降低前后负荷和正性肌力药及血管活性药,使心脏和肺脏得到充分休息,为心肺功能的恢复或脏器移植赢得时间。

290. 体外膜肺氧合的常用模式及适应证有哪些?

ECMO 的常用模式有静脉-静脉体外膜肺氧合(veno-venous extracorporeal membrane oxygenation,VV-ECMO)和静脉-动脉体外膜肺氧合(venous-arterial extracorporeal membrane oxygenation,VA-ECMO)。两种模式都是从静脉系统引血(常见引血管经股静脉置于下腔静脉汇入右心房开口附近),引出血流进入膜式氧合器氧合,然后由血泵将氧合后的血液经回血管灌注回体内。两者的区别在于 VV-ECMO 的回血管仍然位于静脉系统(常见回血管经右侧颈内静脉置于上腔静脉汇入右心房开口附近),而 VA-ECMO 的回血管位于动脉系统(常见回血管路置入部位为股动脉)。VV-ECMO 与人体自身的心肺系统为串联关系,而 VA-ECMO 与人体自身的心肺系统为并联关系。

因此,VV-ECMO 只适用辅助心功能良好、单纯呼吸功能不全的病例,比如:急性呼吸窘迫综合征、大气道阻塞、支气管哮喘、慢性阻塞性肺疾病等原因引起的严重急性呼吸衰竭。而 VA-ECMO 适用于辅助心功能不全同时合并呼吸功能不全的病例或者单纯心功能不全的病例,比如:急性心肌梗死、心脏外科术后、暴发性心肌炎、急性大面积肺栓塞引起的严重呼吸循环衰竭。

291. 肺栓塞造成呼吸循环衰竭的原因?

肺栓塞,尤其是高危型肺栓塞,是导致循环衰竭的原因。肺血管被脱落的血栓栓子堵塞,血流减少或中断,当肺血管床堵塞超过 30%~50% 时,患者出现血流动力学变化,大面积被堵塞的肺部血管可以突然增加肺血管阻力,导致肺动脉压、右心室承受的后负荷明显增加,出现右心室扩张,右心室压力升高,致使右心室膨胀、室壁张力增加,右心室耗氧量增加,导致右心室缺血,右心收缩功能降低。甚至当右心室压力急剧增高时,室间隔向左心室侧膨隆偏移,挤压左心室导致左心室功能不全。上述原因导致心输出量下降,患者表现为晕厥或全身性低血压,进一步发展为休克,甚至死亡。

肺栓塞导致呼吸衰竭的原因:肺栓塞发生后,肺部的毛细血管分为被血栓栓子堵塞的低灌注区域和未被堵塞的高灌注区域,低灌注区域和高灌注区域会引起肺部的通气血流比例失调,进而产生低氧血症;约有 1/3 的患者右心房压力增高会引起卵圆孔继发开放,形成右向左分流,也会导致低氧血症。

292. 对于肺栓塞患者,是否可以选择体外膜肺氧合治疗,以及体外膜肺氧合的使用时机?

高危型肺栓塞是威胁生命的急性事件,病死率高达 52.4%,10% 的急性肺栓塞患者死于发病后 1h 以内。如果常规治疗失败或没有条件进一步诊断或治疗,会迅速导致患者死亡。而 ECMO 可以迅速缓解高危型肺栓塞导致的呼吸循环衰竭。高危肺栓塞患者血流动力学不稳定的主要原因是急性肺动脉高压、右心功能不全和低氧血症。当肺栓塞患者使用 ECMO 辅助时,患者的静脉血被引入 ECMO 管路中,通过膜式氧合器后再将已经充分氧合的血液直接灌入患者的动脉系统内，因为静脉血流量大部分被ECMO系统引走，患者自身的肺动脉压力和右心负荷得以降低，自身心脏得到休息和辅助支持；而ECMO的膜式氧合器可以替代患者自身处于通气血流比例失调的肺脏，由膜式氧合器提供更多的氧供，有效改善患者的低氧血症。综上所述，高危型肺栓塞患者应用ECMO可以降低右心负荷及改善血液氧合，从而纠正患者的呼吸循环衰竭，为患者赢得进一步诊治的机会。

目前对于肺栓塞患者何时使用ECMO辅助的问题，尚有争议，没有明确统一的适应证。但对于药物治疗失败或血流动力学不稳定以致不能进行下一步治疗的高危型肺栓塞患者，ECMO能提供快速有效的心肺支持，稳定循环和呼吸状态，挽救生命，为患者赢得进一步诊治的机会。

293. 对于肺栓塞患者，如何正确选择体外膜肺氧合模式？

对于高危型肺栓塞患者，目前认为合适的ECMO模式为VA-ECMO，原因如下：VA-ECMO模式是从患者的静脉系统引血（常见引血管经股静脉置于下腔静脉汇入右心房开口附近），引出的静脉血经膜式氧合器氧合后从回血管（常见回血管路置入部位为股动脉）直接输入患者动脉系统。因此，可见VA-ECMO系统与患者自身的心肺系统为并联关系，静脉血经由膜式氧合器氧合后直接跨过患者自身的右心、肺动脉、肺循环、左心汇入动脉系统，从而迅速有效降低高危型肺栓塞患者的右心负荷、肺动脉压力，同时大量经过膜式氧合器充分氧合后的血液直接汇入患者动脉系统，迅速有效提高动脉血压、纠正休克及改善全身组织器官的氧供。

VV-ECMO不适用于高危型肺栓塞的原因如下：VV-ECMO模式是从患者的静脉系统引血（常见引血管经股静脉置于下腔静脉汇入右心房开口附近），引出的静脉血经膜式氧合器氧合后从回血管（常见回血管经右侧颈内静脉置于上腔静脉汇入右心房开口附近）再次汇入静脉系统。可见VV-ECMO系统与患者自身的心肺系统为串联关系，静脉血经由膜式氧合器氧合后再次回流入静脉系统，氧合后的血流必须经过右心、肺动脉、肺循环、左心才能汇入患者的动脉系统，因此，VV-ECMO模式并不能减轻高危型肺栓塞的右心负荷、肺动脉压力，也不能迅速有效提高动脉血压、纠正休克。另一方面，VV-ECMO系统存在固有的再循环问题：通过回血管道注入右心房的氧合血总有一部分被引血管再次吸入ECMO循环管路，此部分氧合血未进入患者机体的肺循环而重回ECMO系统，故称之为再循环。再循环的结果必然是降低VV-ECMO的辅助效率，再循环量的增加会导致VV-ECMO系统提供给患者机体的氧合水平相应减低。而影响VV-ECMO再循环的因素有四个：泵流量、插管位置、心输出量、右心房大小。四个因素当中，较高的心输出量可以使VV-ECMO的氧合血快速从右心房经三尖瓣到达肺动脉，从而减少再循环量。而肺栓塞本身恰恰会导致心输出量降低，因此肺栓塞患者使用VV-ECMO会不可避免地遭遇较大的再循环量，从而降低ECMO系统提供给患者机体的氧合水平。

294. 如何评估肺栓塞患者体外膜肺氧合的撤离？

经过一段时间的支持，血流动力学稳定之后，应评价有无不可逆的脑损伤，如果出现了严重的不可逆的脑损伤或其他重要器官的衰竭，要终止ECMO。如果4~5d的ECMO辅助后，肺血流及右心功能仍未恢复，可行肺血管造影明确栓塞的范围并考虑行外科取栓术。经过短期的ECMO辅助后，如果肺血流及右心功能恢复，ECMO即可撤除。当血流动力学稳定、全身动脉血氧饱和度上升、床旁超声心动图显示右心功能恢复和血栓溶解，可以考虑停止ECMO。在ECMO试行停止后，应继续观察患者1~3h，病情稳定后方可拔除插管。

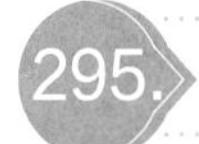

295. 体外膜肺氧合的常见并发症有哪些?

ECMO 是一把“双刃剑”,虽然有着强大的心肺功能支持,但也存在着很多并发症,有些并发症会导致 ECMO 治疗失败,甚至危及患者生命。主要分为 ECMO 系统自身出现的并发症,也称为机械相关并发症,比如:血栓形成、插管问题、氧合器功能障碍、空气栓塞、管道破裂、泵故障、泵管破裂等。另一部分为患者相关并发症,比如:出血、感染、溶血、脑损伤、多器官功能不全等。以下仅作简要介绍。

(1)出血与栓塞:目前的 ECMO 系统由引血管路、血泵、膜式氧合器和回血管路构成,整个系统均为非生理内皮细胞的人工材料,人体血液流经 ECMO 系统时会激活凝血系统,导致血栓形成风险。因此,ECMO 辅助期间需使用抗凝药物降低血液凝固性,但抗凝过度会引起出血,抗凝强度不足易血栓形成,导致栓塞。所以需要在整个 ECMO 治疗期间持续监测与评估患者凝血功能,除活化部分凝血活酶时间、活化凝血酶时间的监测外,还可通过血栓弹力图来反映血液凝固的动态变化。

(2)溶血:ECMO 管路打折、钳夹管路、泵速过高等原因都可能导致溶血,定期监测血浆游离血红蛋白、血清总胆红素值,发现溶血时及时去除病因,给予利尿剂、碱化尿液等对症治疗,必要时予以血浆置换。

(3)感染:ECMO 患者需长期留置动静脉插管,重症患者本身的免疫功能低下,肺休息策略可能导致的肺不张,肠道缺血缺氧导致肠黏膜屏障受损,进而出现肠源性感染。血常规、降钙素原等指标检测对感染诊断有帮助。当患者病情好转达到撤机标准时应及时撤机。

第六节 肺栓塞的随访

296. 肿瘤合并肺栓塞患者为什么需要随访?

肿瘤合并肺栓塞患者需要长期随访的原因主要有以下几个方面:

(1)复发风险监测:肺栓塞患者有较高的复发风险,而肿瘤患者本身就是血栓形成的高危人群,所以其肺栓塞复发的风险更高。长期随访可以帮助医生监测患者是否有血栓复发的迹象,尤其是在停止抗凝治疗后。

(2)抗凝治疗管理:肿瘤合并肺栓塞患者抗凝时间长,而且抗凝药物可能与抗肿瘤治疗药物或其他药物相互作用,增加出血风险。因此需要定期监测和调整治疗方案,以保持凝血指标在理想范围内,同时避免过度抗凝导致的出血风险。

(3)肿瘤进展的监测:随访不仅是为了监测肺栓塞的状况,还需要关注肿瘤的进展和治疗反应,肿瘤的变化可能会影响血栓风险和抗凝治疗策略。

(4)识别并管理并发症:肿瘤和肺栓塞都可能导致多种并发症,如出血、感染、肺动脉高压、右心功能不全等,长期随访有助于及时识别这些问题并进行干预。

(5)生活方式和药物依从性的评估:长期随访还可以帮助医生评估患者的生活方式改变(如体重管理、戒烟、运动等)和药物依从性,这对于预防血栓复发至关重要。

(6)心理支持和生存质量的评估:肿瘤和肺栓塞的双重负担可能对患者的心理产生重大影响。定期随访可以对患者提供心理支持,帮助患者应对疾病带来的心理和生活挑战。

总的来说,肿瘤合并肺栓塞患者由于其独特的治疗需求和高风险状态,需要更加密切和个性化的长期随访。不仅有助于监测和管理疾病本身,还有助于提高患者的生活质量和整体健康状况。

 肿瘤合并肺栓塞患者随访的注意事项?

肿瘤合并肺栓塞的患者需要进行系统而细致的随访,以确保他们获得最佳的医疗和支持。以下是一些注意事项:

(1)随访频率:对于肿瘤合并肺栓塞的患者,建议进行定期的随访。但对于具体的随访频率,目前尚无相关证据推荐,应根据患者的具体情况和治疗方案进行确定。

(2)评估病情:随访时应对患者的病情进行评估,包括症状、实验室和影像学检查等。关注患者是否存在如呼吸急促、胸痛、咯血等症状,任何新的或加重的症状都需要及时评估。通过实验室和影像学检查,综合评估患者是否存在肺栓塞复发或进展以及肿瘤的发展情况。

(3)抗凝治疗的监测:肿瘤合并肺栓塞患者通常需要长期抗凝治疗。在随访期间,应监测患者是否按照医嘱正确使用药物,并评估抗凝治疗的效果和安全性,根据需要进行调整,确保患者维持在合适的抗凝水平,以预防血栓再次形成,同时避免引起出血。目前证据表明基线实验室检查需要完成:全血细胞计数、肝肾功能、活化部分凝血活酶时间、凝血酶原时间、国际标准化比值。开始抗凝治疗后:前 14d 至少每 2~3d 检测血常规,此后每 2 周检测一次,或根据临床指征进行检测。

(4)心血管评估:由于肺栓塞患者有很大比例可能出现心血管并发症的风险。在随访期间,应进行心血管评估,包括心电图、超声心动图和心血管功能检查等。

(5)生活方式管理和教育:建议患者采取健康的生活方式,包括戒烟、控制体重、适度的运动和健康饮食等。并提供关于肿瘤和肺栓塞的教育,使患者了解疾病的特点、可能的风险和如何自我管理。

具体的随访计划应该由医疗团队根据每位患者的具体情况和治疗方案来制定。患者和医护人员之间的有效沟通也是成功随访的关键。

参 考 文 献

[1] 中华医学会呼吸病学分会肺栓塞与肺血管病学组. 肺血栓栓塞症诊治与预防指南 [J]. 中华医学杂志, 2018, 98 (14): 1060-1087.

[2] SHALABY K, KAHN A, SILVER E S, et al. Outcomes of acute pulmonary embolism in hospitalized patients with cancer [J]. BMC Pulm Med, 2022, 22 (1): 11.

[3] MAI A S, MATETIĆ A, ELGENDY I Y, et al. The association between cancer diagnosis, care, and outcomes in 1 million patients hospitalized for acute pulmonary embolism [J]. Int J Cardiol, 2023, 371: 354-362.

[4] 中国研究型医院学会血栓与止血专业委员会. D- 二聚体实验室检测与临床应用中国专家共识 [J]. 中华医学杂志, 2023, 103 (35): 2743-2756.

[5] VERHOVSEK M, DOUKETIS J D, YI Q, et al. Systematic review: D-dimer to predict recurrent disease after stopping anticoagulant therapy for unprovoked venous thromboembolism [J]. Ann Intern Med, 2008, 149: 481-490.

[6] DOUKETIS J, TOSETTO A, MARCUCCI M, et al. Risk of recurrence after venous thromboembolism in men and women: patient level meta-analysis [J]. BMJ, 2011, 342: d813.

[7] AGENO W, SQUIZZATO A, WELLS P S, et al. The diagnosis of symptomatic recurrent pulmonary embolism and deep vein thrombosis: guidance from the SSC of the ISTH [J]. J Thromb Haemost, 2013, 11: 1597-1602.

[8] KONSTANTINIDES S V, MEYER G, BECATTINI C, et al. 2019 ESC Guidelines for the diagnosis and management of acute pulmonary embolism developed in collaboration with the European Respiratory Society (ERS)[J]. Eur Heart J, 2020, 41 (4): 543-603.

[9] BJØRI E, JOHNSEN H S, HANSEN J B, et al. D-dimer at venous thrombosis diagnosis is associated with risk of recurrence [J]. J Thromb Haemost, 2017, 15 (5): 917-924.

[10] BRUINSTROOP E, KLOK F A, VAN DE REE M A, et al. Elevated D-dimer levels predict recurrence in patients with idiopathic venous thromboembolism: a meta-analysis [J]. J Thromb Haemost, 2009, 7 (4): 611-618.
[11] 蔡柏蔷, 李龙芸. 协和呼吸病学 [M]. 2 版, 北京: 中国协和医科大学出版社, 2010.
[12] 翟仁友, 王辰. 努力促进急性肺栓塞介入治疗的规范化 [J]. 中华放射学杂志, 2008, 42 (8): 791-792.
[13] 魏林. 急性肺栓塞介入治疗的要点问题 [J]. 中华全科医师杂志, 2006, 5 (5): 270-271.
[14] 李玄庶, 张学民, 贾哲, 等. 急性肺栓塞的介入治疗 [J]. 中华普通外科杂志, 2017, 32 (2): 129-132.
[15] KLOK F A, AGENO W, AY C, et al. Optimal follow-up after acute pulmonary embolism: a position paper of the European Society of Cardiology Working Group on Pulmonary Circulation and Right Ventricular Function, in collaboration with the European Society of Cardiology Working Group on Atherosclerosis and Vascular Biology, endorsed by the European Respiratory Society [J]. EUR HEART J, 2022, 43 (3): 183-189.
[16] WAN S, QUINLAN D J, AGNELLI G. Review: thrombolytic treatment does not reduce the risk of recurrent pulmonary embolism and death more than heparin [J]. BMJ Evidence-Based Medicine, 2005, 10 (2): 41.
[17] 王青萍. 肺血栓栓塞症溶栓治疗时间窗新进展 [J]. 国际呼吸杂志, 2010, 30 (20): 1275-1276.
[18] KYRLE P A, ROSENDAAL F R, EICHINGER S. Risk assessment for recurrent venous thrombosis [J]. Lancet, 2010, 376 (9757): 2032-2039.
[19] KHAN F, TRITSCHLER T, KAHN S R, et al. Venous thromboembolism [J]. Lancet, 2021, 398 (10294): 64-77.
[20] MARTI C, JOHN G, KONSTANTINIDES S, et al. Systemic thrombolytic therapy for acute pulmonary embolism: a systematic review and meta-analysis [J]. Eur Heart J, 2014, 36 (10): 605-614.
[21] ZHU T, MARTINEZ I, EMMERICH J. Venous thromboembolism: risk factors for recurrence [J]. Arterioscler Thromb Vasc Biol, 2009, 29 (3): 298-310.
[22] ALI N T, YOUNG A. Treatment and secondary prophylaxis of venous thromboembolism in cancer patients [J]. Support Care Cancer, 2022, 30 (10): 8519-8526.
[23] MOUNT H R, RICH M, PUTNAM M S. Recurrent venous thromboembolism [J]. Am Fam Physician, 2022, 105 (4): 377-385.
[24] STEIN P D, MATTA F, HUGHES M J. Hospitalizations for high-risk pulmonary embolism [J]. AM J Med, 2020, 134 (5): 621-625.
[25] BARTEL B. Systemic thrombolysis for acute pulmonary embolism [J]. Hosp Pract (1995), 2015, 43 (1): 22-27.
[26] JR V V, VÁLEK V, UHER M. Retrospective analysis of the incidence of pulmonary embolism in CT images in patients with a positive value of D-dimers [J]. Vnitr Lek, 2021, 67 (E-5): 13-16.
[27] ESSIEN E O, RALI P, MATHAI S C. Pulmonary embolism [J]. Med Clin North Am, 2019, 103 (3): 549-564.
[28] STEIN P D, MATTA F, LAWRENCE F R, et al. Inferior vena cava filters in patients with recurrent pulmonary embolism [J]. Am J Med, 2018, 132 (1): 88-92.
[29] AGNELLI G, BECATTINI C, KIRSCHSTEIN T. Thrombolysis vs heparin in the treatment of pulmonary embolism: a clinical outcome-based meta-analysis [J]. Arch Intern Med, 2002, 162 (22): 2537-2541.
[30] LANKEIT M, KONSTANTINIDES S. Thrombolysis for pulmonary embolism: past, present and future [J]. Thromb Haemost, 2010, 103 (5): 877-883.
[31] 李德志, 朱玲. 危险分层对肺栓塞管理策略的指导价值 [J]. 中国临床新医学, 2021, 14 (4): 340-344.
[32] HEIT J A. Predicting the risk of venous thromboembolism recurrence [J]. Am J Hematol, 2012, 87 (Suppl) 1: S63-S67.
[33] DANIELS L B, PARKER J A, PATEL S R, et al. Relation of duration of symptoms with response to thrombolytic therapy in pulmonary embolism [J]. Am J Cardiol, 1997, 80 (2): 184-188.
[34] 中华医学会心血管病学分会, 中国医师协会心血管内科医师分会肺血管疾病学组, 中国肺栓塞救治团队 (PERT) 联盟. 急性肺栓塞多学科团队救治中国专家共识 [J]. 中华心血管病杂志, 2022, 50 (1): 25-35.
[35] 中国胸外科静脉血栓栓塞症研究组. 中国胸部恶性肿瘤围手术期静脉血栓栓塞症预防与管理指南 (2022 版)[J]. 中华外科杂志, 2022, 60 (8): 721-731.
[36] LYMAN G H, CARRIER M, AY C, et al. American Society of Hematology 2021 guidelines for management of venous thromboembolism: prevention and treatment in patients with cancer [J]. Blood Adv, 2021, 5 (4): 927-974.
[37] ABRAMS D, COMBES A, BRODIE D. Extracorporeal membrane oxygenation in cardiopulmonary disease in adults [J]. J Am Coll Cardiol, 2014, 63 (25 Pt A): 2769-2778.

[38] COMBES A, BRODIE D, BARTLETT R, et al. Position paper for the organization of extracorporeal membrane oxygenation programs for acute respiratory failure in adult patients [J]. Am J Respir Crit Care Med, 2014, 190 (5): 488-496.

[39] BARTLETT R H, ROLOFF D W, CUSTER J R, et al. Extracorporeal life support: University of Michigan experience [J]. JAMA, 2000, 283 (7): 904-908.

[40] PARK S J, KIM J B, JUNG S H, et al. Outcomes of extracorporeal life support for low cardiac output syndrome after major cardiac surgery [J]. J Thorac Cardiovasc Surg, 2014, 147 (1): 283-289.

[41] MALEKAN R, SAUNDERS P C, YU C J, et al. Peripheral extracorporeal membrane oxygenation: comprehensive therapy for high-risk massive pulmonary embolism [J]. Ann Thoracic Surgery, 2012, 94 (1): 104-108.

[42] OMAR H R, MILLER J, MANGAR D, et al. Experience with extracorporeal membrane oxygenation in massive and submassive pulmonary embolism in a tertiary care center [J]. Am J Emerg Med, 2013, 3 (11): 1616-1617.

[43] STRANGE J A, PILCHER D. Management of pulmonary embolism [J]. Anaesth Intensive Care, 2014, 15 (2): 72-77.

[44] SAINI A, SPINELLA P C. Management of anticoagulation and hemostasis for pediatric extracorporeal membrane oxygenation [J]. Clin Lab Med, 2014, 34 (3): 655-673.

[45] ESPER S A, LEVY J H, WATERS J H, et al. Extracorporeal membrane oxygenationin the adult: a review of anticoagulation monitoring and transfusion [J]. Anesth Analg, 2014, 118 (4): 731-743.

[46] MARSCHALL J, MERMEL L A, FAKIH M, et al. Strategies to prevent central line-associated bloodstream infections in acute care hospitals: 2014 Update [J]. Infect Control Hosp Epidemiol, 2014, 35 (7): 753-771.

[47] MARASCO S F, LUKAS G, MCDONALD M, et al. Review of ECMO (extra corporeal membrane oxygenation) support in critically ill adult patients [J]. Heart Lung Circ, 2008, 17: 41-47.

第五章

肿瘤患者输液导管相关静脉血栓的诊治

第一节　输液导管相关静脉血栓概述

298. 什么是输液导管相关静脉血栓?

输液导管相关静脉血栓(catheter related thrombosis，CRT)是指患者置入输液导管后，在导管走行的静脉内及相连静脉内出现的血液异常凝结。CRT 是静脉血栓栓塞的一种特殊类型，其特殊之处在于病因上与置入的输液导管密切相关，而在处理上又需结合导管的临床使用综合考虑。肿瘤患者因化疗、接受其他全身抗肿瘤治疗及营养支持治疗等往往需要留置中心静脉通路装置(CVAD)，包括经外周静脉、颈静脉、锁骨下静脉及股静脉等置入，导管末端位于上腔静脉或下腔静脉的各类中心静脉导管，如经外周静脉穿刺的中心静脉导管(peripherally inserted central catheter，PICC)、中心静脉导管(central venous catheter，CVC)和输液港(植入式给药装置)(implantable venous access port，PORT)等。由于置管操作对血管壁的损伤、导管对血管壁的摩擦、留置在血管内的静脉导管作为机体异物激活补体系统进而促使血小板在导管周围凝集、导管占据部分血管腔引起的血流缓慢、患者病情及治疗等因素引起血液高凝状态，导致纤维蛋白、红细胞、血小板和白细胞等在血管内和导管外壁形成血凝块，最终诱发静脉血栓形成。

299. 肿瘤患者导管相关静脉血栓的流行病学特点?

肿瘤患者中导管相关血栓形成(包括有症状和无症状)风险高，据统计，成人发生率高达 27%~66%，在儿童中也达到了 50%，其中有症状的血栓发生率为 0.3%~28.6%。但近年来报道显示 CRT 发生率有所下降，可能与导管材料的改善、更好的穿刺技术和导管维护的优化有关。不同导管类型、不同置管部位对导管相关静脉血栓发生率有较大影响。相较于 CVC 及输液港，PICC 相关的静脉血栓发生风险明显升高，尤其在重症、恶性肿瘤、小儿等特定人群中更为明显。研究显示，经颈内静脉途径留置 CVC 的食管癌患者有症状的 CRT 发生率约为 3.9%，留置静脉输液港的肿瘤患者有症状的 CRT 发生率为 0.99%~16.4%(超声筛查无症状的 CRT 可达 24.5%)，经股静脉置入中心静脉导管的患者 CRT 发生率约 28%，而留置 PICC 导管的肿瘤患者有症状的 CRT 发生率为 6%~30%，无症状静脉血栓发生率达 23%~71%，其中多次置管后血栓发生率高于首次置管，血栓发生时间主要集中于置管后 2 周内。对同一导管类型患者，CRT 发生率与血凝状态、肿瘤分期及化疗方案有关。

300. 肿瘤患者导管相关静脉血栓形成的风险因素有哪些？

肿瘤患者导管相关静脉血栓形成的风险因素包括置管操作相关的风险因素、导管材质和导管类型相关的风险因素以及患者个体患病情况及疾病治疗相关的风险因素等，具体如下：

（1）置管操作相关风险因素

1）穿刺血管和部位的选择：导管直径和血管外径的最佳比例为45%，比例越大，血栓发生率越高；穿刺血管较硬、弹性差，有静脉炎或者静脉血栓史、静脉置管史、血管内同时存在其他装置如CVC、起搏器导线等静脉血栓发生概率增加。穿刺部位在关节处，关节活动会增加导管与血管的机械性摩擦，从而增加静脉炎及静脉血栓的风险。PICC左侧置管静脉血栓发生率高于右侧，经头静脉置管血栓风险为贵要静脉置管的1.8倍。

2）穿刺操作技术的原因：血管损伤是静脉血栓形成的重要始动因素，同一血管多次穿刺或者多次送管会增加对血管的机械性刺激、损伤内膜，产生渗透性改变、炎症反应。对于中心静脉导管，导管尖端放置位置也与静脉血栓的形成相关。经上肢、颈部、胸壁静脉置入的中心静脉导管其尖端理想位置应放置在上腔静脉下1/3或上腔静脉与右心房交界处，经下肢置入的中心静脉导管尖端应位于膈肌水平以上的下腔静脉内。此上位置血流量较大，导管尖端对血管壁刺激性较小，相比导管尖端放置在外周静脉或上腔静脉中上段，静脉血栓发生率更小。

（2）导管材质及导管类型相关风险因素

1）导管材质：导管组织相容性不够好，血液组织易吸附凝聚在导管外壁；导管材质硬，可能加重导管对置管静脉的机械性刺激，损伤血管内膜，从而增加局部静脉血栓风险。聚氨酯和硅胶材料，对血管的损伤和继发感染的概率均明显低于聚氯乙烯、聚乙烯材料。

2）导管类型：静脉内留置导管会占据血管管腔，改变原有血流状态，引起不同程度的血液湍流和淤滞。研究显示，大管径、多腔的导管有相对更高的血栓发生率。Nifong等通过上肢脉管系统模拟实验，了解到PICC的置入可使静脉血管腔内的层流减少93%。

（3）患者个体患病情况及疾病治疗相关风险因素

1）患者个体情况及基础疾病：高龄，肥胖，活动量少，卧床时间>3d。实验室指标：血常规异常，如血小板计数>300×10^9/L，白细胞计数>10×10^9/L，血红蛋白浓度<100g/L；凝血指标异常，如凝血酶原时间<9s，血浆纤维蛋白原浓度>4g/L，活化部分凝血活酶时间<20s，D-二聚体浓度>500μg/L。静脉血栓栓塞高风险的恶性肿瘤类型，各种遗传性或获得性血栓形成倾向的内科合并症，1个月内有严重肺部疾病、败血症、充血性心力衰竭、动脉血栓栓塞症、脑卒中等疾病，1个月内有外科手术、石膏固定、急性脊髓损伤等外科合并症，1个月内有妊娠或产后，静脉血栓史，或静脉血栓家族史。

2）肿瘤疾病：肿瘤患者存在诸多静脉血栓栓塞的高危因素，如血液高凝状态、大手术、化疗、放疗、长期卧床等。肿瘤患者也是使用静脉导管的重要人群，疾病和导管安置风险因素的叠加使得这类人群静脉血栓栓塞、导管相关静脉血栓的风险也更高。研究显示，肿瘤患者静脉血栓栓塞风险相比非肿瘤患者增加了4~8.5倍；化疗患者风险增加6.5倍；手术患者风险增加了2~4倍。

3）治疗因素

a. 避孕药、肝素诱导的血小板减少症和激素替代治疗等有增加血栓的风险。

b. 输注速度过快：主要是针对导管头端在血流速度相对较慢的外周静脉的情况。比如静脉留置针、中长导管或者导管尖端未放置在中心静脉理想位置的情况。药物输注速度过快，会产生压力、阻碍正常的血液流动而引起远心端的血流淤滞。

c. 药物化学性刺激：高渗性药物、刺激性药物或发泡性药物若未及时随血液流动，会造成局部血管内膜的损伤,以及导管尖端贴靠在静脉壁上产生持续性刺激,进而更易促使静脉血栓形成。此外,抗肿瘤治疗中使用的抗血管生成类制剂、促红细胞生成素也是血栓形成的危险因素。

d. 其他用药因素:靶向治疗(特别是贝伐珠单抗、重组人血管内皮抑制素)、沙利度胺和 / 或来那度胺加高剂量地塞米松、他莫昔芬 / 雷洛昔芬、己烯雌酚、表皮生长因子受体酪氨酸激酶抑制剂等。

(4)静脉导管其他并发症相关风险因素

已发生了其他导管相关并发症,如:导管相关性感染、导管异位、导管断裂、导管堵塞、高压注射至外渗等可能增加静脉血栓风险。一项 100 例肿瘤化疗患者 PICC 相关静脉血栓的回顾性研究发现,穿刺点感染是形成静脉血栓的主要影响因素。

301. 导管相关静脉血栓可能导致哪些后果?

导管相关静脉血栓所致的肢体肿胀、疼痛给患者带来不适,影响患者生活质量。静脉血栓的发生发展增加导管相关感染风险。导管相关静脉血栓进展或因导管拔除等因素导致肺栓塞的病例偶有报道,但并不常见。有报道显示心脏术后 CVC 相关深静脉血栓致肺栓塞发生率为 0.7%。沿导管尖端形成的相关静脉血栓也可致导管堵塞,包裹导管外壁的纤维蛋白鞘与导管间的间隙形成也可致药物外渗。但导管相关静脉血栓经过及时处理普遍预后较好,血栓性导管失功经过抗凝及导管内溶栓治疗后有很高的再通率。CRT 预后主要与相关临床并发症有关,如是否伴有感染、导管破损、深静脉血栓复发或肺栓塞、抗凝治疗相关出血等。CRT 血栓后综合征(PTS)风险较低,对有抗凝治疗指征的 CRT 及时、充分的抗凝治疗可以有效预防 PTS。

第二节　导管相关静脉血栓的分类、临床表现及诊断

302. 导管相关静脉血栓包括哪些类型?

导管相关静脉血栓的症状表现、后果因静脉血栓的大小、部位、对机体功能的影响以及是否伴发其他并发症等差异而有所不同,部分静脉血栓没有症状。《输液导管相关静脉血栓形成中国专家共识(2020 版)》推荐以患者临床表现作为分类标准,将导管相关静脉血栓分为四类:深静脉血栓、血栓性浅静脉炎、无症状血栓、血栓性导管失功。

303. 什么是导管相关血栓性浅静脉炎?有哪些临床表现?

患者经超声及其他影像学检查明确有带管静脉的血栓形成,且血栓仅局限在带管浅静脉,未累及腋静脉及其近心端,则诊断为导管相关血栓性浅静脉炎。静脉血栓仅累及浅静脉,临床表现为沿留置导管静脉走行方向、区域出现的皮肤红肿疼痛,伴或不伴皮温升高,查体可触及条索状硬结。

304. 什么是导管相关深静脉血栓?有哪些临床表现?

导管相关的深静脉血栓形成(deep venous thrombosis,DVT)发生或累及深静脉,临床表现与体征包括:

置管侧肢体、颈部、肩部、胸部、颜面部有水肿症状或体征，伴或不伴受累部位疼痛、皮温升高、浅表静脉显露、颈部或肢体运动障碍、肢体红斑、肢体酸胀或麻木感以及可能出现导管功能障碍等表现。但并非所有病例均有以上症状，与深静脉血栓的位置、大小、循环受累程度有关。

305. 什么是导管相关无症状血栓？如何识别？

随着导管相关静脉血栓形成特点研究的深入，更多的研究者和临床实践者关注到了一类特殊的导管相关静脉血栓。即单纯影像学发现的血栓，但患者本人无任何主诉症状及客观体征，被称之为无症状血栓。研究发现，超声诊断的无症状血栓发生率可高达为 23%~71%，中位时间为 3~8d，无症状静脉血栓以浅静脉血栓为主。但实际仅有少部分无症状血栓可能进展为导管相关血栓性浅静脉炎或深静脉血栓。静脉导管作为机体异物放置在血管内，必然触发机体产生一系列损伤修复反应。不建议将无症状静脉血栓的发生率作为监测指标，但对无症状静脉血栓的关注可帮助临床掌握导管相关静脉血栓形成规律，为早期预防提供参考。

306. 什么是血栓性导管失功？如何判断？

血栓性导管失功是指因为纤维蛋白鞘、导管内血栓形成或导管尖端血栓形成导致的经导管输液不畅或完全堵塞。如果纤维蛋白鞘或静脉血栓在导管尖端形成活瓣但未完全堵塞导管，可表现为推注通畅但回抽受阻。如果纤维蛋白鞘包裹体内导管，还可能在导管与纤维蛋白鞘之间形成间隙，从而引起输入液体沿导管外反流至穿刺点。

307. 如何识别和诊断导管相关静脉血栓？

（1）观察临床表现：如前所述导管相关静脉血栓可能会出现置管侧肢体或身体的肿胀、红肿、侧支循环建立，应作为导管相关静脉血栓评估和诊断的参考。

（2）倾听患者主诉：因静脉血栓位置和程度不同，部分静脉血栓临床体征不明显，但是患者可能会有肢体活动感觉异常、疼痛不适等主诉。

（3）测量患者臂围 / 腿围：深静脉血栓的常见症状是肢体肿胀，可通过现有臂围 / 腿围与置管时臂围 / 腿围数据对比，或两侧肢体臂围 / 腿围对比，评估是否有肿胀的异常情况，可作为进一步检查诊断的参考。成年 PICC 带管患者若臂围增加 3cm 考虑与导管相关静脉血栓形成相关。

（4）影像学检查

1）超声检查：是导管相关静脉血栓诊断首选的影像学检查方法，可对静脉血栓的大小、位置、附着情况、进展阶段做出判断。超声检查的敏感性和特异性均达 90% 以上。超声下静脉血栓特点为：静脉不能压瘪、彩色多普勒图像异常和 / 或静脉充盈缺损。当怀疑有静脉血栓的症状 / 体征时首先选择超声进行检查。但通过超声筛查发现的无症状血栓通常体积小、脱落风险小，导致症状性肺栓塞的风险低。因此不建议使用超声无差别地对所有带管患者进行筛查。但是超声对被骨骼遮挡的深静脉如无名静脉、腔静脉等部位的血栓观察往往不够确切，宜结合血管造影或者电子计算机断层扫描（CT）、磁共振成像（MRI）进一步明确诊断。

2）静脉造影：静脉造影被认为是诊断深静脉血栓的金标准，但该项检查有创、费用高，且有造影剂不良反应风险，需根据患者个体情况选择，不推荐作为常规检查手段。

3）CT 或 MRI：可以对累及到锁骨下静脉、无名静脉、腔静脉、髂总静脉的导管相关静脉血栓、肺栓塞进行诊断，同时还可发现并存的血管外压迫因素，可对静脉血栓诊断提供更多信息。当患者症状、体征与超声检查结果不相符，也可以通过CT或MRI进一步检查明确。但是不建议对诊断导管相关血栓的患者均常规通过CT肺动脉造影（CTPA）进行肺栓塞诊断。

第三节 导管相关静脉血栓的预防

308. 导管相关静脉血栓的预防包括哪些方法？

导管相关静脉血栓的预防方法包括以下几个方面。

（1）人员专业技术和能力的培训，提高静脉血栓预防相关理论及操作技术水平。

（2）合理选择血管通路途径及血管通路装置。

（3）提高穿刺技术以减少血管损伤及相关并发症。

（4）准确定位，导管尖端位置放置在合适的位置。

（5）导管使用中落实各项非药物预防措施，必要时给予药物性预防。

（6）做好患者及家属关于导管相关静脉血栓预防健康教育并提高其依从性。

309. 人员专业技术和能力的培训包括哪些内容？

中心静脉导管置入及维护应由经过专业培训并获得相关资质认证的专业人员来完成。建立专业的静脉通路管理及静脉血栓会诊专家团队，将肿瘤患者的导管相关静脉血栓预防及处理作为院内VTE管理重点内容之一，开展涵盖管理、医疗、护理及检验检查技术多学科成员的常规培训及质量管理。培训内容应涵盖VTE相关概念、分类、风险因素、临床表现、检查检验、诊断方法；导管相关静脉血栓预防知识和措施落实、置管评估、置管操作技术及导管维护技术；导管相关静脉血栓症状识别、治疗及护理措施；导管相关静脉血栓预防、治疗及护理相关知识的患者及家属健康教育。

310. 如何评估静脉导管相关静脉血栓风险？

恶性肿瘤患者PICC血栓风险评估推荐根据赵娟等《成人恶性肿瘤患者PICC血栓预防的最佳证据总结》，风险评估意见如下。

（1）推荐对恶性肿瘤中心静脉置管患者充分进行VTE风险评估。

（2）对接受化疗的恶性肿瘤患者推荐采用Khorana评分模型或其他专用评估量表（中文版Maneval血栓风险评估表）。

（3）肿瘤患者置管开始前及开始化疗后进行VTE风险分层评估，并在此后定期评估。

（4）活动性恶性肿瘤患者，建议连续监测D-二聚体水平。

此外，谢华琴等人研究显示通过血栓弹力图监测血液高凝状态，有利于指导预防性抗凝治疗，从而预防肺癌患者PICC相关性静脉血栓的发生。

311. 可用于导管相关静脉血栓风险评估的工具有哪些？

用于住院患者或者门诊患者的静脉血栓栓塞风险评估量表较为成熟，也有相对权威、通用的量表。但在评估导管相关性静脉血栓风险方面均缺少与导管应用直接相关风险因素内涵，特异性不够。国内外针对PICC开展了静脉血栓风险评估与预测相关研究，但临床实践应用经验有限，原因包括量表的可信度不足，临床常规已使用静脉血栓栓塞风险通用评估量表如Caprini量表、Khorana评分模型、Autar量表、Wells量表等，单独再使用导管相关静脉血栓专项量表的必要性不大。李钱玲等比较Caprini量表和Autar量表对肿瘤患者PICC相关静脉血栓形成的预测效果显示Caprini评估模型灵敏度与特异度相对更好，但2024版美国静脉输液护理学会（Infusion Nursing Society，INS）《输液治疗实践标准》指出Caprini风险评估虽然对PICC相关静脉血栓高风险患者有预测价值，但特异性低，有过度诊断风险。目前基于机器学习的风险预测模型可能有益，但还需更多证据。

对于肿瘤患者、重症患者原本已是各类静脉血栓的风险人群，只要安置静脉导管均应做好静脉血栓的风险管理。国内外几个具有代表性评估工具介绍如下。

（1）国外中心静脉导管相关静脉血栓评估工具

1）密歇根PICC-DVT风险评分法：密歇根大学医学院的Chopra等追踪了51所医院23 010例PICC置管患者的病历资料，构建了PICC-DVT风险评分法。该评分法包括5个条目，即最近30d内是否有深静脉血栓史，是否有PICC多腔导管，是否同时还置有其他中心静脉导管，白细胞计数是否超过12×10^9/L，每个条目根据不同选项赋值。风险分为Ⅰ～Ⅳ级，级别越高风险越大。

2）Maneval经外周静脉穿刺的中心静脉导管（PICC）相关性血栓风险评估表：是由Maneval等根据Seeley等人制定的PICC置管患者上肢深静脉血栓形成的风险评估预测模型，在其基础上也制定了一项预测PICC置管患者血栓形成的风险评估模型。该模型由3部分组成，分别是置管前风险评估、置管中静脉置管情况评估、置管后风险评估，经检验中文版Maneval的PICC相关性血栓风险评估表信效度较好，对肿瘤患者PICC相关性血栓发生具有较好的早期预测能力，可用于评价国内肿瘤置管患者早期相关性深静脉血栓的发生情况。

3）Autar深静脉血栓风险评估表：英国德蒙特福特大学的护理专家Autar根据静脉血栓形成理论构建了深静脉血栓风险评估量表，该量表目前在临床中的应用相对成熟和广泛。上海交通大学附属胸科医院自2013年起，运用Autar量表对置入PICC的1 252例肺癌患者进行PICC-DVT的风险评估，并根据评估结果采取分级干预措施，研究结果显示该量表适用于肺癌患者的风险筛查，在其他病种适应性还有待验证。

（2）国内中心静脉导管相关静脉血栓评估工具

1）PICC导管相关性血栓（PICC-CRT）风险评估模型：朱婷等采用回顾性病例对照研究的方法分析了4 002例PICC置管患者资料，初步构建了PICC-CRT风险评估模型，该模型具备一定的分辨度和特异度，但灵敏度欠缺。

2）PICC相关深静脉血栓高危评分模型：蒿若楠等人研究形成PICC相关深静脉血栓高危评分模型，该高危评分模型预测水平中等，但具有较高的灵敏度和特异度，可用于PICC相关上肢深静脉血栓高危风险人群的前期筛查，具备一定的临床预测性能。

3）PICC相关性上肢静脉血栓风险评估表：陈璐等人对560例患者进行风险评估，研究显示该评估表可以有效筛出PICC相关性上肢静脉血栓的高危、中危和低危患者，根据此表的风险分级采取对应的干预措施可降低导管相关静脉血栓的发生率。

4）PICC相关性静脉血栓风险评估量表：刘珊珊等人于2019年研发PICC相关性静脉血栓风险评估量表，冯月等人将此工具在肿瘤患者中进行验证，量表灵敏度为91.7%，特异度为85.0%，阳性预测值为67.4%，阴性预测值为96.9%。评分为高危的患者发生静脉血栓的风险是低危患者的21倍，对肿瘤PICC置管患者静脉血栓的发生风险有较好的预测价值。

312. 如何正确选择血管通路途径及血管通路装置以减少血栓风险？

(1)血管选择与评估：从静脉血栓预防的角度，PICC首选贵要静脉、肘上穿刺，CVC置入首选锁骨下静脉，其次颈内静脉，经下肢深静脉置入作为最后的选择。置管前推荐使用超声对预穿刺血管进行评估，评估血管管径、走行、深度、与周围组织的关系、血流情况是否适合置入导管以及选择合适的导管类型及型号。自然状态下评估，导管直径/置管静脉内径比值≤45%。

(2)导管类型选择：在满足治疗需求前提下，应选择管径最小、管腔数量最少、创伤最小的血管通路装置。

(3)导管材质选择：普通的导管材质在输液过程中，血液中的有形成分和药物会吸附在导管壁上，形成纤维蛋白鞘和血栓。因此需选择组织相容性好、吸附性小、热稳定性好的导管以减少血液组织吸附。聚氨酯和硅胶材料，对血管的损伤和继发感染概率较小，从而可以更好减少静脉血栓发生风险。

313. 为预防血栓，静脉置管时操作技术有哪些要求？

提倡中心静脉置管时采取防血栓穿刺集束化措施：超声评估和确定最佳的放置区域，采用减少血管创伤的置管技术，确保最佳的导管尖端位置，最佳的导管/静脉管腔比值，以及使用最小直径和/或最少管腔数的导管。1项PICC相关结果的meta分析发现，最佳置管技术和使用单腔、小直径PICCs降低了PICC相关DVT风险。

(1)穿刺方法：在进行中心静脉导管置入时，推荐使用超声技术引导穿刺，超声及腔内心电图及时排查导管异位，可提高一次性穿刺成功率，避免反复穿刺、送管，减少血管内膜损伤。

(2)送管方法：使用无粉手套，避免导管带入滑石粉。匀速缓慢送入支撑导丝及导管，避免反复调整送管，减少对血管内膜的刺激。

(3)困难置管的处理：对于穿刺失败及反复送管后成功置入导管的患者，采取主动干预措施，包括局部抗感染、预防静脉炎的措施。预防性使用治疗敷贴或外用药：穿刺局部及沿导管走向使用水胶体敷贴或避开穿刺点在以上部位外涂多磺酸粘多糖乳膏。

314. 为什么需要将导管尖端放置在合适位置？有哪些技术可辅助导管精准放置？

将导管放置在理想位置有助于减少静脉血栓发生率。指南推荐，经上肢、胸壁、颈部置入的中心静脉导管尖端放置在上腔静脉下1/3或上腔静脉与右心房交界处；经下肢静脉置入的导管尖端放置在横隔膜水平的下腔静脉内。因此，置管前应根据体表标识预估导管置入长度，送管过程中可使用可视化定位辅助技术包括超声、腔内心电图、电磁导航、X线等确定导管尖端位置放置在理想位置。其中超声技术的主要作用在于术前穿刺血管的评估、穿刺引导、术中导管异位排查，腔内心电图及电磁导航技术可实现术中导管尖端位置的实时定位，X线更多用于术后导管走行及尖端位置诊断。

315. 静脉导管带管期间如何预防静脉血栓？

静脉带管期间应常规评估带管必要性、静脉血栓等并发症症状及风险变化。

(1)中心血管通路装置及中等长度导管应至少每天检查1次，进行发泡剂药物输注时检查频率应更高。

(2)每天观察并指导患者及家属观察置管侧肢体、肩部、颈部及胸部肿胀、疼痛、皮肤温度及颜色、出血倾向及功能活动等情况，鼓励患者主动报告症状变化。

(3)常规监测带管肢体周长，在四肢置入中心静脉导管前、导管维护时和当临床有指征如肢体肿胀疼痛时，应对双侧上臂(或大腿)周长进行测量并记录；测量点推荐肘窝上10cm或髌骨上缘15cm的周长。如果肢体周长相比基础周长增加3cm，考虑与深静脉血栓有关，应使用彩色多普勒超声完成静脉血栓的进一步诊断。

(4)对于在置管前体格检查发现患者存在置管肢体周长不等，单侧肢体肿胀，单侧肢体、肩部、胸壁静脉显露明显，侧支循环建立时，建议在置管前通过影像学检查评估患者锁骨下静脉、无名静脉及上腔静脉是否存在病变，并谨慎选择该侧作为置管位置。

(5)导管相关静脉血栓的发生往往有多种危险因素叠加，除了导管本身，还应关注患者其他静脉血栓风险因素变化，动态评估，及时预防、加强观察和健康指导。

(6)对于出现并发症的外周静脉留置针尽早拔除，已完成治疗的中心静脉导管尽早拔除，导管相关各类并发症应早发现、早治疗。

316. 导管相关静脉血栓有哪些非药物预防措施?

鼓励使用非药物措施预防血栓。肿瘤带管患者静脉血栓发生的高危因素多样，导管相关性静脉血栓也是静脉血栓栓塞的一种特殊类型。因此，采用一些静脉血栓栓塞的基础预防措施可能会使导管相关静脉血栓预防获益。基础预防包括早期活动、泵踝运动、握拳运动，下肢静脉血栓的预防可以使用抗血栓袜、间歇充气加压装置、足底静脉泵及经皮电刺激装置等机械预防方法。其次，在患者病情允许情况下，足量的补液、摄入足量的液体有利于缓解血液高凝状态。

317. 带有静脉导管的肢体如何活动?

(1)运动有利于静脉血栓预防的机制：静脉回流的基本力量是小静脉(又称外周静脉)与腔静脉或右心房(又称中心静脉)之间的压力差。

(2)通过泵踝等运动可启动肌肉泵对静脉回流的促进作用，在预防下肢深静脉血栓的作用有较多证据。

(3)PICC置入后的手臂活动：正常活动置管肢体，避免用力过大或大幅度伸展活动。置入PICC的手臂置管后逐步进行以下关节部位功能锻炼，置管完成后手指伸曲，置管24h后握拳、旋腕、屈肘(肘上置管患者)活动。至少3次/d，每次连续握球30次，握拳以能感觉到活动肢体肌肉绷紧为度，至少达到80%最大握力为佳，以患者能耐受为量，紧握10s，再松开10s。研究显示将微波热疗与置管肢体运动训练联合预防肿瘤患者PICC置管后静脉血栓的效果优于单纯肢体运动训练。

318. 静脉导管带管患者是否需要进行药物抗凝来预防血栓发生?

一项4 227例PICC相关研究提示不使用任何形式的抗凝血剂或抗血小板药物与PICC相关上肢静脉血栓风险的增加有关，每种预防血栓形成的方法都显示出保护作用的趋势，但没有一种方法单独达到统计学意义。目前，诸如美国国家综合癌症网络(NCCN)、美国临床肿瘤学会(American Society of Clinical Oncology，ASCO)、欧洲肿瘤内科学会(ESMO)等指南均不推荐或未提及药物单纯用于导管相关静脉血栓预防。对于留置CVC导管的癌症患者，使用全身抗凝药物(华法林、低分子肝素、普通肝素)尚未显示可降低导管相关血栓形成的发生率，不建议常规使用药物预防性抗凝。对此，可以使用生理盐水冲洗以防止

CVC 上的纤维蛋白积聚。需要注意的是，导管相关静脉血栓作为 VTE 的一种特殊类型，其预防和治疗不应与患者整体 VTE 防治分开，建议导管相关静脉血栓的预防性抗凝决策需结合肿瘤患者 VTE 的防治整体考虑。

319. 导管相关静脉血栓预防的患者健康教育要点有哪些？

医护人员应常规对肿瘤患者及其照顾者进行 VTE 健康教育，如果安置静脉导管应针对性给予导管相关性静脉血栓预防的健康指导。给予健康教育的时机包括置管前和带管期间，特别是在大手术、化疗和血液指标异常等风险增加的情况下。健康指导的内容建议如下。

(1) 置管前告知静脉血栓风险及应对方法。

(2) 置管后指导正确的肢体活动，包括活动时间、活动强度以及注意事项。

(3) 置管后 4h 还可指导热敷及热敷方法。

(4) 置管后注意清淡、低脂饮食、补充充足水分，如水摄入量控制在 2 500ml/d 左右。

(5) 对高风险患者实施机械性预防或药物性预防措施时应指导配合方法。

(6) 告知患者血栓症状和体征、鼓励患者自我报告。

第四节 导管相关静脉血栓的处理措施与随访

320. 是否需要常规影像检查筛查中心静脉导管相关静脉血栓？

如前所述，肿瘤患者各种类型的导管相关静脉血栓发生率较高，尤其是无症状静脉血栓，超声发现的多数是体量极小的附壁血栓，研究提示不使用抗凝药物情况下进展风险极小。因此无论是在使用中还是拔管前不建议无差别采用超声或静脉造影等影像检查进行导管相关静脉血栓筛查。当出现可疑的深静脉血栓相关临床症状如置管侧肢体水肿时，应对臂围 / 腿围进行测量，与基线测量值进行对比。并首选彩色多普勒超声进行静脉血栓筛查。超声静脉造影可辅助诊断头臂静脉等被骨骼遮挡部位的 CRT。如果超声检查结果阴性但又持续怀疑 DVT、非导管正常路径血栓或血栓范围广，应采取或结合其他检查方法（如 CT、磁共振和静脉造影）。可疑肺栓塞风险或症状时采用 CTPA 检查进行筛查或诊断。

321. 导管相关静脉血栓处理基本原则有哪些？

(1) 解除风险：解除或对症处理引发静脉血栓风险的因素，如不当活动、饮水少、血液高凝状态，及时处理导管感染等并发症。

(2) 不建议常规对患者采取制动措施：血栓范围广，以锁骨下静脉近心端血栓为主，肿胀症状明显的急性期（起病后 2 周）患者，暂时的制动可能对患者有益。对于下肢血管通路装置继发的深静脉血栓，建议在急性期制动，观察患者有无咳嗽、咯血、胸闷气促等肺栓塞症状和体征。

(3) 缓解症状

1) 肿胀的处理：适当抬高患肢，但应避免在急性期采取按摩、加压包扎等物理措施。在深静脉血栓非急性期可以使用物理治疗：使用梯度压力袜、间歇充气加压装置。如未伴发导管感染，按非细菌性静脉炎处理方式给予局部用药如地奥司明、黄酮类、七叶皂苷类血管活性药物。此外，可局部进行 50% 硫酸镁湿热敷、外敷如意金黄散。

2）疼痛的处理：疼痛来源于严重肿胀以及局部炎症刺激。给予局部用药如外涂多磺酸粘多糖乳膏、双氯芬酸钠乳膏、50% 硫酸镁湿热敷、芩柏软膏外敷、如意金黄散外敷、75% 乙醇溶液湿敷等，也可沿静脉走向外贴水胶体敷料、水凝胶敷料、软聚硅酮保湿敷料，或理疗以缓解疼痛、肿胀等不适症状。研究显示，单药地奥司明或联合多磺酸粘多糖，可缓解穿刺静脉局部疼痛。对于症状较明显者，可使用非甾体抗炎药类药物，如布洛芬、双氯芬酸等。

（4）根据静脉血栓的类型、严重程度、导管类型采取不同的处理方式。

322. 导管相关无症状静脉血栓是否需要处理？

发生在浅静脉的无症状血栓通常认为具有自限性，研究提示不使用抗凝情况下进展风险极小，但也有学者发现发生在深静脉的无症状静脉血栓可能会影响再次置管。研究显示导管相关无症状静脉血栓抗凝与不抗凝在血栓溶解情况上几乎没有差别。目前没有确切证据支持无症状静脉血栓需要治疗，也不应对无症状静脉血栓采取拔管措施，建议给予观察随访即可。

323. 导管相关血栓性浅静脉炎如何处理？

血栓性浅静脉炎预后较好，主要问题在于静脉炎症反应引起的疼痛，因此缓解疼痛是该类型静脉血栓的核心。其症状处理原则如前所述，是否采取抗凝治疗尚无共识。部分研究建议血栓＞5cm、进展为深静脉血栓风险大、肿瘤处于进展期、既往有静脉血栓史等高风险患者可选择抗凝治疗；治疗早期或者症状不缓解应超声复查。了解患者已在使用的抗血小板及抗凝药物情况，测量臂围，检查导管的通畅性，评估导管是否有异位或移位，是否合并感染，评估患者后续静脉治疗对装置的依赖性。如果导管通畅且导管尖端位置正常，可以继续使用。

324. 导管相关深静脉血栓如何处理？

（1）怀疑或诊断导管相关深静脉血栓，应对患者进行血常规、凝血功能检查，了解患者已在使用的抗血小板药物及抗凝药物情况。

（2）检查导管通畅性，评估导管是否合并异位或移位、是否合并感染，评估患者后续静脉治疗对导管的依赖性，并请相应专家会诊。

（3）观察患者是否伴发肺栓塞相关症状或体征，及时给予诊断处理。

（4）导管相关的深静脉血栓应遵照下肢深静脉血栓抗凝治疗方案执行，低分子肝素和口服抗凝药物为临床上最常使用的药物。对于肿瘤患者，多数指南推荐低分子肝素作为初始抗凝药物；以利伐沙班为代表的口服抗凝药也被各最新指南陆续列为肿瘤患者静脉血栓治疗的一线用药或首选用药；联合微粉化地奥司明可提高深静脉血栓患者静脉再通速度，降低 6 个月内 PTS 的发生率，且不增加出血风险，也有较好的导管保留率。

根据《肿瘤相关静脉血栓栓塞症预防与治疗指南（2019）》导管相关静脉血栓抗凝治疗原则。

1）如果拔除导管，无抗凝治疗禁忌的患者抗凝治疗疗程应至少 3 个月。

2）如果保留导管，则保留导管期间应持续抗凝治疗。

3）对于有适应证的患者，考虑导管接触性药物 / 机械溶栓。

4）如果深静脉血栓症状持续存在或导管发生感染、功能障碍或不再需要导管时考虑拔除导管。

5）如果有抗凝禁忌，则移除导管并同时监测抗凝禁忌的变化，根据抗凝风险 / 获益决策是否抗凝。

（5）并发导管相关肺栓塞的患者按照静脉血栓肺栓塞观察和处理方案执行。不建议对 CRT 患者置入滤器。

325. 如何处理血栓性导管失功?

血栓性导管失功主要是指因为静脉血栓发生过程中，纤维蛋白鞘 / 纤维蛋白尾引起的导管部分或者完全堵塞。研究显示，CVC 置入后可在 24h 内纤维蛋白就会黏附到导管外表面，并在 2 周内产生纤维蛋白鞘 / 尾包裹整个导管尖端，甚至沿着整个导管延伸到穿刺点。可能形成单向阀，冲管通畅，但抽回血困难或无法抽回血。溶栓是血栓性导管失功的主要处理方式，使用尿激酶溶液封管并保留，其次也可以使用阿替普酶、瑞替普酶、替奈普酶和蛇毒纤溶酶溶液封管。一般情况下让溶栓剂停留 30~120min，也可根据情况将停留时间延长至 24~72h。

326. 导管相关静脉血栓发生后导管拔还是不拔?

目前多个指南均不推荐常规拔除导管。特别不建议在血栓急性期的初始阶段拔管，除非有立即拔除导管的其他原因，例如合并导管相关的血流性感染、不可复位的导管尖端异位。血栓慢性期拔除导管后应再次超声检查评估血管通畅性的恢复状况。如果仍然需要该导管通路，可在抗凝治疗下继续保留导管，并正常用于临床治疗。有研究分析了 44 例症状性导管相关静脉血栓保留导管治疗的预后，导管相关性静脉血栓并未进展，大多数患者的症状都得到了充分的控制，超声提示大部分患者静脉血栓血管实现再通，导管相关静脉血栓具有较好的预后。因此，拔管不是 CRT 的唯一处理方式，更不是治疗方式。需要权衡患者的治疗对导管的依赖程度、血栓加重风险、血栓导致其他并发症的风险以及重新建立静脉通路的难度。总之，把 CRT 治疗还原到患者整体疾病治疗中，决定拔管的必要性。

327. 带有静脉血栓的静脉导管如何安全拔管?

带有导管相关静脉血栓的导管如果拔管，在拔管时机选择上，多认为在接受一段时间抗凝治疗之后再拔管有利于血栓的稳定，从而降低拔管时血栓脱落引起肺栓塞的风险。尽管缺乏临床证据支持这一观点，建议在导管相关的深静脉血栓急性期抗凝治疗 2 周后再考虑拔除导管更为安全。拔管前应通过超声再次检查静脉血栓大小、机化情况、附着位置及情况以评估拔管过程中是否有脱落风险及脱落后果。有一定拔管风险的导管建议在超声监测下拔管，并做好急救准备。

328. 导管相关静脉血栓伴拔管困难如何处理?

因静脉血栓黏附导管或血管，加之血管痉挛或拔管过程中血栓、纤维蛋白鞘堆积卡顿于较细静脉内或皮下段，进而可能发生拔管困难。处理方法：发生拔管困难应暂缓拔管，查找拔管困难的原因。尝试休息片刻，局部热敷，应用血管解痉药物，改变体位后再次拔管。拔管力量应适度，避免持续、暴力拔管，而应在导管弹性形变范围内多次反复轻度拔管，避免导管断裂、损伤血管。如果多次尝试仍不能拔除时，需请血管外科或者介入科专科医师会诊，结合影像学检查来决定是否切开取出导管或者 DSA 介入下取出导管。导管取出前需了解导管的长度，导管取出后应检查导管是否完整拔出。

329. 导管相关静脉血栓随访要点包括哪些内容?

(1)根据导管相关静脉血栓的类型、严重程度、合并症及抗血栓治疗决定随访内容、频次和时长。建立患者随访档案或记录,并与患者及其照顾者做好沟通,确保依从性。

(2)导管相关无症状血栓以医护患共同参与的症状观察为主,如无临床症状,则规律进行导管维护即可。不推荐带管期间在无症状或无相关风险变化情况下常规超声复查或在拔管前行超声检查。

(3)血栓性导管失功在导管通畅之前持续进行导管内溶栓至导管通畅,后续导管使用间歇期及输液期间进行规范的冲、封管,重点观察导管堵塞征象。除外伴发深静脉血栓的情况,导管溶栓失败拔管或治疗结束后拔管即结束随访。

(4)导管相关血栓性浅静脉炎随访重点在于症状的观察,住院期间每天观察,门诊可根据症状严重程度和患者就诊便利情况每周 2 次门诊随访或线上随访至症状缓解。1 周内症状不缓解或加重,建议超声复查。

(5)导管相关深静脉血栓随访

1)检查检验相关建议包括使用超声进行随访,可以为预后判断及后续治疗提供参考;检测 D- 二聚体并随访其变化,用以辅助对病情发展的评估。对于检验、检查频次尚无相关证据推荐,建议可根据临床症状和治疗方案修正,需要由临床医生决策。

2)对于需进行抗凝、溶栓治疗的患者,通过检查并随访血常规及凝血功能以评估治疗安全性,并可提供药物治疗效果评估依据。

3)随访期间定期观察并测量双侧肢体的臂 / 腿围及其他症状变化,并进行记录。

4)告知患者导管相关静脉血栓治疗及护理计划,同时做好静脉血栓症状、合并症及治疗相关并发症的随访观察,督导患者及其照顾者主动报告。

5)随访频次及时长无相关证据推荐,建议根据患者症状、导管是否持续保留、静脉血栓是否痊愈、静脉血栓风险级别以及是否持续进行相关抗血栓治疗综合决策。

330. 发生导管相关静脉血栓后的患者健康教育要点有哪些?

医护人员应为发生导管相关静脉血栓患者及照顾者提供疾病相关信息并给予健康指导。健康指导的内容建议如下。

(1)告知静脉血栓发生原因、治疗的风险与获益、静脉血栓治疗预后。

(2)告知静脉血栓治疗方案及配合方法,包括但不限于活动、用药、饮食和饮水指导。

(3)告知患者血栓症状和体征、鼓励患者自我报告相关症状的变化。

(4)根据患者情况适时提供信息支持和心理支持。

(5)由于静脉血栓治疗周期较长,应指导患者规范随访,引导患者规范监测与治疗。

参考文献

[1] 国际血管联盟中国分会, 中国老年医学学会周围血管疾病管理分会. 输液导管相关静脉血栓形成中国专家共识(2020 版)[J]. 中国实用外科杂志, 2020, 40 (4): 377-383.

[2] 徐波, 耿翠芝, 陆箴琦, 等. 肿瘤治疗血管通路安全指南 [M]. 北京: 中国协和医科大学出版社, 2015: 134.

[3] 中华护理学会静脉输液治疗专业委员会. 静脉导管常见并发症临床护理实践指南 [J]. 中华现代护理杂志, 2022, 6

(28): 18.
[4] 樊孟涛. 食管癌术后中心静脉导管相关性血栓发生情况及危险因素分析 [D]. 郑州: 郑州大学, 2021.
[5] GORSKI L A. The 2016 infusion therapy standards of practice [J]. Home Healthc Now, 2017, 35 (1): 10-18.
[6] JOURNEYCAKE J M, BUCHANAN G R. Thrombotic complications of central venous catheters an children [J]. Curr Opin Hematol, 2003, 10 (5): 369-374.
[7] ANDREW A, MARC C, JOSHUA K, et al. Incidence and predictive factors of symptomatic thrombosis related to peripherally inserted central catheters in chemotherapy patients [J]. Thromb Res, 2012, 130 (3): 323-326.
[8] KING M M, RASNAKE M S, RODRIGUEZ R G, et al. Peripherally inserted central venous catheterassociated thrombosis: retrospective analysis of clinical risk factors in adult patients [J]. South Med J, 2006, 99 (10): 1073-1077.
[9] LIU Y, GAO Y, WEI L, et al. Peripherally inserted central catheter thrombosis incidence and risk factors in cancer patients: a double center prospective investigation [J]. Ther Clin Risk Manag, 2015, 11: 153-160.
[10] 张贞, 高靖瑜, 赵飞燕. 胃癌患者 PICC 置管并发深静脉血栓的护理研究 [J]. 血栓与止血学, 2019, 25 (3): 533-535.
[11] 张丽, 陆箴琦, 陆海燕, 等. 肿瘤患者 PICC 导管相关性血栓形成的相关因素分析 [J]. 护理学杂志, 2017, 32 (14): 51-55.
[12] GLASER D W, MEDEIROS D, ROLLINS N, et al. Catheter-related thrombosis in children with cancer [J]. J Pediatr, 2001, 138: 255-259.
[13] SCHIFFER C A, MANGU P B, WADE J C, et al. Central venous catheter care for the Patient with cancer: American Society of Clinical Oncology clinical practice guideline [J]. J Clin Oncol, 2013, 31 (10): 1357-1370.
[14] FRIZZELLI R, TORTELLI O, DI COMITE V, et al. Deep venous thrombosis of the neck and pulmonary embolism in patients with a central venous catheter admitted to cardiac rehabilitation after cardiac surgery: a prospective study of 815 patients [J]. Intern Emerg Med, 2008, 3 (4): 325-330.
[15] 石果, 罗凤, 张玲. 172 例乳腺癌输液港静脉血栓相关因素分析 [J]. 重庆医科大学学报, 2016, 41 (5): 530-532.
[16] 仇晓霞, 金光鑫, 郭艳, 等. 肿瘤患者上臂植入输液港并发上肢静脉血栓发生率及危险因素 [J]. 介入放射学杂志, 2019, 28 (3): 242-246.
[17] 刘俊青, 邱怀玉, 胡敏蝶, 等. 肿瘤患者应用输液港致静脉血栓的影响因素分析 [J]. 护理实践与研究, 2018, 15 (12): 25-26.
[18] 冯月, 李俊英. PICC 相关性静脉血栓风险评估工具在肿瘤患者中应用的有效性研究 [J]. 中国护理管理, 2020, 20 (08): 1258-1262.
[19] CHEMALY R F, DE PARRES J B, REHM S J, et al. Venous thrombosis associated with peripherally inserted central catheters: aretrospective analysis of the Cleveland Clinic experience [J]. Clin Infect Dis, 2002, 34 (9): 1179-1183.
[20] 江文. PICC 置管前风险评估指标体系的研究与构建 [D]. 重庆: 陆军军医大学, 2016.
[21] STREIFF M B, HOLMSTROM B, ASHRANI A, et al. Cancer-associated venous thromboembolic disease [J]. J Natl Compr Canc Netw, 2015, 13 (9): 1079-1095.
[22] 谭江曼. 胃癌 PICC 术后相关静脉血栓预防护理的最佳证据总结 [J]. 全科护理, 2021, 19 (22): 3050-3054.
[23] SABER W, MOUA T, WILLIAMS EC, et al. Risk factors for catheterrelated thrombosis (CRT) in cancer patients: a patient-level data (IPD) meta-analysis of clinical trials and prospective studies [J]. Thromb Haemost, 2011, 9 (2): 312-319.
[24] BAXI S M, SHUMAN E K, SCIPIONE C K, et al. Impact of postplacement adjustment of peripherally inserted central catheters on the risk of bloodstream infection and venous thrombus formation [J]. Infect Control Hosp Epidemiol, 2013, 34 (8): 785-792.
[25] PITTIRUTI M, LAMPERTI M. Late cardiac tamponade in adults secondary to tip position in the right atrium: an unban legend？ A systematic review of the literature [J]. Cardiothorac Vasc Anesth, 2015, 29 (2): 491-495.
[26] 巨兰, 杨军, 王寒梅. 超声评价肿瘤患者经外周置入中心静脉导管血栓并发症 [J]. 哈尔滨医科大学学报, 2019, 53 (02): 203-205.
[27] SECKOLD T, WALKER S, DWYER T. A comparison of silicone and polyurethane picc lines and postinsertion complication rates: A systematic review [J]. J Vasc Access, 2015, 16 (3): 167-177.
[28] KLEE S J. The ideal use of the power injectable peripherally inserted central catheter in the pediatric population [J]. JAVA, 2011, 16 (2): 86-87.
[29] TREROTOLA S O, STAVROPOULOS S W, MONDSCHEIN J I, et al. Triple-lumen peripherally inserted central catheter in patients in the critical care unit: Prospective evaluation [J]. Radiology, 2010, 256 (1): 312-320.

[30] NIFONG T P, MCDEVITT T J. The effect of catheter to vein ratio on blood flow rates in a simulated model of peripherally inserted central venous catheters [J]. Chest, 2011, 140 (1): 48-53.

[31] FARGE D, BOUNAMEAUX H, BRENNER B, et al. International clinical practice guidelines including guidance for direct oral anticoagulants in the treatment and prophylaxis of venous thromboembolism in patients with cancer [J]. The Lancet Oncol, 2016, 17 (10): e452-e466.

[32] DEBOURDEAU P, FARGE D, BECKERS M, et al. International clinical practice guidelines for the treatment and prophylaxis of thrombosis associated with central venous catheters in patients with cancer [J]. J Thromb Haemost, 2013, 11 (1): 71-80.

[33] CHOPRA V, ANAND S, HICKNER A, et al. Risk of venous thromboembolism associated with peripherally inserted central catheters: A systematic review and meta-analysis [J]. Lancet, 2013, 382 (9889): 311-25.

[34] PITTIRUTI M, SCOPPETTUOLO G. The GaVeCeLT mamual of PICC and Midline: indications, insertion, management [M]. Milano: Edra S. P. A, 2017.

[35] MUSTER V, GARY T. Incidence, Therapy, and bleeding risk-cancer-associated Thrombosis in Patients with Glioblastoma [J]. Cancers. 2020, 12: 1-13.

[36] GORSKI L A, HADAWAY L, HAGLE M E, et al. Infusion therapy standards of practice, 8th edition [J]. J Infus Nurs, 2021, 44: S1-S224.

[37] GNANNT R, WAESPE N, TEMPLE M, et al. Increased risk of symptomatic upper-extremity venous thrombosis with multiple peripherally inserted central catheter insertions in pediatric patients [J]. Pediatr Radiol, 2018, 48 (7): 1013-1020.

[38] 杜召琳, 孙迎红, 张红霞, 等. 经外周中心静脉置管致静脉血栓形成的多因素分析 [J]. 护理研究, 2006, 20 (2): 452-453.

[39] STREIFF M B, HOLMSTROM B, ASHRANI A, et al. Cancer-associated venous thromboembolic disease, version 1. 2015 [J]. J Natl Compr Canc Netw, 2015, 13 (9): 1079-1095.

[40] LYMAN G H, KHORANA A A, KUDERER N M, et al. Venous thromboembolism prophylaxis and treatment in patients with cancer: American society of clinical oncology clinical practice guideline update [J]. J Clin Oncol, 2013, 31 (17): 2189-2204.

[41] 谢华琴, 胡芬, 付雪娇. 血栓弹力图在预防肺癌患者 PICC 相关性静脉血栓中的应用 [J]. 现代预防医学, 2019, 46 (24): 4523-4526.

[42] 谷小燕, 叶海辉, 胡婷婷, 等. 血栓弹力图在肿瘤患者 PICC 相关性静脉血栓诊疗中的作用 [J]. 中国输血杂志, 2021, 34 (09): 997-999.

[43] 李钱玲, 甘秀妮, 李源, 等. Autar 量表与 Caprini 评估模型对肿瘤患者 PICC 相关静脉血栓形成预测效果的对比研究 [J]. 护理学报, 2019, 26 (22): 1-5.

[44] CHOPRA V, KAATZ S, CONLON A, et al. The Michigan Risk Score to predict peripherally inserted central cathter-associated thrombosis [J]. Thromb Haemost, 2017, 15 (10): 1951-1962.

[45] 李楠, 王梅林, 王雁林, 等. 中文版 Maneval 血栓风险评估表在肿瘤 PICC 置管病人中的适用性研究 [J]. 护理研究, 2019, 33 (9): 1461-1465.

[46] 张佩嘉, 周俊英, 廖芯, 等. PICC 相关深静脉血栓高危风险评估工具的研究现状 [J]. 护理研究, 2019, 33 (11): 1893-1896.

[47] 朱婷. PICC 导管相关性血栓影响因素研究及风险评估模型的初步构建 [D]. 福州: 福建医科大学, 2016.

[48] 蒿若楠. PICC 相关性上肢深静脉血栓危险因素及高危评分模型的研究 [D]. 天津: 天津医科大学, 2016.

[49] 陈璐, 谢新芳, 沈洪, 等. 经外周中心静脉置管病人发生相关性上肢静脉血栓风险评估表的研制 [J]. 解放军护理杂志, 2016, 33 (14): 10-13.

[50] 刘珊珊, 符琰, 李俊英. PICC 相关性静脉血栓风险评估量表的编制及信效度检验 [J]. 中华护理杂志, 2019, 54 (7): 1080-1084.

[51] 罗蕾, 王国蓉, 郭琴, 等. 肿瘤患者 PICC 相关上肢无症状静脉血栓的临床调查研究 [J]. 中国护理管理, 2021, 21 (1): 25-30.

[52] 邓伟英, 冯婉茹, 袁媛. 耐高压双腔 PICC 导管相关性无症状静脉血栓筛查的临床效果 [J]. 护理学报, 2018, 25 (23): 60-62.

[53] SOUSA B, FURLANETTO J, HUTKA M, et al. Central venous access in oncology: ESMO clinical practice guidelines [J].

Ann Oncol, 2015, 26 (Suppl 5): 152-168.

[54] BAUMANN KREUZIGER L, COTE L, VERHAMME P, et al. A RIETE registry analysis of recurrent thromboembolism and hemorrhage in patients with catheter-related thrombosis [J]. J Vasc Surg Venous Lymphat Disord, 2015, 3 (3): 243-250.

[55] MAHÉ I, PUGET II, BUZZI J C, ct al. Adhcrcncc to treatment guidelines for cancer-associated thrombosis: a French hospital-based cohort study [J]. Support Care Cancer, 2016, 24 (8): 3369-3377.

[56] HICKEY B A, MORGAN A, PUGH N, et al. The effect of lower limb cast immobilization on calf muscle pump function: a simple strategy of exercises can maintain flow [J]. Foot Ankle Int, 2014, 35 (5): 429-433.

[57] YAMAKI T, NOZAKI M, SAKURAI H et al. Advanced chronic venous insufciency is associated with increased calf muscle deoxygenation [J]. Eur J Vasc Endovasc Surg, 2010, 39 (6): 787-794.

[58] LI Y, GUAN X H, WANG R, et al. Active Ankle movements prevent formation of lower-extremity deep venous thrombosis after orthopedic surgery [J]. Med Sci Monit, 2016, 22: 3169-3176.

[59] WILSON J D, ALRED S C. Does prophylactic anticoagulation prevent PICC-related upper extremity venous thrombosis？ A case-control study [J]. J Infus Nurs, 2014, 37 (5): 381-385.

[60] FARGE D, DURANT C, VILLIERS S, et al. Lessons from French national guidelines on the treatment of venous thrombosis and central venous catheter thrombosis in cancer patients [J]. Thromb Res, 2010, 125 Suppl 2: 108-116.

[61] 库洪安. 小腿肌群舒缩频率对预防下肢静脉血栓临床意义的探讨 [J]. 护理研究, 2011, 9: 777-778.

[62] 陈敬芳. 足踝部定量活动仪辅助踝泵运动对骨科患者术后疼痛及股静脉血液回流的影响 [J]. 护理学报, 2018, 25 (4): 1-4.

[63] LIU K, ZHOU Y, XIE W, et al. Handgrip exercise reduces peripherally-inserted central catheter-related venous thrombosis in patients with solid cancers: a randomized controlled tria [J]. Int J Nurs Stud, 2018, 86: 99-106.

[64] 周晔等. 不同频次的握拳运动对 PICC 相关性血栓的影响 [D]. 南京: 南京医科大学, 2016.

[65] 代凤, 苏迅, 王蕾, 等. 握力大小对留置 PICC 肿瘤患者腋静脉血流动力学的影响 [J]. 护理学报, 2019, 26 (01): 8-11.

[66] 张敏, 方秀新, 李明娥, 等. 握力器握拳锻炼法对上肢静脉血流动力学的影响 [J]. 中华护理杂志, 2014, 49 (11): 1325-1329.

[67] 赵娟, 孙迎红, 李卫峰, 等. 成人恶性肿瘤患者 PICC 血栓预防的最佳证据总结 [J]. 护士进修杂志, 2020, 35 (13): 1197-1202.

[68] 鲁佳, 谢开红, 陈文思, 等. 肿瘤患者输液港相关性血栓预防及管理的最佳证据总结 [J]. 中华护理杂志, 2022, 57 (5): 544-550.

[69] 张洁, 李爱敏, 常志伟, 等. 微波热疗联合置管肢体运动预防肿瘤患者 PICC 置管后静脉血栓 [J]. 护理学杂志, 2019, 34 (8): 67-68+77.

[70] KEARON C, Akl E A, COMEROTA A J, et al. Antithrombotic therapy for VTE disease: antithrombotic therapy and prevention of thrombosis, 9th ed: American college of chest physicians evidence-based clinical practice guidelines [J]. Chest, 2012, 141 (2 Suppl): e419S-e496S.

[71] 马骎, 王超, 傅麒宁, 等. 输液港无症状导管深静脉血栓抗凝治疗的临床研究 [J]. 中国现代医学杂志, 2018, 28 (35): 88–91.

[72] 冯文浩, 傅麒宁, 赵渝. 无症状患者中心静脉置管拔管前彩超筛查静脉血栓的临床意义 [J]. 实用医学杂志, 2017, 33 (10): 1662-1664.

[73] Cosmi B. Management of superficial vein thrombosis [J]. J Thromb Haemost, 2015, 13 (7): 1175-1183.

[74] 王晓妮, 高婷婷, 袁少婷, 等. 75% 酒精与 50% 硫酸镁塑料膜覆盖交替湿敷治疗留置针静脉炎的效果 [J]. 临床医学研究与实践, 2019, 4 (4): 167-168.

[75] 王玲玲, 李海风, 赵雪峰, 等. 地奥司明片预防化疗所致静脉炎的临床观察 [J]. 河北医药, 2016, 38 (19): 3023-3025.

[76] 陶树贵, 霍凤. 中药外洗加外敷芩柏软膏治疗血栓性浅静脉炎临床观察 [J]. 中国中医药信息杂志, 2010, 17 (7): 80-81.

[77] 沈王琴, 钱海兰, 郁红霞. 如意金黄散外敷治疗静脉炎疗效的 Meta 分析 [J]. 护理研究, 2010, 24 (1): 85-86.

[78] BASKIN J L, REISS U, WILIMAS J A, et al. Thrombolytic therapy for central venous catheter occlusion [J]. Haematologica. 2012, 97 (5): 641-650.

[79] PONEC D, IRWIN D, HAIRE W D, et al. Recombinant tissue plasminogen activator (alteplase) for restoration of flow in

occluded central venous access devices: a double-blind placebo-controlled trial-The cardiovascular thrombolytic to open occluded lines (COOL) efficacy trial [J]. J Vasc Interv Radiol, 2001, 12 (8): 951-955.

[80] OWENS C A, BUI J T, KNUTTINEN M G, et al. Pulmonary embolism from upper extremity deep vein thrombosis and the role of superior vena cava filters: a review of the literature [J]. J Vasc Interv Radiol, 2010, 21 (6): 779-787.

[81] 马骎, 傅麒宁, 李迫, 等. 症状性导管相关静脉血栓保留导管治疗的预后评价 [J]. 中华普通外科杂志, 2019, 34 (3): 262-263.

[82] RAJASEKHAR A, STREIFF M B.. How I treat central venous access device-related upper extremity deep vein thrombosis [J]. Blood, 2017, 129 (20): 2727-2736.

第六章

肿瘤患者特殊情况下的抗凝治疗

331. 围手术期肿瘤患者如何兼顾抗凝与避免出血的平衡?

围手术期在术前 5~7d 至术后 7~12d。桥接抗凝指在停用长效抗凝药物(通常是华法林)期间使用短效抗凝药物(通常是低分子肝素),其目的是最大程度减少围手术期静脉血栓栓塞(VTE)发生风险。短暂停用抗凝药物会增加血栓栓塞风险,而维持抗凝会增加有创操作相关的出血风险,这两种结局都会增加死亡。血栓栓塞风险高或非常高的患者应尽可能缩短无抗凝时间。增加血栓栓塞风险的主要因素包括心房颤动、人工心脏瓣膜,以及近期(近 3 个月内)静脉或动脉血栓栓塞(围手术期血栓栓塞风险评估表见表 6-1)。如果短期内血栓栓塞风险增加(如近期脑卒中、近期肺栓塞),我们倾向于尽可能等到风险降回基线水平后再手术。出血风险高的患者更需要围手术期止血,也就意味着停用抗凝药物时间更长。出血风险主要与手术类型和急迫程度有关;一些患者因素(如年龄大、肾功能减退)和影响凝血的药物也会增加该风险。

关于围手术期肿瘤患者的出血风险评估:目前尚无广泛应用在肿瘤外科住院患者的出血风险评估模型。有指南推荐 IMPROVE 评分表作为出血风险评估的方法,风险因素包括:男性(1 分)、年龄(40~85 岁为 1.5 分,≥ 85 岁为 3.5 分)、疾病状态(肿瘤、风湿系统疾病为 2 分,入院前 3 个月有出血事件为 4 分,活动性胃十二指肠溃疡为 4.5 分)、治疗方式(中心静脉导管为 2 分,ICU 住院为 2.5 分)、实验室检查[肾小球滤过率 < 30ml/(min·1.73m^2)为 2.5 分,30~60ml/(min·1.73m^2)为 1 分,肝功能衰竭为 2.5 分,血小板计数 < 50 × 10^9/L 为 4 分]。总分 ≥ 7 分为出血高风险。但同时,指南也强调在使用 IMPROVE 评分表时,也应综合考虑一些围手术期大出血的危险因素,包括术式的大小、术前抗凝药物的使用等。

表 6-1 围手术期静脉血栓栓塞风险分级

VTE 风险类别	内容
高危	① 3 个月内发生深静脉血栓或肺栓塞;②有药物治疗性抗凝期间复发性静脉血栓栓塞病史
中危	① 3~12 个月内发生深静脉血栓或肺栓塞;②复发性深静脉血栓或肺栓塞;③活动性癌症或 6 个月内接受过抗癌治疗
低危	12 个月前曾有单发静脉血栓栓塞且无相关危险因素

332. 围手术期肿瘤患者需要抗凝多长时间?

对癌症大手术患者的药物血栓预防应持续至少 7~10d。对于有高危特征,如活动受限、肥胖、静脉血栓栓塞史或有其他危险因素的接受开放或腹腔镜腹部或盆腔手术的癌症患者,建议术后延长低分子肝素预防长达 4 周。在低风险的手术环境中,应逐个决定血栓预防的适当时间。

333. 围手术期肿瘤患者的抗凝治疗原则是什么?

(1)对于需要手术治疗的正接受抗凝治疗的肿瘤患者,如需急诊手术,必须逆转抗凝后再进行手术,术后抗凝则需要基于出血风险和血栓栓塞风险综合评估。如果在术后 1 个月内发生静脉血栓栓塞(例如下肢深静脉血栓和 / 或肺栓塞),则考虑放置下腔静脉滤器,首选可回收滤器。

(2)对于非急诊手术,应先进行出血风险评估,若出血风险评分为极低,应持续抗凝。如果出血风险评分为低、高或极高,则应再进行静脉血栓栓塞风险评估,其中低静脉血栓风险,停止非搭桥手术的抗凝治疗;中度或高静脉血栓风险,应停止抗凝治疗,考虑搭桥治疗。术后抗凝治疗也要基于出血风险和血栓栓塞风险综合评估。如果在术后 1 个月内发生静脉血栓栓塞(例如下肢深静脉血栓和 / 或肺栓塞),则考虑放置下腔静脉滤器,首选可回收滤器。一旦患者安全恢复抗凝治疗应定期评估是否需要取出滤器。

334. 围手术期肿瘤患者的抗凝治疗如何实施?

根据不同出血风险,我们通常在术前 5~7d 停药。围手术期是否需要进行桥接抗凝治疗应根据患者出血与血栓风险的评估。对于高 VTE 风险且无大出血风险者应桥接抗凝。术前桥接抗凝时机一般在计划手术术前 3d(即停用华法林 2d 后),当凝血酶原时间 / 国际标准化比值(PT/INR)降至治疗范围以下后开始肝素桥接治疗。相反,低 VTE 风险者不应给予桥接治疗。而中 VTE 风险者需根据出血和血栓风险进行个体化考虑。而术后重新启用华法林时间根据出血风险为 12~72h 不等。

335. 合并肾功能不全的肿瘤患者的抗凝治疗如何实施?

肾功能不全患者较健康人群 VTE 发病率高,合并肾功能不全或慢性肾脏病的患者 VTE 发病率以及不良结局发生率均升高。肾功能不全是影响 VTE 预后的重要因素,有文献报道 eGFR 下降是 VTE 的独立危险因素。

有文献综述报道了口服抗凝剂在 5 期慢性肾脏病(stage 5 chronic kidney disease,CKD-5)或终末期肾病(end-Stage renal disease,ESRD)患者中的作用。与华法林相比,利伐沙班和阿哌沙班在急性肾损伤患者中的安全性可能更高。但由于缺乏针对 CKD-5 或 ESRD 的严格前瞻性研究,在该人群中使用口服抗凝药应个体化。目前对于 CKD-5 或 ESRD 和 VTE 患者,华法林优于直接口服抗凝药(DOACs)推荐。

(1)华法林主要通过肝脏细胞色素 P450(CYP450)酶代谢,不依赖肾脏(仅通过肾脏排泄无活性的代谢产物),是慢性肾脏病(chronic kidney disease,CKD)患者,尤其是终末期肾病患者长期服用抗凝药物的首选。

(2)直接口服抗凝药包括直接口服凝血酶抑制剂(如达比加群酯)和直接口服 Xa 因子抑制剂(如利伐沙班、艾多沙班、阿哌沙班)等抗凝药物清除主要靠肾脏排出。如肾功能不全,这些药物可能在体内堆积,增加出血风险,特别是对于老年患者和有出血高风险的患者。以上四种药物都禁用于肌酐清除率<30ml/min 的

患者，其中利伐沙班禁用于肌酐清除率<15ml/min 的患者。对于透析患者，可以选用利伐沙班或阿哌沙班。

(3) 胃肠外抗凝剂通常需要静脉输注或皮下给药，所以一般仅用于住院或门诊维持抗凝治疗患者。普通肝素在体内外均有强大的抗凝作用，其半衰期较短，且经非肾脏途径代谢，可用于肾功能不全患者，是严重肾功不全者的首选抗凝剂。低分子肝素、磺达肝癸钠等抗凝药物清除主要靠肾脏排出，肾功能不全的患者使用时受到限制。磺达肝癸钠 64%~77% 被肾脏以原形药物形式代谢，估算肾小球滤过率(estimated glomerular filtration rate，eGFR)<50ml/(min·1.73m²)的患者的常规抗凝治疗不建议使用磺达肝癸钠。肾功能不全患者胃肠外抗凝剂的使用方法见表 6-2。

表 6-2 肾功能不全患者胃肠外抗凝剂的推荐剂量

抗凝药物		根据 eGFR [ml/(min·1.73m²)]进行抗凝药物剂量调整		
		30~49	15~29	<15
低分子肝素类	依诺肝素	无需调整，1mg/kg，2 次 /d	1 次 /d，根据抗 Xa 活性调整	不推荐，必须应用时可 1mg/kg，1 次 /d，根据抗 Xa 活性调整
	达肝素	100Axa IU/kg，2 次 /d 或 200Axa IU/kg，1 次 /d，连续用 1 个月，然后 50Axa IU/kg 1 次 /d	慎用，需减低剂量，根据抗 Xa 活性调整	慎用，需减低剂量。根据抗 Xa 活性调整
	那屈肝素	1 次 /12h，85IU/kg	禁用	禁用
	亭扎肝素	175IU/kg，1 次 /d	eGFR<20，需要减低剂量，根据抗 Xa 活性	需要减低剂量，根据抗 Xa 活性
阿加曲班		根据 APTT 调整，剂量为 1.2~2.0μg/(kg·min)	根据 APTT 调整，剂量约为 0.8μg/(kg·min)	根据 APTT 调整剂量
磺达肝癸钠		eGFR 20~50ml/(min·1.73m²)慎用；eGFR<20ml/(min·1.73m²)禁用。		

注：eGFR，估算肾小球滤过率；APTT，活化部分凝血活酶时间。

336. 肿瘤合并冠心病的流行病学特点?

由于现代肿瘤治疗技术的不断更新进展，我国肿瘤患者生存期延长，肿瘤治疗相关心血管不良反应的发生率及致死率与日俱增，心脏病所导致的非肿瘤原因死亡约占 40% 的死亡率。心血管疾病已成为癌症幸存者中发病率和死亡率的第二大原因。肿瘤合并冠状动脉粥样硬化性心脏病(简称“冠心病”)的患者，因其较高的发病率及临床管理中的难点而更加引起关注。据推算，我国冠心病患者 1 100 万，且在未来的 10 年内，冠心病的患病率和死亡率仍呈上升趋势。

337. 肿瘤合并冠心病的发病诱因是什么?

肿瘤患者易合并冠心病，不仅在于两者具有共同的危险因素及共同的发病机制，更在于肿瘤的治疗促进了冠状动脉粥样斑块的进展或诱发急性血栓的形成。放化疗引起冠心病的机制通常认为与内皮损伤、血栓形成、高凝状态、脂代谢紊乱以及冠脉痉挛等有关。对于靶向药物而言，部分靶向药物本身直接作用于内皮细胞，可以影响内皮细胞的功能，导致血管功能受损，从而促进冠心病的发生和发展。放疗可导致心肌缺血风险增加 2~7 倍，且与放射剂量密切相关。

338. 合并冠心病的肿瘤患者药物抗凝如何实施？

在治疗肿瘤合并冠心病患者时，首先应依据病史、年龄、性别等临床资料对患者进行冠状动脉疾病评估，需同时将化疗视为危险因素。抗肿瘤治疗前，积极识别隐匿性冠心病患者。对于肿瘤合并稳定型心绞痛患者，推荐以药物治疗为主。最新发现DOAC类通过凝血和炎症途径对动脉粥样硬化的进展发挥多效作用。目前，利伐沙班是唯一获得FDA批准的DOAC，用于特定稳定型CAD患者的动脉粥样硬化二级预防。目前的证据表明，在理想预期寿命大于5年、缺血风险高、出血风险低的特定冠心病和外周血管疾病患者中添加低剂量利伐沙班是合理的。在接受经皮冠状动脉介入治疗（percutaneous coronary intervention，PCI）的心房颤动患者中，由于出血风险显着降低，选择了全剂量DOAC或维生素K拮抗剂的双重治疗而不是三联治疗。

339. 合并急性冠脉综合征的肿瘤患者药物抗凝如何实施？

对于恶性肿瘤合并急性冠脉综合征（acute coronary syndrome，ACS）患者，首先需要评估患者生存时间，5年生存率较高者，可及时血管造影和适当血运重建。对于良性肿瘤合并ACS的患者，优先行ACS治疗，积极给予血管造影和血运重建；避免使用具有心脏毒性的抗肿瘤药物。肿瘤转移合并ACS患者行PCI相较于未行PCI患者，其住院病死率明显降低。肿瘤患者合并冠心病，需进行心血管风险和非心脏外科手术风险评估，以便选择非心脏外科手术时间和处理策略，从而改善患者预后。在ACS中，低剂量DOAC在双联抗血小板治疗中没有增加疗效；然而，全剂量DOAC会增加出血。接受PCI的心房颤动患者由于三联抗血栓治疗抑制出血而采用DOAC双重治疗。对于进行最佳优化药物治疗后仍有持续性胸痛的患者，可考虑行PCI。

340. 合并恶性高血压的肿瘤患者抗凝如何实施？

恶性高血压（malignant hypertension，MHT）是一种高血压急症，病情进展快，预后差。高血压急症是高血压的潜在威胁生命的表现，与≥1个器官的急性损伤有关，包括大动脉、心脏、肾脏和大脑。在不同类型的高血压急症中，MHT的特点是血压极度升高和影响各种器官的急性微血管损伤，特别是视网膜、大脑和肾脏。MHT的最佳治疗仍有待确定。传统的静脉治疗在最初几小时内将平均血压降低25%，在简单的MHT中受到挑战。管理不当可能会导致微血管损伤并导致不可逆的组织损伤，而剧烈的降压治疗会导致缺血性脑卒中和死亡。研究表明，MHT患者的脑自动调节功能受损，使他们在血压降低时容易出现脑灌注不足。恶性高血压因其出血风险高，一般抗凝治疗不作为常规推荐，在出现急性心肌梗死等并发症时，可配合溶栓使用。

341. 合并肝功能衰竭的肿瘤患者抗凝如何实施？

大部分凝血物质均在肝脏中合成，包括促凝和抗凝因子、促纤溶和抗纤溶因子以及血小板生成素。在严重肝功能障碍时，上述各种凝血物质合成减少，导致患者出现严重的出凝血异常。严重肝功能障碍患者既可发生低凝出血，又可发生高凝血栓形成的并发症。在肝功能障碍患者的常规凝血检测中，凝血酶原时间、活化部分凝血活酶时间常延长，血小板计数降低，这些都预示着患者处于低凝状态，易发生出血事件。传统观念常把严重肝功能障碍认为是一种出血性疾病，通常将肝功能障碍患者发生的自发性出血患者输注血浆和血小板等替代治疗，而将抗凝治疗通常被认为是禁忌，但实际情况可能并非如此。

我们知道造成食管胃底静脉曲张出血（肝功能障碍相关）的原因不是血液的低凝状态，而是门静脉高压。随着重症医学诊疗手段的进步，近几十年来严重肝功能障碍相关的临床大出血发生率不足5%，出血相关的病死率也显著下降。研究显示，严重肝功能障碍患者静脉血栓栓塞的发生风险是普通患者的1.7倍。但此类患者接受预防性抗凝治疗的比例却是很低的。在脓毒症相关严重肝功能障碍的患者中，内皮细胞受损、凝血激活和微血栓形成的情况更为常见，常常导致多器官功能障碍的发生，甚至危及患者的生命。因此，对于严重肝功能障碍的患者进行恰当的抗凝治疗以预防和治疗微血栓的形成是十分必要的。传统抗凝药物包括普通肝素、低分子肝素和华法林，均可用于严重肝功能障碍患者的抗凝治疗，但需要在密切监测的指导下进行精准的剂量调整，以保证既达到抗凝效果，又不额外增加患者出血的风险。近些年，一些研究显示新型口服直接作用的抗凝药物既能够更好地降低门静脉形成血栓的风险，又不增加患者的出血风险，临床疗效优于华法林。但目前此类药物在严重肝功能障碍患者抗凝治疗方面的应用数据尚有限，仍需进一步临床验证。

342. 合并脑卒中的肿瘤患者抗凝如何实施？

肿瘤患者较普通人群更易发生脑卒中，肿瘤患者脑卒中的类型包括出血性脑卒中和缺血性脑卒中。对于大多数活动受限且无禁忌证的急性缺血性脑卒中患者，建议从入院开始，使用间歇性充气加压装置（IPCD）联合低分子肝素治疗。首选低分子肝素进行抗凝治疗，因为与普通肝素相比，其易于使用且肝素相关血小板减少的风险更低。对于采用静脉溶栓治疗的患者，应在入院时开始IPC治疗，药物VTE预防应延迟至静脉溶栓后24h。对于正接受双联抗血小板疗法的短暂性脑缺血发作或轻度脑卒中患者，宜不进行药物VTE预防。全剂量抗凝药治疗适用于小至中等梗死面积的急性缺血性脑卒中患者，大面积脑梗死患者通常在脑卒中发作后的1~2周避免使用全剂量抗凝药，因为其会增加出血性转化风险。

对于急性脑出血患者，建议从入院时开始使用IPC单独治疗，而不是IPC联合低剂量抗凝药治疗或者低剂量抗凝药单独治疗。一旦颅内出血停止，活动受限的患者可以在脑出血发病1~4d后使用低剂量低分子肝素或普通肝素抗凝。

343. 消化道肿瘤患者的药物抗凝如何实施？

对于大多数合并VTE和恶性肿瘤、但无严重肾功能不全的患者，建议使用低分子肝素或直接口服抗凝药（如阿哌沙班、艾多沙班或利伐沙班）。但是在胃肠道恶性肿瘤患者中，使用直接口服抗凝药会增加胃肠道出血的风险，特别是利伐沙班和艾多沙班。用艾多沙班治疗的胃肠道癌症患者的大出血事件的发生率为13.2%，远高于达肝素组的2.4%；接受利伐沙班治疗的食管癌或胃食管癌患者大出血的发生率为36%，而用达肝素治疗却只有5%。由此可见，对于消化道肿瘤应用DOAC应慎重。

344. 儿童肿瘤患者的药物抗凝如何选择？

癌症患儿血栓的发生率为7%~10%。癌症患儿的抗凝治疗难度较高，因为这些患儿既有发生静脉血栓栓塞的风险，也有发生化疗相关血小板减少症和凝血障碍导致出血的风险。处理血栓栓塞时，必须权衡保守治疗导致的血栓形成进展或复发的风险，以及抗凝治疗引起的出血风险增加。

尚缺乏循证指南来指导癌症患儿预防血栓栓塞。尽管一般儿童人群和癌症成人患者的研究能提供一些数据，但均非癌症患儿的最佳处理信息。部分原因是这类人群存在如下差异。

(1) 儿童和成人之间的年龄相关的止血不同。

(2)成人和儿童恶性肿瘤的生物学不同,抗癌治疗也不同。

(3)癌症患儿与一般儿童人群的出血风险和血栓形成风险不同。

因此,癌症患儿的静脉血栓治疗主要基于临床经验,以及专家对现有一般儿童人群和成人癌症患者数据的解读。在没有抗凝治疗明显禁忌证的情况下,应对症状性血栓栓塞合并癌症的患儿开始抗凝治疗。对选择抗凝药物,非癌症患儿一样,对癌症患儿首选低分子肝素。

低分子肝素有很大的局限性,最终会被新型抗凝剂所取代。肝素治疗还可导致肝素诱导的血小板减少症,儿童中专门研究这种适应证的唯一药物是阿加曲班。对于长期抗凝,使用磺达肝癸钠比低分子肝素更安全。

新型/直接口服抗凝药由于无需实验室监测、口服方便,其对成人VTE的治疗效果和安全性已得到充分证实,与传统抗凝药相比,可显著降低VTE复发及出血风险,近年代表药物利伐沙班在儿童VTE治疗中的EINSTEIN-Jr Ⅰ~Ⅲ期研究结果证实根据体重调整剂量的利伐沙班治疗方案在儿童中拥有与成人一致的药代动力学特征、疗效及安全性,与传统抗凝治疗相比,利伐沙班组儿童VTE复发率更低,且未发生大出血事件。目前利伐沙班在我国已经获批儿童VTE治疗,并且得到了相关指南的推荐。

345. 合并易栓症的肿瘤患者抗凝治疗如何实施?

易栓症是指因各种遗传性或获得性因素导致容易发生血栓形成和血栓栓塞的病理状态。易栓症的主要临床表现为容易发生静脉血栓栓塞,其导致的血栓事件反复发作显著增加了患者的致残率和致死率,严重危害人类健康。

对于合并恶性肿瘤的易栓症,其治疗原则为:

(1)治疗肿瘤原发病:手术、放疗、化疗、免疫治疗、移植、靶向药物等。

(2)肿瘤活动期的VTE患者应在充分考虑出血风险的情况下长期抗凝。

(3)抗凝治疗推荐直接口服抗凝药或低分子肝素,有效性不劣于维生素K拮抗剂且安全性较好。

(4)需长期抗凝者,直接口服抗凝药物的依从性优于低分子肝素。

(5)消化道肿瘤患者直接口服抗凝药物并发消化道大出血的风险高于胃肠外抗凝药物。

抗凝治疗的主要不良反应是出血,严重者可致残甚至危及生命,相对于欧美人群而言,我国人群普遍属于“低凝”或“易出血”体质,需警惕出血风险。

346. 合并癌栓的肿瘤患者药物抗凝如何实施?

癌栓是肿瘤常见并发症之一,是指癌细胞在生长、繁殖、转移过程中,侵袭或堆集血管和淋巴系统或引起血液的凝血异常,导致血管功能和血液运行障碍、异常凝血及血栓形成,产生一系列病理生理改变的肿瘤并发症。

虽然任何恶性肿瘤都能发生癌栓,但肝细胞癌、肾细胞癌,以及乳房、胃、结肠和肺腺癌患者的发生率最高。对于癌栓的治疗主要是治疗原发肿瘤,包括手术切除、全身化疗、放疗或联合治疗。不常规使用抗凝药,除非有其他适应证。

当VTE合并癌栓时,可按照肿瘤相关静脉血栓栓塞的原则进行抗凝治疗:

(1)低分子肝素用于癌症相关血栓形成的初始(前10d)治疗和维持治疗。

(2)直接口服抗凝剂用于癌症相关血栓形成的初始治疗和维持治疗。

(3)低分子肝素或直接口服抗凝剂至少6个月以治疗癌症相关血栓形成。

347. 什么是脓毒性肺栓塞?

脓毒性肺栓塞是指含有病原体的栓子(脓栓)脱落后,栓塞肺动脉,引起的肺栓塞(或肺梗死)和局灶性肺脓肿。

348. 脓毒性肺栓塞的诊断是什么?

脓毒性肺栓塞尚无明确诊断标准,目前诊断是基于特征性的影像异常合并以下一个或数个标准:

(1)肺栓塞合并局灶或多灶性肺浸润影。

(2)存在可形成脓毒性栓子的肺外来源。

(3)排除其他可能引起肺浸润的疾病。

(4)经恰当的抗生素治疗,浸润影吸收。

349. 脓毒性肺栓塞应如何治疗?

抗凝治疗是脓毒性肺栓塞治疗的基石。治疗脓毒性肺栓塞的主要目的是减轻症状的严重程度和持续时间,最大限度地减少复发血栓的发生率,并降低风险。

350. 合并内脏静脉血栓的肿瘤患者抗凝治疗如何选择?

内脏静脉血栓形成(splanchnic vein thrombosis,SVT),是静脉血栓栓塞的一种罕见表现,包括门静脉、肠系膜和脾静脉血栓形成和 Budd-Chiari 综合征。临床实践指南建议对有症状的 SVT 患者进行抗凝血治疗,并建议对偶然发现的 SVT 患者不进行抗凝治疗。

351. 合并血小板减少的肿瘤患者抗凝治疗如何选择?

癌症患者常因化疗导致血小板减少,因此接受抗凝治疗时出血风险升高。血小板减少的肿瘤患者抗凝治疗方案主要依据血小板计数水平而定,有国外学者建议如下。

(1)血小板 $>50\times10^9$/L:对于血小板计数 $>50\times10^9$/L 的患者,通常可使用全剂量抗凝,其出血方面的注意事项与非血小板减少人群相同。

(2)血小板计数为 20×10^9~50×10^9/L:对于许多合并癌症和急性 VTE 且血小板计数为 20×10^9~50×10^9/L 的患者,VTE 的治疗取决于三个因素:出血风险、VTE 进展或复发风险,以及在某些情况下的血小板绝对计数。(图 6-1)

(3)血小板计数 $<20\times10^9$/L:药物抗凝治疗通常禁用于血小板计数 $<20\times10^9$/L 的患者。

352. 抗凝治疗获益不确定的肿瘤患者抗凝治疗如何选择?

目前认为,抗凝治疗的益处尚不确定的患者包括:

(1)正在接受临终关怀 / 临终关怀的患者。

(2)预期寿命非常有限,没有姑息治疗或症状减轻的益处。

(3)无症状血栓形成并伴有严重出血的高风险人群。

对于抗凝治疗获益不确定的肿瘤患者,根据现有研究结果,建议不使用抗凝药物治疗。一项系统评价研究包括了 9 575 名患有癌症的参与者,大部分患者为小细胞肺癌、非小细胞肺癌和胰腺癌,研究结果表明肝素对 12 个月和 24 个月的死亡率没有影响,但可能增加出血的风险。对于非卧床癌症患者,大出血的危害已经超过了减少静脉血栓的益处。在大型随机对照的三期临床试验中表明在小细胞肺癌患者中,用低分子量肝素抑制凝血功能,对总生存率或无进展生存率无显著影响。但仅有一项研究表明对没有抗凝剂适应证的肺癌患者,使用肝素作为主要的血栓预防措施,可以提高生存率。

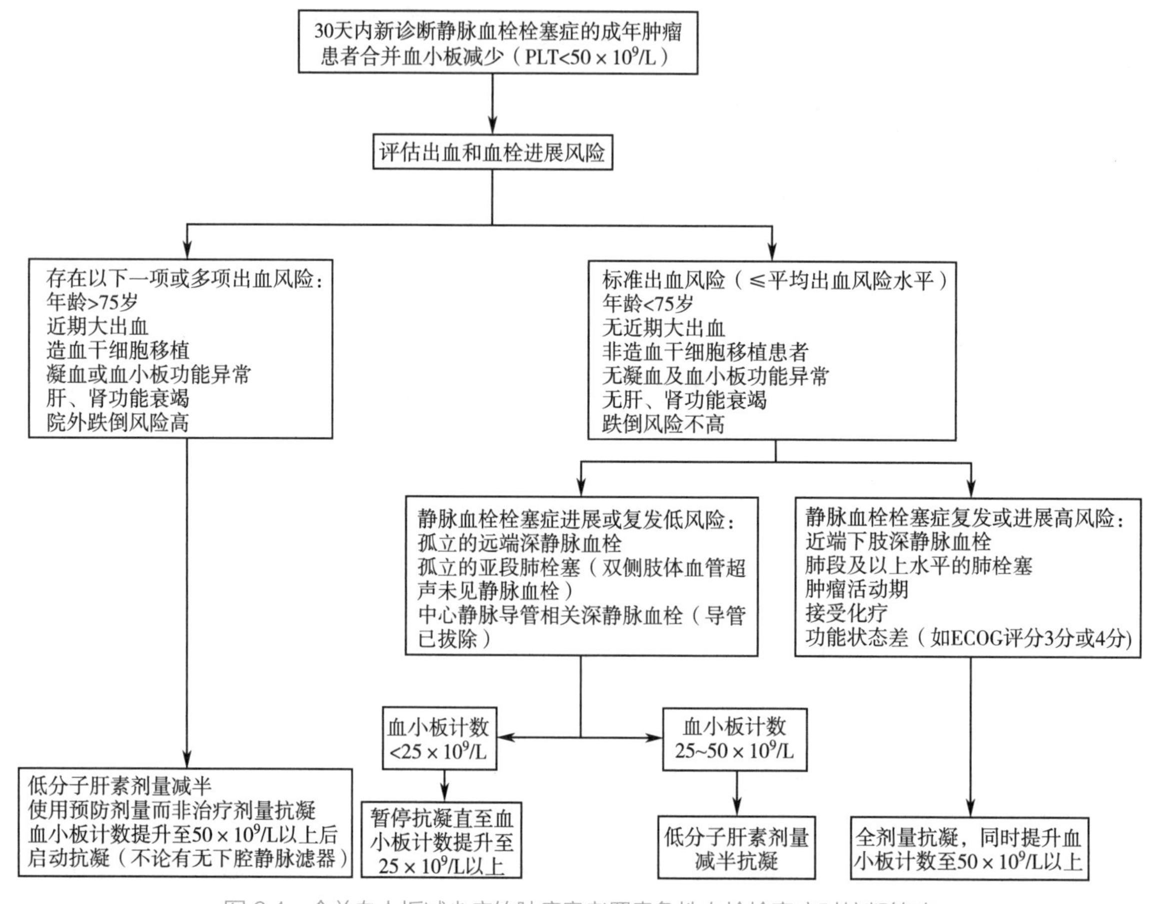

图 6-1　合并血小板减少症的肿瘤患者罹患急性血栓栓塞症时抗凝策略

参考文献

[1] CHEUNG K L, BOUCHARD B A, Cushman M. Venous thromboembolism, factor Ⅷ and chronic kidney disease [J]. Thrombosis research, 2018, 170: 10-19.

[2] STARR J A, PINNER N A, MANNIS M, et al. A Review of Direct Oral Anticoagulants in Patients With Stage 5 or End-Stage Kidney Disease [J]. Ann Pharmacother, 2022, 56 (6): 691-703.

[3] SAHEB SHARIF-ASKARI F, SYED SULAIMAN S A, et al. Anticoagulation therapy in patients with chronic kidney disease [J]. Adv Exp Med Biol, 2017, 906: 101-114.

[4] GAO F, RAHMAN F. DOACs and atherosclerotic cardiovascular disease management: can we find the right balance between efficacy and harm [J]. Curr Atheroscler Rep, 2022, 24 (6): 457-469.

[5] VAN DEN BORN B H, LIP G Y H, BRGULJAN-HITIJ J, et al. ESC Council on hypertension position document on the

management of hypertensive emergencies [J]. Eur Heart J Cardiovasc Pharmacother, 2019, 5 (1): 37-46.
[6] BOULESTREAU R, VAN DEN BORN B H, LIP G Y H, et al. Malignant hypertension: current perspectives and challenges [J]. J Am Heart Assoc, 2022, 11 (7): e023397.
[7] 李鑫, 张芳晓, 章志丹. 严重肝功能障碍的出凝血问题 [J]. 中国实用内科杂志, 2021, 41 (6): 486-489.
[8] MUNOZ S J, STRAVITZ R T, GABRIEL D A. Coagulopathy of acute liver failure [J]. Clin Liver Dis, 2009, 13 (1): 95-107.
[9] AMBROSINO P, TARANTINO L, DI MINNO G, et al. The risk of venous thromboembolism in patients with cirrhosis. A systematic review and meta-analysis [J]. Thromb Haemost, 2017, 117 (1): 139-148.
[10] LOFFREDO L, PASTORI D, FARCOMENI A, et al. Effects of anticoagulants in patients with cirrhosis and portal vein thrombosis: a systematic review and meta-analysis [J]. Gastroenterology, 2017, 153 (2): 480-487.
[11] NAGAOKI Y, AIKATA H, DAIJYO K, et al. Efficacy and safety of edoxaban for treatment of portal vein thrombosis following danaparoid sodium in patients with liver cirrhosis [J]. Hepatol Res, 2018, 48 (1): 51-58.
[12] FARGE D, FRERE C, CONNORS J M, et al. 2022 international clinical practice guidelines for the treatment and prophylaxis of venous thromboembolism in patients with cancer, including patients with COVID-19 [J]. Lancet Oncol, 2022, 23 (7): e334-e347.
[13] RUNGJIRAJITTRANON T, OWATTANAPANICH W, CHINTHAMMITR Y, et al. Direct oral anticoagulants versus low-molecular-weight heparins for the treatment of acute venous thromboembolism in patients with gastrointestinal cancer: a systematic review and meta-analysis [J]. Thromb J, 2022, 20 (1): 41.
[14] SAMJI N, BHATT M D, KULKARNI K. Challenges in management of VTE in children with cancer: risk factors and treatment options [J]. Front Pediatr, 2022, 10: 855162.
[15] 吴洲鹏, 马玉奎, 赵纪春. 儿童抗凝治疗的研究进展 [J]. 中国血管外科杂志 (电子版), 2019, 11 (4): 316-320.
[16] Thrombosis and and Hemostasis Group, Chinese Society of Hematology, Chinese Medical Association. Chinese guidelines for diagnosis, prevention and treatment of thrombophilia (2021)[J]. Zhonghua Xue Ye Xue Za Zhi, 2021, 42 (11): 881-888.
[17] KING M B, HARMON K R. Unusual forms of pulmonary embolism [J]. Clin Chest Med, 1994, 15 (3): 561-580.
[18] COOK R J, ASHTON R W, AUGHENBAUGH G L, et al. Septic pulmonary embolism: presenting features and clinical course of 14 patients [J]. Chest, 2005, 128 (1): 162-166.
[19] MORICHIKA K, NAKACHI S, TOMOYOSE T, et al. A rare case of septic pulmonary embolism caused by infection-associated catheter removal in a patient with Hodgkin's lymphoma [J]. Intern Med, 2014, 53 (11): 1215-1220.
[20] COHEN O, CAIANO LM, TUFANO A, et al. Cancer-Associated Splanchnic Vein Thrombosis [J]. Semin Thromb Hemost, 2021, 47 (8): 931-941.
[21] MANTHA S, MIAO Y M, WILLS J, et al. Enoxaparin dose reduction for thrombocytopenia in patients with cancer: a quality assessment study [J]. J Thromb Thrombolysis, 2017, 43 (4): 514-518.
[22] RASKOB G E, VAN ES N, VERHAMME P, et al. Edoxaban for the Treatment of Cancer-Associated Venous Thromboembolism [J]. N Engl J Med, 2018, 378 (7): 615-624.
[23] AKL E A, KAHALE L A, HAKOUM M B, et al. Parenteral anticoagulation in ambulatory patients with cancer [J]. Cochrane Database Syst Rev, 2017, 9 (9): CD006652.
[24] KAHALE L A, MATAR C F, TSOLAKIAN I, et al. Oral anticoagulation in people with cancer who have no therapeutic or prophylactic indication for anticoagulation [J]. Cochrane Database Syst Rev, 2021, 10 (10): CD006466.
[25] EK L, GEZELIUS E, BERGMAN B, et al. Randomized phase Ⅲ trial of low-molecular-weight heparin enoxaparin in addition to standard treatment in small-cell lung cancer: the RASTEN trial [J]. Ann Oncol, 2018, 29 (2): 398-404.
[26] YU Y, LV Q, ZHANG B, et al. Adjuvant therapy with heparin in patients with lung cancer without indication for anticoagulants: A systematic review of the literature with meta-analysis [J]. J Cancer Res Ther, 2016, 12 (Supplement): 37-42.

第七章

肿瘤相关静脉血栓栓塞防治的患者教育

第一节 患者日常生活相关的健康教育

353. 肿瘤患者居家期间应怎么预防静脉血栓的发生?

肿瘤患者在家中预防静脉血栓的发生,可以参考以下建议。

(1)养成良好的生活习惯:应指导患者戒烟限酒,平衡膳食,控制体重,保持血糖、血脂稳定;平时应劳逸结合,避免长时间站立、久坐或久躺;不熬夜,保持积极乐观的心态,避免焦虑和紧张,避免受凉感冒。

(2)健康饮食:多吃新鲜蔬菜、水果以及含优质蛋白的食物;同时要保持充足的水分摄入,病情允许情况下,可饮水 1 500~2 500ml/d。但如果有高血压、心脏病、肾病等基础疾病,请在专科医师指导下合理饮水。

(3)有基础疾病者,根据专科医生指导意见进行规范治疗,尽量避免因基础疾病急性加重(如慢性阻塞性肺疾病急性加重)住院。确有需要使用抗凝药物时应遵医嘱规律服药。

(4)穿宽松的衣服,避免过紧的衣物对静脉造成压迫。

(5)保持适当的运动,如散步、慢跑、游泳等,以促进血液循环。

(6)因各种原因长期卧床者,可以尝试使用医用弹力袜或间隙充气加压装置等辅助设备来预防静脉血栓的发生,无禁忌时应适当抬高下肢,使下肢高于心脏平面 20~30cm,避免膝下放置硬枕和过度屈髋;指导和协助卧床患者进行下肢的主动和被动运动,包括踝泵运动和股四头肌功能锻炼等。

354. 当出现不明原因的肢体肿胀,应到哪个科就诊?

若患者肢体肿胀,可以到原疾病科室、血管内科、骨科、超声科、淋巴水肿门诊等就诊。

355. 什么是“经济舱综合征”?

“经济舱综合征”是指由于长时间空中飞行,静坐在狭窄而活动受限的空间内,双下肢静脉回流减慢、血流淤滞,从而发生深静脉血栓(DVT)和/或肺血栓栓塞(PTE),由于此病开始大部分发生在比较狭窄的经济舱，因而把乘坐飞机旅行过程中或旅行后发生的静脉血栓栓塞称为“经济舱综合征”。事实上，这种情形不仅仅局限于经济舱，长时间乘坐其他交通工具（如大巴）也可能发生。乘客个体因素如：严重肥胖、血栓病史、凝血功能异常、动脉硬化、活动性恶性肿瘤、妊娠、高龄、使用含雌激素的口服避孕药或其他雌激素制剂、遗传性易栓症等情况则会进一步增加“经济舱综合征”发生的风险。为了避免这种情况，建议乘客在长时间乘坐交通工具过程中尽量避免长时间静止不动，注意多活动、保持充足水分摄入，促进血液循环。

356. 怎样预防旅行相关静脉血栓栓塞？

旅行相关静脉血栓栓塞目前报道发生率小于0.05%，在旅行时间较长的人（超过4~6h）中最高，旅行后2周内是发病率高峰。长时间旅行时久坐不动导致静脉淤滞，以及凝血因子（Ⅱ因子、Ⅷ因子、Ⅸ因子、凝血酶-抗凝血酶Ⅲ复合物和纤维蛋白原等）水平升高或活化，导致血栓形成。大多数旅行者不必接受血栓预防措施，对于有VTE危险因素的长途旅行者，如近期大手术、既往VTE病史、高龄、肥胖、恶性肿瘤患者，建议采取预防措施。旅行者可以通过充分补水、避免饮酒、每2h旅行时间步行10~15min以及进行坐姿等长运动（踝关节屈伸和膝关节屈伸）来最大限度地降低深静脉血栓形成的风险。穿弹力袜可以预防持续时间为5h或更长时间的无症状深静脉血栓形成和浅静脉血栓形成。

第二节　使用抗凝药物相关的健康教育

357. 服用新型口服抗凝药期间，有饮食禁忌吗？

进食对不同新型口服抗凝药（NOACs）的药物代谢动力学影响不尽相同：利伐沙班片剂10mg的绝对生物利用度高（80%~100%），进食对药物的生物利用度或无影响。但是对于15mg或20mg的利伐沙班片剂，空腹条件下服用吸收并不完全，与食物同服后，有较高的生物利用度，因此服用利伐沙班15mg或20mg时，应与食物同服。其他NOACs与食物相互作用不明显，可与或不与食物同时服用。还需值得注意的是：服用阿哌沙班或利伐沙班，需要避免食用葡萄柚和葡萄柚汁，因它们会改变药物的作用方式。

358. 新型口服抗凝药可以碾碎后经鼻饲管管喂吗？

当患者需要鼻饲时，粉碎后给药并不会改变阿哌沙班、利伐沙班和依度沙班的生物利用度。但打开达比加群酯胶囊后鼻饲给药，生物利用度大幅增加，增加出血风险，因此达比加群酯胶囊必须完整服用，不宜碾碎后经鼻饲管管喂。

359. 利伐沙班漏服了一次，需要怎么处理？

口服利伐沙班进行抗凝治疗时，如果发生了漏服，需要根据每次服用的剂量、每天服用次数及距离下次服药间隔时间来确定。

(1)当医嘱剂量为2.5mg/次、2次/d时:如发生漏服,无需补服,应在下次用药时间服用常规剂量。

(2)当医嘱剂量为15mg/次、2次/d时:如漏服,应立即补服,以确保剂量为30mg/d,在下次服药时间给予常规剂量15mg/次、2次/d。

(3)当医嘱剂量为10mg/次、15mg/次或20mg/次,1次/d时:如果发生漏服,应立即补服,但不应将日剂量加倍。

(4)如果给药后立即吐出药物或给药30min内呕吐,应重新给药;如果给药30min后呕吐,则不应重新给药,并应按计划进行下次给药。

360. 在服用直接口服抗凝药期间,还能同时服用其他药物吗?

(1)直接口服抗凝药(DOAC)与细胞色素P4503A(cytochrome P4503A,CYP3A)的抑制剂合用,可降低某些DOAC的代谢,导致DOAC血液中药物浓度升高,同时药效也显著提高,可能导致出血风险升高,因此不建议与CYP3A的强抑制剂(如克拉霉素、伊曲康唑、酮康唑、奈玛特韦-利托那韦、伏立康唑等)合用,与CYP3A的中度抑制剂(如红霉素、氟康唑、地尔硫䓬、阿瑞匹坦等)合用时,应动态评估患者的出血风险和肝肾功能,必要时调整剂量。

(2)DOAC与CYP3A的强诱导剂合用,可导致某些DOAC的平均血药浓度水平下降,同时药效也平行降低。因此不建议与CYP3A的强诱导剂(如卡马西平、磷苯妥英、苯巴比妥、苯妥英钠、利福平等)合用;与CYP3A的中度诱导剂(如地塞米松、达拉非尼、培西替尼、瑞波替尼、劳拉替尼、圣约翰草等)合用时,应动态评估患者的血栓风险和肝肾功能,必要时调整剂量。

(3)DOAC与非甾体抗炎药/血小板聚集抑制剂合用:例如布洛芬、吲哚美辛、阿司匹林、萘普生在内的一类药物,常用于治疗各种疼痛和发热等症状。当与这些药物联合使用时,通常会提高出血风险,应注意观察有无出血倾向。

361. 口服华法林期间,有饮食禁忌吗?

对于华法林,多种食物会对其药效产生影响,其中能增强华法林药效的有:大蒜、生姜、花椒、胡萝卜、木瓜、西柚、芒果、葡萄柚、乙醇(如合并肝疾病)和鱼油等;能减弱华法林药效的有:含大量维生素K的食物、绿茶、肠道营养剂、鳄梨、紫菜等藻类和黄豆及豆制品等。其他多种维生素补充剂、钙补充剂、维生素强化饮料中也含有大量维生素K。建议在服药期间尽量保持饮食习惯稳定,进食健康膳食,戒烟,不可过量饮酒,不可大量摄入咖啡制品。尽量避免大量服用对抗凝作用影响较大的食物。对于饮食结构波动较大的患者,建议增加凝血酶原国际标准化比值监测频率。常见食物中维生素K的含量见表7-1。

表7-1 常见食物中维生素K的含量

单位:μg/100g

食物	维生素K含量	食物	维生素K含量
菠菜	440	莴苣、卷心菜	80
甘蓝	530	芦笋	72
甜菜	350	生菜	57

续表

食物	维生素 K 含量	食物	维生素 K 含量
芥蓝	415	秋葵	44
萝卜	265	豌豆	20
蒲公英	240	花椰菜	10
洋葱	90	绿豆、黄豆	10
西蓝花	80		

362. 什么是凝血酶原时间和国际标准化比值？使用华法林期间为什么要经常监测这两个指标呢？

凝血酶原时间(prothrombin time,PT)是一项实验室测试,用于测量血凝块形成所需要的时间。它以秒为单位。它对受华法林影响的凝血因子特别敏感,所以用于衡量华法林作用的效果。国际标准化比值(INR)是一种通过将 PT 与参考值进行比较来表示 PT 的标准化方法;这确保了不同实验室获得的结果可以可靠地进行比较。它表示为没有单位的数字。血液在测定中凝结的时间越长,PT 和 INR 就越高。使用华法林时目标 INR 范围取决于临床情况。在大多数情况下,目标 INR 范围控制在 2~3 之间,但如果有特殊情况,可以选择其他范围。在不服用华法林的人中,INR 约为 1。如果 INR 低于目标范围,则认为抗凝不足,并且凝血风险增加。如果 INR 高于目标范围,则认为抗凝过度,并且出血风险增加。

363. 使用华法林期间,怎样监测凝血酶原时间和国际标准化比值？

启用华法林前需接受 1 次凝血酶原时间 / 国际标准化比值(PT/INR)检测,使用约 3 次华法林后再检测 1 次。之后,医生会调整华法林剂量以使患者的 INR 处于恰当水平。对于大多数人而言,建议 INR 维持在 2~3 之间。在使用华法林的初期需要每隔几天接受 1 次 PT/INR 检测,以确保华法林剂量恰当。待检测结果持续至少 1~2 周保持一致后,可以每个月只检测 1 次。情况有变时可能需增加 PT/INR 检测频率,如生病、出血或新启用可能影响 PT/INR 的药物。

364. 使用抗凝药期间需要监测肝功能吗？

使用抗凝药期间应定期监测肝功,对于肝功能不全尤其是肝硬化的患者,推荐首选低分子肝素预防静脉血栓,剂量为标准剂量。华法林及新型口服抗凝药用于肝功能不全患者时,应依照药物说明书使用,并注意监测肝功能和凝血指标。其中,利伐沙班在 Child-Pugh B/C 级患者中禁用;阿哌沙班、艾多沙班在严重肝功能损害时禁用;阿哌沙班在中度肝损害时,尚无用药经验,故不建议使用。艾多沙班在轻中度肝损害时应慎用。达比加群酯在中度肝损害时无需调整剂量。此外,国内药品说明书提示肝功能不全为华法林使用禁忌。

365. 使用抗凝药期间需要监测肾功能吗？

因为部分抗凝药物需要经过肾脏进行代谢和排出,容易对肾脏造成一定的负担。因此,服用抗凝药物的患者需要定期进行肾功能检查，明确肾功能有无下降的情况，从而及时调整治疗方案。肾功能受损时的用药剂量调整指导主要来源于国内外药品说明书。推荐参照药品说明书，根据肌酐清除率调整抗凝药物剂量，因此使用抗凝药期间应遵医嘱定期监测肾功能。

366. 抗凝剂使用期间，哪些因素会增加出血风险？

存在以下 1 种或多种出血危险因素会增加使用抗凝剂后出血的风险。常见的危险因素包括：

(1)近期严重出血：尤其当血小板计数>50×10^9/L 时还发生过严重出血的患者，使用抗凝药后的出血风险可能很高。

(2)血小板计数<50×10^9/L：血小板计数<50×10^9/L 的患者出血风险较高，重度自发性出血最有可能发生于血小板计数<10×10^9/L 时，特别是当血小板减少是由基础骨髓疾病而非血小板免疫破坏所致时。然而，血小板减少患者的血小板计数与严重出血风险之间并没有良好的线性关系。

(3)造血干细胞移植：接受过造血干细胞移植的患者出血风险增加，这可能是由多种因素导致，包括血小板生成减少、移植预处理方案的毒性和移植物抗宿主病等。

(4)血小板功能障碍：干扰血小板功能的疾病(如肾衰竭引起的尿毒症)或某些药物(例如酪氨酸激酶抑制剂，如伊布替尼)可进一步增加出血风险，且与血小板数量无关。

(5)年龄较大：尤其是>75 岁，与出血风险增加有关。

(6)跌倒风险：某些患者可因为存在增加跌倒或其他受伤风险的情况而有出血风险增加。

367. 使用抗凝药期间，出现哪些症状提示有出血倾向呢？

使用抗凝药期间应观察是否出现用药不良反应。出现伤口渗血、皮下血肿、皮肤瘀斑、牙龈出血、鼻出血、尿血、血便或黑便、月经量增多等情况时应警惕抗凝药物相关出血倾向，应立即就医。

368. 在抗凝治疗期间，可以采取哪些措施降低出血风险？

可以采取以下措施降低出血风险。

(1)避免损伤

1)在日常生活中避免跌倒，如衣裤长度合适、避免家中地面湿滑，确保地面干净、干燥，穿防滑鞋、减少攀爬的动作、不要突然快速改变体位(如起床活动时应遵循三个 30s 的原则，即睡醒后再躺 30s、床边坐 30s、床旁站 30s，无不适再开始行走)等。

2)在光线暗的地方行走时，应确保照明充足。看清活动范围内有无障碍物，避免家具摆放在容易绊倒的地方。

3)某些药物可能会影响身体平衡和协调能力，如镇静催眠药、降压药、降血糖药等，因此在使用任何新药物或改变药物剂量时，应咨询医生。

4)小心或尽量不使用锋利工具，例如锋利的刀、锯和直刃剃须刀等。

(2)做好自我保护

1)无论是司机还是乘客，乘车时一定系好安全带。

2)骑自行车或摩托车时请戴好头盔。

3)服药期间不建议饮酒。

4)不要挖鼻孔，若天气干燥，请使用加湿器，也可尝试在鼻黏膜涂抹凡士林。

5）使用软毛牙刷刷牙。

6）佩戴医疗警示标志：使用抗凝药期间建议佩戴医疗手环或者携带医疗信息卡片，卡片上注明患者姓名、紧急联系人姓名及电话，使用的抗凝药名称、剂量、使用频次、使用开始时间等信息，以便在患者发生紧急事件且无法说明情况时，他人知道如何救治。

（3）主动与医务人员交流

1）当遇到紧急情况需要做手术或有创操作时，请告诉外科医生和麻醉科医师您正在服用何种抗凝药。

2）启用新药或停用当前的抗凝药时，包括处方药和非处方药，请联系医生或血栓门诊就诊。

369. 若漏用抗凝药物该怎么办呢？

抗凝药应遵医嘱按时、定量服用，若出现漏服，应根据不同的药物进行相应的处理，可咨询专业药师或医生，不可盲目在下次用药时加倍服用。

（1）达比加群酯、阿哌沙班通常为 2 次 /d，若出现漏服，且漏服时间距离下一次服药时间大于 6h，应按原剂量补服，之后按原剂量服药；如果距离下一次用药时间不足 6h，不可补服，也不可在下次服药时使用双倍剂量，只需按原剂量服药。

（2）华法林漏服，应尽快补服，应在同一天尽快补服用药剂量，不可在第 2 天加倍服用。

口服抗凝药一定要严格遵循医嘱，巧用服药小工具，如设置闹钟或使用便携药盒以提醒服药，尽量减少漏服药物的情况发生。但达比加群酯例外，该药不可存放于药盒，必须存放于原装药瓶或包装中。

370. 医生开的抗凝药用完了，可以换成其他的抗凝药吗？

抗凝药物因其作用机制、半衰期、不良反应等各不相同，患者不可随意更换抗凝药物。如需更换抗凝药物，应在医生的指导下更换。患者在居家用药时，药物用完了应携带原来的药物包装盒及时就诊，就诊时需向医生说明既往使用抗凝药物的名称、剂量、使用频次、使用时间等信息，医生根据患者的体检结果调整药物，患者不可自行更换药物或停药。

371. 肿瘤患者确诊了静脉血栓栓塞，需要抗凝治疗多长时间？

抗凝治疗为 VTE 治疗的基础。在诊断为 VTE 后，无抗凝禁忌证的情况下应立即进行抗凝治疗。可用药物包括肠外抗凝剂（普通肝素、低分子肝素、磺达肝癸钠），华法林以及口服直接 Xa 因子抑制剂（如利伐沙班）。对于大多数肿瘤相关 VTE 患者，在无抗凝禁忌的情况下，建议接受 3~6 个月以上的抗凝治疗。对于患有活动性肿瘤或持续危险因素的患者，应考虑无限期抗凝。对抗凝超过 6 个月的肿瘤患者，应仔细评估其延长期抗凝的获益（即预防血栓复发）与风险（如出血）比。

参考文献

［1］POWELL-DUNFORD N, ADAMS J R, GRACE C. Medical advice for commercial air travel [J]. Am Fam Physician, 2021, 104 (4): 403-410.

［2］BEYER-WESTENDORF J, SIEGERT G. Of men and meals [J]. J Thromb Haemost, 2015, 13 (6): 943-945.

[3] GRONICH N, STEIN N, MUSZKAT M. Association between use of pharmacokinetic-interacting drugs and effectiveness and safety of direct acting oral anticoagulants: nested case-control study [J]. Clin Pharmacol Ther, 2021, 110 (6): 1526-1536.
[4] KIM K, YAMASHITA Y, MORIMOTO T, et al. Risk factors for major bleeding during prolonged anticoagulation therapy in patients with venous thromboembolism: from the COMMAND VTE registry [J]. Thromb Haemost, 2019, 119 (9): 1498-1507.
[5] NISHIMOTO Y, YAMASHITA Y, KIM K, et al. Risk factors for major bleeding during anticoagulation therapy in cancer-associated venous thromboembolism-from the COMMAND VTE registry [J]. Circ J, 2020, 84 (11): 2006-2014.

第八章

肿瘤患者医院内静脉血栓栓塞防治的质量管理

第一节 肿瘤患者医院内静脉血栓栓塞防治的质量评价

372. 为什么要对肿瘤患者医院内静脉血栓栓塞防治进行质量管理?

与非肿瘤患者相比,肿瘤患者院内静脉血栓栓塞(VTE)发生风险尤高,且部分病例发病隐匿、临床症状不典型,容易误诊、漏诊,一旦发生,致死和致残率高;而VTE又是一种可预防的疾病,积极有效的预防可以显著降低其发生率,规范诊断与治疗可以显著降低其病死率。但是目前在临床实践中VTE规范预防现状仍不乐观,各科室医务人员对VTE严重性的认知急需提高,VTE的医院内综合防治能力有待进一步加强,且不同级别的医院VTE规范化防治水平存在较大差距。通过构建院内VTE防治的质量管控体系、动态评估相关质控指标,能为科学、系统地评价VTE防治效果提供依据。籍此,一方面可以促进临床医务人员规范合理地进行动态评估与落实防治措施,采取积极有效的风险评估手段,制定有效的预防方法和策略,规范VTE的预防、诊断与治疗,降低院内VTE导致的疾病负担,减少致死性VTE的发生,改善患者预后,实现提高医疗质量、保障住院患者医疗安全的目标;另一方面可以规范各级医院院内VTE项目的临床管理和VTE防治管理体系的构建(包括体系建设、信息化建设、风险评估、预防实施和医疗质量控制等),长效推动我国整体医院内VTE防治水平的提升。

373. 肿瘤患者医院内静脉血栓栓塞防治的质量控制主要包括哪些环节?

主要围绕医疗服务管理过程所涉及的各个环节开展,主要包括血栓风险评估、出血风险评估、合理预防、知情告知、疾病诊断、疾病治疗、急症救治、出院随访、持续改进,形成闭环全程管理。

374. 肿瘤患者医院内静脉血栓栓塞防治质量评价的核心指标有哪些?

肿瘤患者医院内VTE防治的质量评价与管理的核心指标与非肿瘤患者一致,根据我国《医院内静脉血栓栓塞症防治质量评价与管理指南(2022版)》意见,包括以下三类:评估质量指标、预防质量指标和结局质量指标。具体而言,评估质量指标主要包括VTE风险评估率、VTE中高风险比例、出血风险评估率和出血高风险比例;预防质量指标主要包括药物预防实施率、机械预防实施率以及联合预防实施率;而结局质量指标则主要包括医院相关性VTE的检出率、规范治疗率、出血事件发生率和死亡率。其中部分核心指标也是国家医疗质量安全十大改进目标和等级医院评审重点关注的指标。

相关指标的计算均通常以“年”或“月”为时间单位，在所有采集范围内的出院患者或病例中，采集相应动态时点内符合条件的出院患者总例数，通过相应公式计算得出。其中关键动态时点参考本书第一章第三节第24问回答内容。

375. 院内静脉血栓栓塞防治评估质量指标包括的具体内容有哪些？

根据我国《医院内静脉血栓栓塞症防治质量评价与管理指南（2022版）》意见，院内VTE防治的评估质量指标主要包括以下四项。

（1）VTE风险评估率

1）定义：住院期间接受VTE风险评估的出院患者例数之和与同期出院患者例数之和的比值。

2）计算方法：VTE风险评估率＝住院期间接受VTE风险评估的出院患者总例数除以同期出院患者总例数 ×100%。

3）意义：准确识别VTE风险并进行合理预防可有效降低住院患者VTE发生率和相关病死率。

（2）VTE中高风险比例

1）定义：关键动态时点接受VTE风险评估的出院患者中，任何一次VTE风险评估结果为中、高风险的出院患者例数之和与同期进行了VTE风险评估的出院患者例数之和的比值。

2）计算方法：VTE中高风险比例＝住院期间VTE风险评估结果为中、高风险的出院患者例数除以同期进行了VTE风险评估的出院患者总例数 ×100%。

3）意义：关注“VTE中高风险比例”对于判断VTE评估的内涵质量具有重要意义。

（3）出血风险评估率

1）定义：关键动态时点的VTE风险评估结果为中、高风险的出院患者，分别在相应动态时点内接受了出血风险评估的比例。

2）计算方法：出血风险评估率＝接受出血风险评估的出院患者总例数除以VTE风险评估为中、高风险的出院患者总例数 ×100%。

3）意义：医护早期识别出血高风险患者，结合VTE风险评估，可指导选用合理预防措施，协同降低住院患者VTE发生的同时避免出血事件的发生。

（4）出血高风险比例

1）定义：在住院期间任何一次出血风险评估结果为高风险的出院患者例数之和与同期进行了出血风险评估的出院患者例数之和的比值。

2）计算方法：出血高风险比例＝住院期间出血风险评估结果为高风险的出院患者例数除以同期进行了出血风险评估的出院患者总例数 ×100%。

3）意义：关注“出血高风险比例”对于判断药物预防和机械预防的合理实施情况具有重要意义。

376. 院内静脉血栓栓塞防治预防质量指标包括的具体内容有哪些？

根据我国《医院内静脉血栓栓塞症防治质量评价与管理指南（2022版）》意见，院内VTE防治的预防质量指标主要包括以下三项。

（1）药物预防实施率

1）定义：在关键动态时点的VTE风险评估结果为中、高风险的，且相应动态时点出血风险评估为低风险的出院患者，在相应动态时点内实施药物预防的比例。

2）计算方法：药物预防实施率 = 开立药物预防医嘱的出院患者总例数除以 VTE 中、高风险且低出血风险的出院患者总例数 ×100%。

3）意义：为低出血风险的 VTE 中、高风险患者实施药物预防，可以有效降低 VTE 事件的发生。

（2）机械预防实施率

1）定义：在关键动态时点的 VTE 风险评估结果为中、高风险的出院患者，分别在相应动态时点内实施机械预防的比例。

2）计算方法：机械预防实施率 = 开立机械预防医嘱的出院患者总例数除以 VTE 风险评估结果为中、高风险的出院患者总例数 ×100%。

3）意义：①无论是否存在出血风险，无机械预防禁忌证的 VTE 中、高风险患者均应实施机械预防，可以有效降低 VTE 事件的发生。②“术中机械预防”的实施，对于预防手术麻醉过程中 VTE 的发生具有重要意义。

（3）联合预防实施率

1）定义：关键动态时点的 VTE 风险评估结果为高风险的，且相应动态时点出血风险评估为低风险的出院患者，分别在相应动态时点内实施联合预防的比例。

2）计算方法：联合预防实施率 = 开立联合预防医嘱的出院患者总例数除以 VTE 高风险且低出血风险的出院患者总例数 ×100%。

3）意义：为低出血风险、且无机械预防禁忌证的 VTE 高风险患者实施联合预防，比单独使用药物预防或机械预防，更有效地降低 VTE 事件的发生。

377. 院内静脉血栓栓塞防治结局质量指标包括的具体内容有哪些？

根据我国《医院内静脉血栓栓塞症防治质量评价与管理指南（2022 版）》意见，院内 VTE 防治的结局质量指标主要包括以下四项：

（1）医院相关性 VTE 检出率

1）定义：本次住院期间首次明确为医院相关性 VTE 的出院患者例数之和与同期出院患者总例数之和的比值。其中医院相关性 VTE 是指既往无 VTE 病史或者曾有 VTE 病史，已经治愈且已经停用抗凝治疗，在本次住院期间或出院后明确诊断出新发肺栓塞（PE）和深静脉血栓形成（DVT）的病例，其中包括住院期间新发生、出院后 90 d 内新发或此次发生 VTE 之前 90d 内有住院病史的患者。

2）计算方法：医院相关性 VTE 检出率 = 首次明确为医院相关性 VTE 的出院患者例数除以同期出院患者总例数 ×100%。

3）意义：考量住院患者医院相关性 VTE 的发生概率，对促进风险评估和预防措施的正确实施具有重要意义，是评价 VTE 预防效果和能力的重要结局指标。

（2）医院相关性 VTE 规范治疗率

1）定义：本次住院期间首次明确为医院相关性 VTE 的病例按照指南要求分别实施了规范的抗凝治疗、溶栓治疗、介入治疗或手术治疗的出院患者总例数与同期首次明确为医院相关性 VTE 的出院患者总例数的比值。

2）计算方法：医院相关性 VTE 规范治疗率 = 按照相关指南进行了规范治疗的出院患者总例数除以首次明确为医院相关性 VTE 的出院患者总例数 ×100%。

3）意义：结合相关指南要求，根据适应证并排除禁忌证，为医院相关性 VTE 病例实施规范合理的抗凝治疗、溶栓治疗、介入治疗或手术治疗，可有效抑制血栓蔓延和复发，利于血栓自溶和管腔再通，降低 VTE 的复发率和病死率。

（3）出血事件发生率

1）定义：使用抗凝药物预防VTE或使用抗凝/溶栓药物治疗医院相关性VTE的出院患者中，在住院期间发生大出血或临床相关非大出血的出院患者比例。

2）计算方法：出血事件发生率=住院期间发生大出血或临床相关非大出血的出院患者总例数除以使用抗凝/溶栓药物预防或治疗医院相关性VTE的出院患者总例数×100%。

注：①大出血是指a.致死性出血；b.某些重要部位或器官的出血，如颅内、脊柱内、腹膜后、关节内、心包等，及因出血引起的骨-筋膜室综合征；c.出血导致血流动力学不稳定，和/或在24~48 h内引起血红蛋白水平下降20 g/L以上，或需要输至少两个单位全血或红细胞；d.手术部位出血需要再次进行切开，关节镜或血管内介入等，或关节腔内出血致活动或伤口恢复推迟，使住院时间延长或伤口加深。

②临床相关非大出血指：a.自发性皮肤出血面积>$25cm^2$；b.自发性鼻出血时间>5min；c.持续24 h肉眼血尿；d.便血（厕纸可见出血点）；e.牙龈出血时间>5min；f.因出血住院治疗；g.出血需要输血但少于两个单位；h.观察者认为影响临床治疗。

3）意义：出血事件的发生，特别是大出血，是影响患者预后的重要因素，也是评价抗凝预防或抗凝/溶栓治疗安全性的重要指标，对于判断是否为患者实施了“过度预防”或“过度治疗”具有重要意义。

（4）医院相关性VTE死亡率

1）定义：本次住院期间明确为因医院相关性VTE而死亡的患者例数之和与同期出院患者总例数之和的比值。

2）计算方法：医院相关性VTE死亡率=因医院相关性VTE而死亡的患者总例数/同期出院患者总例数×100%。

3）意义：考量住院患者医院相关性VTE严重程度，对促进风险评估和预防措施的正确实施具有重要意义，是评价VTE预防效果和能力的重要结局指标。

378. 肿瘤患者静脉血栓栓塞相关的知情告知包括哪些内容？

（1）VTE预防相关的知情告知包括的内容：对所有住院患者和/或家属进行VTE相关知识教育与病情告知，包括：VTE的危险和可能的后果、VTE预防的重要性和可能的副作用、VTE的危险因素（包括该患者存在的特殊风险）、发病症状和体征、VTE预防措施的正确使用（包括积极生活因素对VTE的影响）等。口头告知率应达100%，高危人群100%签署知情同意书。

（2）VTE治疗相关的知情告知包括的内容：对实施治疗（抗凝、溶栓、介入和手术）的患者需签署知情同意书，并告知实施治疗的益处与风险，治疗过程中可能发生不良反应的风险，医疗费用以及预期的治疗结果等，知情同意书签署率应达100%。

第二节　医院静脉血栓栓塞防治管理体系的构建

379. 医院如何实现静脉血栓栓塞防治管理体系的构建？

院内VTE防治的核心是确保住院患者静脉血栓栓塞规范化的预防、诊断和治疗，从而改善患者预后，提升医疗质量，保障住院患者医疗安全，其目标的实现不仅有赖于临床多科室（如急诊、内科、外科、重症医学科、影像、检验以及信息中心等）、多专业团队（如呼吸、影像、检验、重症、药学与介入等）的良好配合，也需要医院领导、医政管理人员的协调梳理与人、财、物的充分保障。为此，需要从院级层面搭建涵盖管理体系建设、信息化建设、风险评估、预防实施和医疗质量控制等环节的体系，具体可参照《全国肺栓塞和深静脉血栓形成防治能力建设项目中心建设标准（2019版）》进行。

380. 全国肺栓塞和深静脉血栓形成防治能力建设项目单位实地认证需要什么资格呢?

首先医院要成立医院内 VTE 防治管理委员会，由院长（或主管医疗业务副院长）担任主任委员，主持并推动防治中心的建设。有明确组织架构，由医院相关医政管理部门负责人和临床相关科室负责人组成，定期组织召开管理工作例会，对相关工作进行总结梳理和持续改进。根据本单位的实际情况制定医院内 VTE 防治管理制度，制定医院内 VTE 应急预案与处理流程，成立医院内 VTE 快速反应团队（如急性 PTE 的多学科救治团队）。

381. 静脉血栓栓塞的质量管理，医院需要制定哪些相关的制度、流程呢?

医院内 VTE 防治管理制度；医院内 VTE 应急预案与处理流程；医院内 VTE 快速反应团队工作职责；高危科室 VTE 防治管理制度；高危科室 VTE 防治应急预案；医院内 VTE 防治多学科联合例会制度、联合查房制度或者联合会诊制度；院内 DVT 及 PE 诊治的绿色通道管理制度；住院患者 VTE 风险评估标准化流程与规范；VTE 专病数据库的管理规范、使用细则及监督管理制度，并有数据的审核制度；VTE 相关知识培训管理制度；VTE 多学科联合诊疗制度等。

382. 医院内哪个部门负责静脉血栓栓塞防治管理的具体执行与日常运行呢?

应由医院内 VTE 防治管理办公室具体执行，该管理办公室成员应包括医务处、护理部、医疗相关科室与信息部门管理人员等。负责开展日常的院内培训：包括针对院内医政管理人员、医护人员和医技人员的培训等。并按要求开展质控、监督反馈和持续改进工作。

383. 静脉血栓栓塞救治团队应包括哪些专业人员?

医院应建立 VTE 救治多学科联合诊疗团队，团队成员应包括熟悉 VTE 防治的专科医疗及护理人员、VTE 相关的检验科、影像科、超声科、药剂科等专业技术学科人员等，人员配置能满足医疗工作需求。

384. 医院诊断肺栓塞与深静脉血栓形成相关疾病应具备哪些检查与检验技术?

医院应具备开展诊断 PE 与 DVT 相关疾病检查与检验技术，主要有 24 h 凝血监测、24 h 心脏生物学标志物检测（至少包括肌钙蛋白、脑钠肽等检测）、24 h 床旁心电图和超声心动图、CT 肺动脉造影，并设立 24 h 绿色通道、肺通气 / 灌注显像、肺动脉造影、静脉造影、床旁静脉超声等确诊 DVT 的相应检查。

385. 医院治疗肺栓塞与深静脉血栓形成相关疾病应具备哪些能力?

具有满足临床需求的溶栓药物（如重组组织型纤溶酶原激活剂、尿激酶、链激酶等）；具有满足临床需求的抗凝药物（普通肝素、低分子肝素、华法林、磺达肝癸钠、利伐沙班、阿加曲班、比伐卢定及其他直接口服抗凝药等)。能够开展溶栓、手术或介入等治疗。

386. 医院需要设立静脉血栓栓塞防治专科门诊吗?

根据“全国肺栓塞和深静脉血栓形成防治能力建设项目”管理要求,医院应具有独立的专病门诊如:血栓门诊、抗凝门诊或血管病门诊等。

387. 院内静脉血栓栓塞患者高危科室怎样实施VTE管理呢?

医院应有明确的VTE高危科室目录,高危科室应成立VTE防治管理小组,科主任为VTE防治管理小组第一责任人,科室医护人员作为小组核心成员,还应设置科室VTE防控联络员,并向医务管理部门及院内防治管理办公室备案。需制定本科室的VTE防治管理制度、专科应急预案,并持续改进。根据最新的项目指导意见,定期修订与更新科室相关管理文件,至少每年一次。

388. 关于静脉血栓栓塞防控的医院信息化建设,有什么要求?

(1)评估量表信息化:医院的VTE相关评估量表(VTE风险评估、出血风险评估、预防措施量表)、VTE临床可能性评估量表(Wells评分等)达到电子化、信息化,评估信息(包括VTE风险筛查、出血风险评估和检验检查结果等)和预防措施(含参考预案)可接入医院信息系统(hospital information system,HIS),并进行自动提取、自动预警,实施智能化全程管理,对发生了DVT或PE的患者能自动随访,并将随访结果推送给医务人员,便于临床医护人员操作;相关评估数据可进行分析和统计,并可以进行动态监测和评估,用以加强医院内VTE防治管理水平。

(2)可使用项目认可的数据平台或医院自行建立专病数据库:有条件者可建立VTE防控专病管理系统,建立专病管理数据库,确保相关信息的入库率达到100%,并确保患者的诊断、用药情况、检测等数据的真实、客观、准确及可溯源。

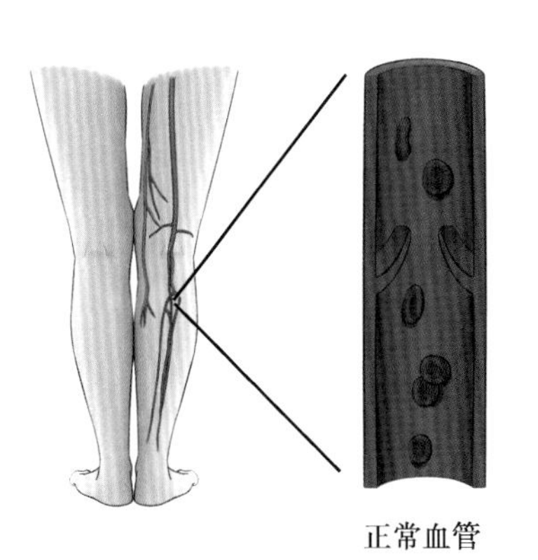

图 1-3　下肢深静脉血栓

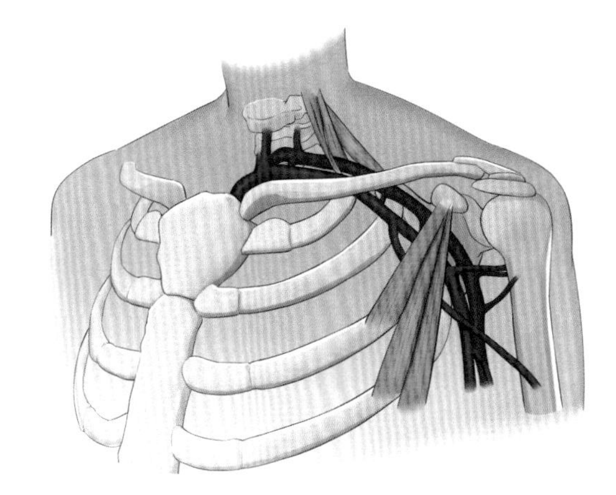

图 1-4　胸廓出口解剖

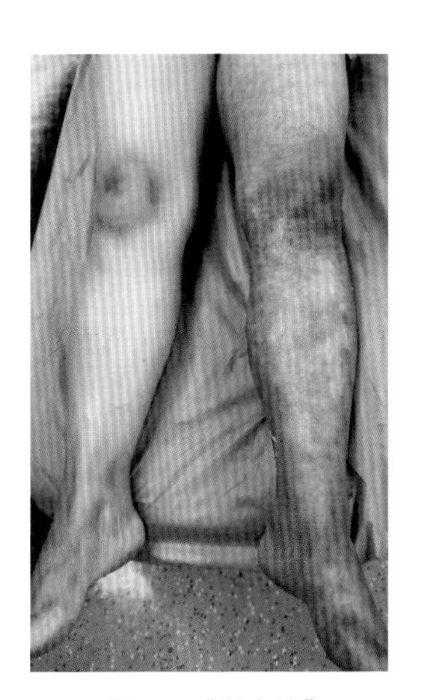

图 1-5　“股青肿”

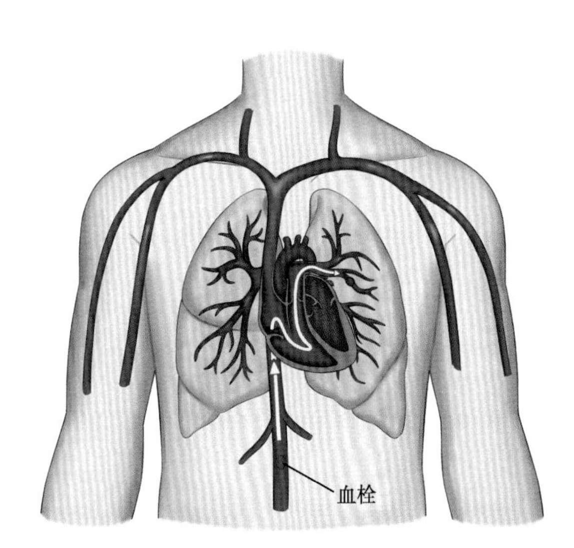

图 1-8　肺栓塞

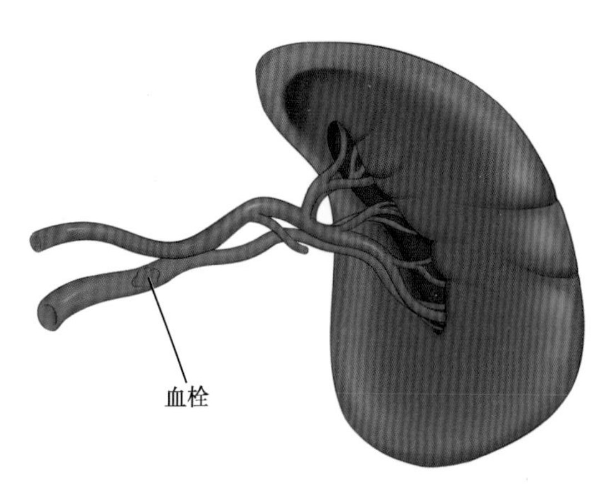

图 1-9　脾静脉血栓

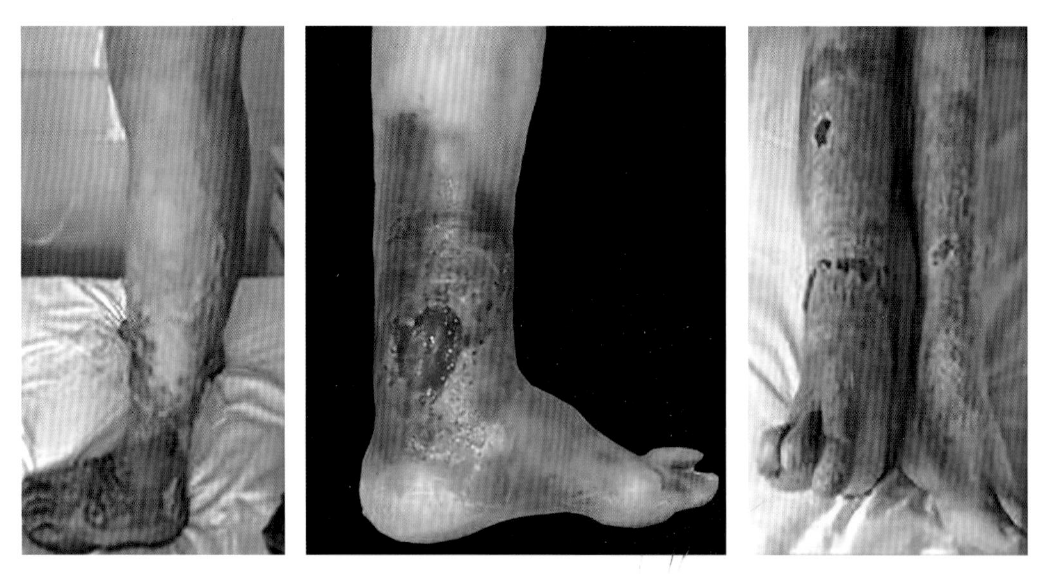

图 3-1　血栓后综合征
导致下肢肿胀、皮肤色素沉着、湿疹、脂肪硬化、皮肤溃疡、静脉曲张和白色萎缩等。

55检